ケア従事者のための
死生学

東京大学大学院人文社会系研究科　　　　　上智大学大学院実践宗教学研究科教授
死生学・応用倫理センター　　　　　　　　上智大学グリーフケア研究所所長
上廣死生学・応用倫理講座特任教授　　　　東京大学名誉教授

清水　哲郎　　島薗　進

編集

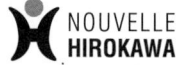

執筆者一覧（五十音順）

相澤　　　出	医療法人社団爽秋会岡部医院研究所主任研究員
安藤　泰至	鳥取大学医学部保健学科准教授
石谷　邦彦	医療法人東札幌病院理事長
稲葉　一人	中京大学法科大学院教授
井上　ウィマラ	高野山大学文学部教授
宇都宮　輝夫	北海道千歳リハビリテーション学院教授
大熊　由紀子	国際医療福祉大学大学院医療福祉ジャーナリズム分野教授
岡部　　健	元医療法人社団爽秋会理事長
香川　知晶	山梨大学大学院医学工学総合研究部教授
川口　有美子	NPO法人ALS／MNDサポートセンターさくら会理事
川原　千香子	愛知医科大学医学部シミュレーションセンター講師
河　　正子	NPO法人緩和ケアサポートグループ代表
戈木クレイグヒル滋子	慶應義塾大学看護医療学部教授
島薗　　進	上智大学大学院実践宗教学研究科教授・同グリーフケア研究所所長　東京大学名誉教授
清水　哲郎	東京大学大学院人文社会系研究科 死生学・応用倫理センター　上廣死生学・応用倫理講座特任教授
白石　純子	元横浜第一病院患者様相談室係長・ソーシャルワーカー
末木　文美士	国際日本文化研究センター名誉教授
高橋　　都	国立がん研究センター がん対策情報センター がんサバイバーシップ支援研究部長
竹内　整一	鎌倉女子大学教育学部教授
立岩　真也	立命館大学大学院先端総合学術研究科教授
谷山　洋三	東北大学大学院文学研究科准教授
玉井　真理子	信州大学医学部保健学科准教授
中筋　由紀子	愛知教育大学教育学部教授
橋本　　操	日本ALS協会名誉顧問　NPO法人ALS／MNDサポートセンターさくら会理事長
堀江　宗正	東京大学大学院人文社会系研究科准教授
松島　たつ子	ピースハウスホスピス教育研究所所長
山崎　浩司	信州大学医学部保健学科准教授
行岡　哲男	東京医科大学救急・災害医学分野主任教授

まえがき

　「人は皆いずれ死ぬ」ということは，私たちすべてにとって重要な関心事の一つです．そう遠くない未来に自分が死んで，この世からいなくなるという否応ない事実を，悲しみをもって想い，あるいは，親しい者を送り，遺された者として生きる悲嘆を予感し，また，しばしば実感します．このことをどう受け止め，私たちの生活の中に組み込み，乗り越えていくことができるでしょうか．

　このことは，死に直面しつつ生きる人に寄り添い，死にゆく人を看取り，また遺される人々を支えるケアの現場においては，より切実な課題となっています．病院や介護施設で行うにせよ，在宅で行うにせよ，ケアは，医学的知識・技術を提供し，あるいは生活の基本的な条件を整えるだけでは十分ではなく，患者・利用者またその家族に対する全人的なケアであることが求められています．そこで，死に向かって生きることをめぐっても，適切なケアが必要となります．では，この点についてケア従事者はどのような知識をもち，どのように対処したらよいでしょうか．

　こうした課題に応える新たな知の領域が，今や拓かれつつあります．それは，英語圏では「デス・スタディーズ」などと呼ばれますが，日本では「死生学」と呼ばれています．東京大学では，2002年度以来，21世紀COE，グローバルCOEと続けて，死生学の研究拠点形成のためのプロジェクトを，本書の編者の一人である島薗をリーダーとして展開してきました（2011年度までの予定）．そして，「死生学」を単に「死について」の学とせずに，死を生に伴い，また生が伴うものとして，「死生」を一体として考え，人文・社会系の諸領域の知を結集しつつ，人間が死生をどう理解し，対処してきたか，しているかを広く考えようとしたのです．加えて，グローバルCOE（2007年度～）へと展開するにあたって，死生学研究を現代社会の現実の問題につなげるべく，本書のもう一人の編者清水が参加して，ケア現場における死生学（臨床死生学）を充実させました．現在，ケアに携わる方々を主たる対象としたリカレント教育として「医療・介護従事者のための死生学」基礎コースを展開しています．

　本書は，こうした東京大学における死生学研究の展開を背景とし，リカレント教育の実績を踏まえて成ったものです．私たちは，上記基礎コース

のカリキュラムを,「死生学一般」と「臨床死生学」を二本の柱として組み立て,島薗が前者の,清水が後者のコア授業を担当しています.また本書に寄稿していただいた方の多くは,すでに授業でどちらかのトピック講義をしていただいています.そういう実践を通して「ケアに携わる方にとっての死生学とは?」を根本から考えた結果が,本書の構成に反映しています.

こうしたわけで,本書はこの新たな知の領域である死生学の入門書であり,読者対象は主に「ケア従事者」を念頭に置いています.医療,看護のほか,介護,福祉等,ケアの実践に携わる方々がその現場で出会う諸問題に応答しようとしています(第1部=臨床死生学領域).しかし,死生をめぐる問題は広く深いのです.具体的な実践現場で適切に応答するためには,さらに広く死生学の諸領域に分け入っていく必要があります.本書の後半では,現代社会において,また諸文化の歴史の中で現代人の死生について考えていくための道案内をも提供します(第2部:死生学一般領域).本書は,このような構成で,ケア従事者が直面する具体的な課題を踏まえつつ,広く現代人が問いかける死生の諸問題を展望しようとするものです.もちろん,一般の読者にわかりやすい内容の入門書となることを心がけていますが,同時に,今後の死生学一般と臨床死生学の標準的な内容を提案したものでもあります.

このようなわけで,本書は,東京大学における死生学の拠点形成を目指す活動に支えられて成ったものですから,ここに関係者の皆様に改めて感謝します.また,グローバルCOE開始時に上廣死生学講座も発足したために,臨床死生学部門の活動を充実させることができ,本書に結実したことを省み,寄付者である上廣倫理財団に深く感謝いたします.最後に,本書の企画に始まり,編集を経て,発行に至るまで,ヌーヴェルヒロカワの藤本浩喜さんをはじめとするスタッフの方々に大変ご尽力いただいたことを,謝意を込めて記します.

2010年7月

編　者

目　次

まえがき ……………………………………………………………… iii

序　死生学とは何か
1　死生学の課題 ………………………………………（島薗　進）2
2　生物学的死生と物語られる死生 …………………（清水哲郎）16

第 1 部 ケア現場の死生学
Ⅰ章　ケア従事者に求められるもの
1　死生の理解をケア活動に活かす――臨床死生学のエッセンス
　　………………………………………………（清水哲郎）38
2　職業的介入者がもつ「当事者感覚」 ………………（高橋　都）64
3　ケアする者とケアする相手――終末期ケアの現場で（松島たつ子）75
4　がん初期から末期までのチームアプローチ
　　――医療の本質は「やさしさ」にあり ………（石谷邦彦）85

Ⅱ章　医療現場における生と死
1　救急医療の現場でみる「他者の死」の多義性
　　………………………………（行岡哲男・川原千香子）108
2　小児がん医療における子どもの生と死――情報共有がもたらすもの
　　………………………………（戈木クレイグヒル滋子）123
3　生活習慣病を抱えて生きる――透析患者に寄り添って（白石純子）134
4　出生前診断と産む／産まないの選択 ………………（玉井真理子）145
5　日常のなかで死にゆくために――在宅死・在宅看取りを超えて
　　………………………………………………（山崎浩司）158

Ⅲ章　介護現場における生と死
1　障　害――どれほどのもの？ ………………………（立岩真也）174
2　ALS 患者 私の死生観 ………………………………（橋本　操）189
3　社会が決める「終末期」 ……………………………（川口有美子）196
4　大量死時代を乗り越えるために ……………（岡部　健・相澤 出）203

5　誇り・ぬくもり・輝き―それを支える想像力と度胸を
　　　　　　　　　　　　　　　　　　………………………（大熊由紀子）214

第2部　死生学の諸問題
Ⅳ章　宗教・思想と人の死生
　　1　現代人の死生観と宗教伝統　………………………（島薗　進）230
　　2　死をめぐる思想と課題　……………………………（安藤泰至）243

Ⅴ章　日本人の死生観
　　1　「おのずから」と「みずから」のあわい　………（竹内整一）258
　　2　目に見えない他者＜死者＞とのかかわり　………（末木文美士）271

Ⅵ章　死生をめぐる心と振る舞い
　　1　わずかばかりの勇気もて，死を迎えるを得ば
　　　　―受容と絶望のはざまで死への道を求めて　……（宇都宮輝夫）286
　　2　「死を受け容れた状態」は多様である　……………（河　正子）300
　　3　死にゆく人が目指すべき「モデル」などない
　　　　―キューブラー＝ロスにおける「受容」と「正直さ」…（堀江宗正）317
　　4　互いにケアし合う「悲嘆」という仕事　…………（井上ウィマラ）335

Ⅶ章　死生をめぐる文化と社会
　　1　スピリチュアルケアと宗教的ケアの相違　………（谷山洋三）350
　　2　葬儀とお墓の現代的変容　…………………………（中筋由紀子）363

Ⅷ章　死生をめぐる倫理と法
　　1　生命倫理学のアプローチとその問題点　…………（香川知晶）378
　　2　法律から見た死生　…………………………………（稲葉一人）391

序　死生学とは何か

1　死生学の課題

島薗　進

Ⅰ．ケアと「いのち」と死生学

　ある学生が自分のはいていた靴をゴミ箱に捨てるとき，その靴に向かって手を合わせると語りました．私はいい感性だなと思いました．そういえば，若いころ，合宿先の夜の寝床でうるさく飛び回る虫を手で打ち殺そうとしていたら，友だちに「まあまあ，一切衆生悉有仏性だからね」とやさしくたしなめられ，恥ずかしい思いをしたことがあります．

　動物のケアもものものケアも大事にしなくてはなりません．身の回りのものはふだんからよく気を配って必要なら手入れをしておきたいものです．でも，それは自分だけのものとして囲い込むのではなく，他者とともに支え合い，お互いが生かし合うような関係につながっていくと気持ちよいでしょう．「もったいない」という言葉は，ケチ臭くものをため込むという理由からではなく，広い意味での「いのち」を尊ぶ気持ちを表すために用いたいものです．

　英和辞典でcareの意味を調べると，関心，配慮，注意，世話，保護，介護，心配などの意味が並べられています．ケアの能力は何といっても人へのケアによってこそ培われ養われるものでしょう．人間は他者とともに生きている，つまりはお互いにケアをし合いながら生きています．だからこそケアは難しいのですが，また喜びも大きいのです．

　だれもが他者へのケアを学びながら育っていくのですが，これは容易なことではありません．その人の思いがあり，意志があり，要求がありますから，それをよく読みとって大切にしなくてはなりません．他者の考えのままではうまくいかないと自分が思うなら，説得するか，考えが変わるようにし向けなくてはなりません．うまく理解し合えなくなれば争いにもなりますし，気まずくもなります．人は一生をかけて他者へのケアの修練を積んでいるのかもしれません．

　「もったいない」という言葉は「いのち」を尊ぶ気持ちに通じていると

述べましたが,「ケア」は「いのち」を育てる力でもあります．母親や大人たちの惜しみないケアがあって,子どもは育っていきます．もちろん「かまい過ぎ」は育つ力を抑えてしまいますが,子どもの育つ力を十二分に発揮させるのが本来のケアでしょう．

では,死にゆく人のためのケアとはどのようなものでしょうか．高齢者介護といえば,これはまた専門書がたくさんあります．しかし,例えば死にゆく赤ちゃんへのケアとはどのようなことなのでしょうか．また,若くしてがんに倒れ,死を間近にした人へのケアとはどのようなものでしょうか．これらは死生学的な問いですが,ケア従事者としての経験がある人には思い当たるふしがあることでしょう．

本書は『ケア従事者のための死生学』と題されていますが,ここでの「ケア」は言うまでもなく人のケア,他者のケアです．しかも,病や老いや死,生殖や出産,あるいは死別の悲しみなど,心もからだも容易ならぬ危機に直面した他者のケアです．弱い立場におかれてしまった他者,困惑したり,傷ついたりしている他者のケアです．

ふつうの状態にある他者のケアでさえ,なかなか簡単にはいきません．死を間近にした人,危機状況にある人となればその難しさは格段のものでしょう．「どう声をかけてよいかわからない」と立ち往生した経験があるかもしれません．しかし,このような他者,苦難にある他者,危機状況にある他者のケアをしなくてすむ人はまれでしょう．

ある意味では,だれもがケア従事者にならなくてはなりません．いや,いま身の回りに危機を抱えた人がいるとすれば,もうすでにケア従事者なのです．広く考えれば,この『ケア従事者のための死生学』はすべての人が読者対象です．

しかし,やはり毎日その課題に直面し続けている人たちのことを意識してこの本はつくられています．医療,看護,介護,カウンセリング,その他のさまざまなサービス（奉仕）活動という形で,死を間近にした人や危機状況にある人にかかわっている人たち,そうした仕事を職業としている人たちに向けて,「死生学」の道案内をしようというものです．

Ⅱ．死生学の歴史

　イギリスやアメリカで死生学（death studies）が活発に論じられるようになったのは 1960 年代のことです．大きな推進力になったのはホスピス運動です．医療の領域で死にゆく人たちをどうケアすればよいのかが，正面から問われるようになったのです．

　ホスピスとは死を間近にした病者をケアするための施設です．病院では患者を治療して健康なからだに回復させることに全力を尽くします．しかし，回復の方途がなく死ぬまでの余生をいかにしてよりよく生きるかという願いに応じる構えはほとんどありません．医師も看護師も死に至るまでの人生をケアするための学習や訓練はほとんど受けていなかったのです．

　このことに気づき，死に至るまでのよりよい生を過ごすための医療とケアを提供しようとしたのがホスピスという施設です．不治の病に苦しむ人のための病院や修道会がキリスト教徒のために運営するホスピスはそれまでもなかったわけではありません．しかし，看護師としてこの問題の重さを痛感していたシシリー・デーム・ソンダースという女性は，医師となって 1967 年にロンドンで新しいタイプのホスピスを築きました．苦痛の緩和に力点を置く治療を行い，特定宗教の枠を超えたスピリチュアルケアを提供できる施設，聖クリストファー・ホスピスです[1]．

　熱心なキリスト教徒だったソンダースは，看護師だったころ，死を目前にした男性ユダヤ人（ユダヤ教徒）患者，デイヴィッド・タスマを深く愛してしまいます．デイヴィッドはつらかったときイライラして，「何かたまには慰めの言葉でもかけてくれたっていいだろう」とシシリーに頼みました．シシリーは聖書の何カ所かを読みたいと言ったそうです．するとデイヴィッドは，「ダメだよ．ぼくは君の心の中にあるものだけが聞きたいんだ」と言ったそうです．こういう患者に何がしてあげられるだろう——これがソンダースが新しいホスピスを構想するもとになった体験でした．

　同じころ，精神分析医のエリザベス・キューブラー＝ロスも死にゆく人の看取りに心を奪われていました．ボランティアやケアの仕事に携わってきた活動的なスイス女性のキューブラー＝ロスは，夫の国であるアメリカにわたって，死にゆく人の心理についての研究を進めました．彼女は死にゆく人にインタビューし，彼らが死を否認しようとしたり，死の理不尽さ

への怒りにとりつかれたり，死を認めながら何とかその代償を求めようとしたり，そしてついには死を受け入れるようになるプロセスについて考察し，『死と死にゆくこと』(1969 年，邦訳『死ぬ瞬間―死にゆく人々との対話』)という書物を著しました．

初めは反対者が多かったこのインタビューでしたが，実は患者自身がそのような話し合いを好む場合が少なくないことがわかります．死を遠巻きにして話題から避けるのではなく，死が迫っていることについてはっきりと意識し，医師や関係者と話すことで，死ぬまでの時をよりよく生きる姿勢を強めることができるのです．キューブラー=ロスは次のように述べています．

> この患者は，死期迫るとはいえ，一個の人格であり，自分に残されたはずの表現機能が利用ができないため，生きることに耐えられなくなっているにすぎなかったのである．(中略) わたしたちが，こうした絶望的な患者を見ただけでおじ気づいて敬遠してしまうのではなく，勇気をもって患者と協力すれば，これらの表現機能は使用可能となる場合が多々あるのである．[2]

この本はすぐに，新しいホスピス運動に携わる人たちの必読書となります．確かにこのようなことを学んで死にゆく人のケアにあたるのと，まったく学ぶ経験なしにそうするのとでは大きな違いでしょう．このことからも死生学が求められる理由がよく理解できます．

しかし，死にゆく人だけが当事者ではありません．死にゆく人を看取る家族や親しい知人も，少し異なる意味で死に直面しています．死にゆく人の思いに巻き込まれるとともに，大切な人を失う恐れに胸を痛めています．やがてその人が亡くなれば，深い死別の悲嘆に沈むでしょう．こうした家族もこれまではケアの対象とはされていませんでした．例えば子どもが病死して悲しみに打ちのめされている母親の心はどのような思いに閉ざされており，どのようなケアをすることで立ち直ることができるのでしょうか．

しかし，事柄はもっぱら心理的な問題に限られるわけではありません．死にゆく人を支える人間関係や文化のあり方についても考えなくてはなり

ません．死にゆく人や看取る人はどのような社会的サポートを受けているのでしょうか．どのような社会的サポートを受けるのが望ましいでしょうか．

　また，死にゆく人や看取る人は，死をどのような事態と考えているのでしょうか．死の恐怖にどう耐えているのか，死までの限られた時をどのように生きるのか，死後の生はあるのかないのか，死を意味づけることができるのかどうか等々．これらは合理的な説明の言葉では届かない問いであり，スピリチュアルな問いと言えます．

　この世の日常的現実を超越した領域にかかわろうとする精神的・宗教的な経験や態度のことをスピリチュアリティといいます．特定宗教の枠にははまらないけれども，この世を超えた領域にかかわるものを含んで指すものです．死と宗教，死とスピリチュアリティは深くかかわっています．

　宗教ならば明確な答をもっていることが多いでしょう．葬送儀礼や慰霊の行事の中には宗教的な死のとらえ方が示されています．しかし，特定宗教を信じていなくても，それぞれの文化の中にはこれらの問いに答える内容が多々含まれています．例えば，死の避けがたさを嘆きつつ受け入れようとする無常観は，日本の詩歌の伝統にどっしりと根をおろしています．これらは死生観の問題と言えましょう．

　このように死生学は，死をめぐる心理的・社会的問題にとどまらず，スピリチュアルな問題についても考察し，臨床現場の実践に役立てようという動機で，欧米で形成され，大きく発展してきました．死生観や葬送・慰霊の文化の研究もそこに深くかかわってきます．例えば，現代イギリスで死や喪をめぐる文化がどのように変化してきたかを論じたジェフリー・ゴーラーの『死と悲しみの社会学』（1965年）は，1960年ごろのイギリスで死がタブー化されている状況について興味深い報告をしています．

　1905年生まれのゴーラーは自分が子どものころは，死の場面によく出会ったと言っています．第一次世界大戦当時，葬列に出会うことが少なくなかったそうです．そうしたとき，子どもたちも皆その場で目をつぶって死者を見送る．遺族はしばらく喪服を着て，ふだんの生活とは異なる状態にあることを社会に明示していました．ところが1960年代になるとだいぶ状況が変わっています．イギリスの大人たちは近親の死について，子どもたちにうまく話ができず，とまどっているようなのです．

「子どもたちには，おじいちゃんが死んだ，と話しました．それだけです．近ごろの十代の子どもたちは，そういったことには心を悩ませないのです」[3]

「その年ごろの，つまり16歳より少し下の子どもやグラマースクールを終えた子どもに話すことは，ごくわずかしかありません」

「潮時を見て娘に話そうと思ったのですが，あまりに突然で，ショックも大きかったので，やめました．死体が家に置かれていたとき，娘はおびえはしませんでしたが，他方，過度の興味を抱いたりもしませんでした」[4]

「私は説明しませんでした．子どもたちは学校で習ったと思いますよ」

「子どもたちには，私たちのやっていることに加わらせませんでした．そして聞かれない限りは，何も子どもたちには話しませんでした」[5]

また，古代から現代までの西洋で死をめぐる表象や実践がどのように変わってきたかを論じたフィリップ・アリエスの『死を前にした人間』（1977年）は，死生学の名著として世界中で読まれています．アリエスによると古代や中世の人々は「飼い慣らされた死」に親しんでいました．死を手なづける道を知っていたというのです．ところが，近代人は死がまったく不可解なものであるかのように，それを遠ざけようとします．アリエスはそれを「倒立した死」と言っています．

ロシアの作家・トルストイは『イワン・イリイチの死』（1884年）という作品で，死を恐怖し遠ざける近代人を代表する下級官吏イワン・イリイチのみじめな姿と，死を当たり前のこととして語り，死にゆく者のケアを淡々と行う農村出身の使用人，ゲラシムの姿を対比して描き出しました．アリエスはそれを次のように要約しています．

　　イワン・イリイチは重い病にかかっていた．彼はふっとたぶんこの病で死ぬのでは，と考える．しかし，細君も医者も家族もそれとなく示し合わせて病状の重さについては彼に本当の事を言わず，彼を子どものように扱った．「ゲラシムだけは本当の事を言った」．（中略）すべてから推して彼だけがなにが起こっているか（イワンの死）理解し，

それを隠す必要があるとは思わなかった．彼はただ衰弱しやせ細った主人をいたいたしく思った」．彼は重病人たちがしきりに求めるあのいやな世話をしごくあっさりとしてやりながらも，その憐れみを表に出すことを恐れなかった．[6]

　ゴーラーもアリエスも，現代文化の中ではなぜか死に向き合うすべが忘れられてしまったと理解しています．そして，もう一度，死と向き合うすべを取り戻すために，過去の死生観と現代人の死生観とを対比しつつ，その相違を理解しようとしているのです．
　もちろん死生観の歴史研究や比較研究の主題は死のタブー化の問題に限りません．古今東西の死生の文化から，現代人が学べることは少なくありません．1970年代以降の死生学は，これまであげてきたような死生学の先駆的試みを引き継ぎつつ，死生をめぐる広い範囲の問題に取り組もうとしてきています．

Ⅲ．死生学の広がり

　死生学はホスピス運動や死にゆく人たちの看取りの問題を通して多くの人々の関心を集めるようになりましたが，それだけを動機として学ばれるものではありません．日本では早くも1904年に加藤咄堂（とつどう）という著述家によって，『死生観』という本が著されました．伝統的な宗教や文化になじめないものを感じる近代人にとって，自らの死生観を問い直すことが切実な問題として受け止められるようになりました．そこで古今東西の死生観を参照しながら，死の意味を考える著作がヒットしたのです．そこで，加藤は1908年に『大死生観』という大著を刊行してもいます．そこには次のような一節があります．

　　死生は人生の根本問題にして一切の科学一切の哲学は基礎を其上に築き，一切の宗教一切の道徳は根底を其上に置く，（中略）其（生の）由来する所を究めんとするには，勢ひ科学の領域を脱して哲学の範囲に入り，宇宙人生の根本に向て思索を運（めぐ）らさざるべからず．死の帰趣を尋ねんとすれば，科学は唯だ死の状態を示すに止り，哲学の思索も

僅に仮定の理論を説くに過ぎずして，これを明確にするに至ては依然宗教の領土たり，されど宗教の説く所，もと理智の判断を超越するが故に其所説区々にして帰向する所を一にせず[7]

　死んで人はどうなるのか．この「死生問題」を前にして，もはや伝統的な宗教の答をそのまま受け入れるわけにはいきません．かといって科学や哲学が答を示しうるわけでもありません．では，どうすればよいのか．それを知るために，古今東西の死生観を探究するのだというのです．
　死生学の先駆形態にあたるものは，このように近代の諸学問分野の成立期からありました．そして，死生学は死にゆく人や看取る人，あるいは彼らをケアする人々だけではなく，死をめぐる広い範囲の人々の関心に応えて発展していきました．1970年ごろからホスピス運動の影響を受けて発達する新たな死生学は，こうした先駆形態が含んでいたさまざまな問題意識を吸収しながら発展してきました．
　加藤咄堂の『死生観』の読者だったと思われる知識人や，教養を深めようとする青年だけではありません．だれもがいつか死を迎えます．そうだとすれば，皆が死について，死別と喪失について，またいずれは死がくることを自覚して生きる生き方について，学んでおくべきではないでしょうか．この考え方に従って，欧米ではデス・エデュケーション（死の準備教育）が行われているところが少なくありません．日本でも「生と死の教育」とか「いのちの教育」の試みが小学校や中学，高校で行われています．大学での死生学の授業はその発展形態とも言えるでしょう．
　アメリカ合衆国やイギリスのような英語圏でデス・スタディーズとよばれているものと似たような学問が日本語では死生学とよばれ，death and life studiesと訳されるようになったのは興味深いことです．これは日本では20世紀の初めごろから「死生観」とか「生死観」という言葉が広く使われてきたという事情とかかわっています．「死生」は儒教や武士道でよく用いられる用語ですし，「生死」は仏教の基本用語の一つです．どちらも死を生と切り離してそれだけの事柄として扱うのではなく，生と表裏一体のものと見なすという考え方にのっとっています．
　死について考えるといっても，死そのものを経験してそれについて語る

ことはできません．確かなことは死までの生があるということであり，それをどう生きるかはだれにとっても大切な問題です．しかし，そもそも皆が死ぬわけですから，生まれてからの一生全体が死に向けて生きていくことであるわけです．すべての生命には死がプログラムされているともいわれます．死と生が表裏一体だということは，まずはそういう意味です．

また，生きていくことはさまざまな死があるからこそ可能になっています．生きるためにはたくさんの動物や植物を食べなくてはなりませんが，そのために動物や植物は死にます．健康や衛生を保つために，ネズミや蚊やゴキブリや害虫を殺しています．治安を保つために死刑を認めている国も多いですし，戦争で敵を殺すことも人類は避けることができずにきました．こうしたことどもも生と死は切り離せないということの側面です．

例えば，金沢市の小学校の金森俊朗先生は「いのちの教育」の手始めに給食についての話し合いをするそうです．目指すところは，「私たちは生かされている存在」だということを感じさせるということだといいます．

> 新学期，給食の第1日目には，食材とていねいに向き合います．食べ物と向き合うということから始めます．／最初に，材料を全部調べます．「これは何だ？」って一つひとつ問います．すると，子どもは「食べ物だ」「それは，俺たちから見たら，食べ物だろう」．／もう1回，よく見てみます．これはいったい何物なんだと．／「卵は，ニワトリが次の赤ちゃんとして産んだものだ」「牛乳は，牛が，赤ちゃんに飲ませるためのおっぱいや」「じゃあ，米は？」「米は次の稲になるための種だから，やっぱり赤ちゃんや」「ネギは？」「ネギはからだの一部分や」と．／こういうことを，一つひとつ全部ときほぐします．こうして見ていくと，何と1食のなかで多いときには20種類以上のいのちを食べていることがわかります．／これを1週間続けます．すると，膨大な種類と量のいのちを自分たちは食べていることを知ります．[8]

さらにまた，生きていることは死者とともにあることだという意味でも生と死は切り離せません．両親や祖父母，さらにはその前の世代の先祖たちがいました．また，いくつもの世代の人々が遺したものの蓄積のうえに

私たちは生きています．死者たちの刻印のないものは少ないでしょう．記憶に鮮明に残っている死者たちだけでなく，さまざまな死者たちとやりとりをしながら私たちは日々の生を過ごしていきます．慰霊や追悼というのは，そうした無数のやりとりを集団的かつ意識的に行うための文化装置といってよいでしょう．

このように考えると，人間の生命活動のすべてが死生学の対象ということになってしまいそうです．しかし，実際には死生学はもっと限定されたものです．まず，人間の生命活動の中でも死とのかかわりが強く意識されるような事柄が取り上げられるということです．生殖や誕生は死の反面ですし，また死の危機が伴いがちな事柄です．性について教えることと死について教えることを関連づけるのは自然でしょう．また，病や老い，別れや喪失は死と深くかかわる生の局面です．病や老いや別れや喪失はそれぞれ小さな死の経験と言えるかもしれません．

日々，病と取り組んでいる医療はその全体が死生学にかかわってきます．医療の実践の中では死に直面することが少なくありません．医療や医学研究では日々難しい倫理問題に直面します．人工中絶は悪であるとしても，許容せざるを得ないものなのでしょうか．それはなぜでしょう．重い障害を負って生まれた子が長期的に見れば回復や延命が困難になったとき，治療を停止することは許されるでしょうか．受精卵の段階で遺伝子を調べて生かす胚と廃棄する胚を選別することを認めてよいのでしょうか．

生命倫理とよばれる領域では，こうした困難な問題が日々問われています．最終的な判断基準は「人を殺してはならない」という禁止で表現できます．そして，その根底として，「かけがえのないいのち」や「人間の尊厳」が引き合いに出されます．では，「かけがえのないいのち」や「人間の尊厳」とは何でしょうか．死生学はこれらの判断を基礎づける学知ともなるはずのものです．

脳死は人の死としてよいかどうかについて，欧米諸国と日本では判断が分かれました．日本では脳死を人の死とすることは妥当でないと考える人がとくに多かったのです．では，どうしてそうなのでしょうか．こういう問題を考えようとすると，その国民の歴史的経験や死生観について考えざるを得なくなります．死生観の歴史的変化や宗教文化による相違につい

て考えることで，生命倫理の問題の考察を深めることができます．また，文化や歴史による偏りを自覚しながら，より妥当な判断をしていくことも可能になるでしょう．

現代の先端生命科学技術について，難しい問題が多々生じています．胚の状態の生命を利用すれば，難病を治すための生命資源が得られると考えられていますが，人の生命をそのように集団や材料として利用することが許されるのでしょうか．また，仕事で自己実現を追求する女性が，自分が産めるはずの子を他者（例えば，その女性の母親）に代理出産してもらうというようなことが許されるのでしょうか．こうした問題についても多様な価値観を前提に，妥当な判断を得るために，死生学からの考察が役立ちます．

IV．現場からの問い——現代人は死をひたすら遠ざける？

死生学の大きな課題の一つが，死生観の比較研究や歴史研究にあることは言うまでもありません．しかし，これはきりがないほど大きな研究課題なので，中でも重要な課題を限定して，とくに力を入れて研究，考察していく必要があります．では，どのような限定が適切なのでしょうか．

先に，死生学は「死生」について学ぶといっても，人間の生命活動のすべてを扱うわけではなく，死とのかかわりが強く意識されるような生の局面に焦点をあてて取り上げるのだと述べました．次の限定は，死生観の比較研究としての死生学についての限定です．

加藤咄堂は古今東西の死生観を網羅的に研究するという意気込みで大著を著しました．哲学，倫理学，宗教学，歴史学などの人文学の諸分野で古典文献を広く読み込んで，過去の死生観の比較研究，歴史研究を行うという作業です．加藤が行ったのは，そうした人文学的な死生観研究の先駆的な例と言えましょう．フィリップ・アリエスもまた，西洋の死生観の歴史についてパノラマ的な著作を著しました．

これらの研究は，それぞれに死生学の重要な成果ですが，今後の死生学の課題としては，こうした死生観の比較研究や歴史研究を，現代の医療やケアの現場から立ち上がってくる問題に応じうるような方向で推し進めていくことでしょう．

一つの重要なテーマは，現代人の死生観の動向をどうとらえるかということです．これまでたびたび述べてきたように，現代人は死を遠ざけタブー化する傾向があり，それが死に向き合うことができない不健全な文化を形作っていると論じられてきました．アリエスはそうした傾向を「倒立した死」と名づけ，そのよい例としてトルストイの『イワン・イリイチの死』をあげていましたが，この作品が書かれた1880年代には，広くヨーロッパで死のタブー化が始まっていたと論じています．

　では，日本ではどうだったでしょうか．少し事情が異なる面もありそうです．前にも述べたように，1904年に加藤咄堂が『死生観』を書いたとき，この本はよく売れたようです．加藤は武士道的な死生観を日本人らしいすぐれた死生観として描いていましたが，それはちょうど「武士道」を論じることが人気をよんだ時期でもありました．日露戦争が起こり，死を恐れぬ兵士の勇敢さがたたえられた時期とも重なります．

　日本の近代においても，医療が死を管理する度合いが増し，死を遠ざける傾向が強まったのは確かです．しかしその一方で，潔い死や英雄的な死を讃美する傾向もありました．加藤の『死生観』が刊行される前年の1903年には，第一高等学校の学生であった藤村操が日光の華厳の滝に身を投げました．いわば哲学的な自殺を行って評判となったのです．

　日本では，第二次世界大戦中にも死生観という言葉が広まりました．たくさんの若者が「お国のため」「天皇陛下のため」と信じて死んでいったのですが，若い兵士たちがその早すぎる死を進んで納得できるような死生観がさかんに論じられたのです．

　そのことへの反省もあって，第二次世界大戦後は死生観という言葉はあまり取り上げられないようになりました．高度経済成長期の日本は医療サービスが急速に改善され，長寿化が進行した時代でもありました．1960年代，70年代の日本は確かに死のタブー化が大いに深まったと言ってよいでしょう．

　しかし，ちょうどそのころ，欧米から新たな死生学の運動が流入してきました．1977年には大阪で「日本死の臨床研究会」が発足します．日本で「ホスピス」の語が紹介されたのもほぼ同じころです．80年代には仏教系のホスピスを表す「ビハーラ」の語も用いられるようになりました．

では，それ以後の現代日本人の死生観にはどのような変化が見られるでしょうか．

これは簡単な論題ではありません．人々の立場や環境によって多様であり，複雑な変化が生じていると思いますが，一つ言えることは，死を身近に感じようとする態度が目立つようになってきているということです．例えば，映画やマンガや小説や歌などで死を題材としたものが増えてきており，人気を博しています．

よい例は，2009 年春にアカデミー賞の外国語映画賞を受賞した『おくりびと』です．滝田洋二郎監督，小山薫堂脚本，本木雅弘主演のこの作品は，死者の遺骸を清めて棺に納める「納棺師」という仕事に就いた若者が主人公です．納棺師は死者を向こう側の世界に送り出す旅立ちを演出する儀礼の執行者ですが，いとわしい死体にふれる者として蔑視され差別されます．しかし，この作品では納棺師こそ，できれば避けていたい死の荒々しい姿に正面から向き合うすべを知っている者として描かれています．この作品は死生学的なテーマを取り上げていると言ってもよいでしょう．

『おくりびと』は日本の観衆の共鳴をよび多くの賞を受けましたが，アカデミー賞やモントリオール世界映画祭でグランプリを獲得したのは，現代世界の人々に訴えるものがあったからでしょう．そういえば，2007 年には「私のお墓の前で泣かないでください」という歌詞で始まる「千の風になって」が大ヒットしました．死者と生者の心の交流を歌ったものですが，これはアメリカの一主婦が作詞したもので，ホスピス運動の広がりと呼応するかのように，世界に広まったようです．

現代人は確かに死を遠ざけてきたのですが，21 世紀に入るころには，再び死を正面から見つめようとする気風も育ってきたようです．死をしっかりと意識することで，いまここのいのちを自分らしく充実して生きていきたい——そんな考えが人々の間に広まってきているのではないでしょうか．確かにそうなのでしょうか，また，もしそうだとすればそれはなぜなのでしょうか——こうした問題を考えることも今日の死生学の重要な課題の一つです．

[引用文献]
1) シャーリー・ドゥブレイ著，若林一美訳（1989）シシリー・ソンダース―ホスピス運動の創始者，日本看護協会出版会（原著，1984年）．
2) エリザベス・キューブラー＝ロス著，川口正吉訳（1971）死ぬ瞬間―死にゆく人々との対話，p.40，読売新聞社（原著，1969年）．
3) ジェフリー・ゴーラー著，宇都宮輝夫訳（1986）死と悲しみの社会学，p.49，ヨルダン社（原著，1965年）．
4) 前掲書3），p.50．
5) 前掲書3），p.51．
6) フィリップ・アリエス著，成瀬駒男訳（1990）死を前にした人間，p.16，みすず書房（原著，1977年）．
7) 加藤咄堂（1982）大死生観，p.6，史籍出版．
8) 金森俊朗（2003）いのちの教科書―学校と家庭で育てたい生きる基礎力，pp.62-63，角川書店．

[参考文献]
1. イヴァン・イリイチ著，金子嗣郎訳（1979）脱病院化社会―医療の限界，晶文社（原著，1976年）．
2. 岡安大仁（2001）ターミナルケアの原点，人間と歴史社．
3. 島薗進（2003）死生学試論（一），死生学研究，2003年春号，東京大学大学院人文社会系研究科．
4. 島薗進（2003）死生学試論（二）―加藤咄堂と死生観の論述，死生学研究，2003年秋号，東京大学大学院人文社会系研究科．
5. 島薗進（2007）スピリチュアリティの興隆―新霊性文化とその周辺，岩波書店．
6. 島薗進（2008）死生学とは何か―日本での形成過程を顧みて（島薗進，竹内整一編，死生学1 死生学とは何か，東京大学出版会）．
7. 田宮仁（2007）「ビハーラ」の提唱と展開，学文社．
8. アルフォンス・デーケン（1996）死とどう向き合うか，日本放送出版協会．
9. アルフォンス・デーケン（2001）生と死の教育，岩波書店．
10. 加藤咄堂（2006）死生観―史的諸相と武士道の立場，書肆心水．
11. トルストイ著，米川正夫訳（1973）イワン・イリイチの死，岩波文庫（原著，1884年）．

2　生物学的死生と物語られる死生

清水 哲郎

　人の生とその終わりである死をめぐって，私たちが生の身体面へ向かうものと精神面――いのちの物語りを紡ぎ出しつつ生きているという面――へ向かうものという，二重の眼差しをもって事柄を見ていることを明らかにし，死生についての理解を深める際にも，またケアという活動をする際にも，この眼差しに自覚的になることが有効であることを提示したいと思います．ここでは，まずは，死について，次に生について，この二重の視点を明らかにし，そこから死をどう受け止めるか，あるいは死生にかかわるケアをどう考えるかといったことへと考えを進めます．

Ⅰ．《死》の理解

日本語における死の語り方

　日本語で日常的に一番よく使われる語は「死ぬ」であり，これが死について語る際にもっとも明確にこれに言及する語であろうと思われます．本書においても死という経験を語る際に多用されていることでしょう．しかし，具体的に人の死について語ろうとするときには（親しい人については特に），「あの人は死にました」と語ることには，私はいささかの抵抗をおぼえます（読者諸氏もそうではないでしょうか）．確かに葬式において一般に使われるのは，故人を主語として「逝去された」などであり，「死んだ」ではありません．では，どうして私たちは，「死ぬ」の使用に抵抗感をおぼえるのでしょうか．

　このことを理解するために，日本語の「死ぬ」には二通りの使い方があることを確認することからはじめましょう．

身体の死の語り方

　「死ぬ」は，死の場面に立ち会った経験に基づき，身体に起きる目に見える変化に基づく言葉であると思われます．身体的変化とは，

・それまで動いていた生命あるものの動きがとまり，再び動き出す可能性はない（つまり不可逆的に動かなくなる）
・この不可逆性は，そのものが変質し始めることによって明らかとなる（腐り始める等）

という内容のものです．こうした身体的変化については，人も動物も変わりありません．「死ぬ」は動物についても使われるゆえんです．これは生から死への移行を判別する場面で使われ，呼吸や脈がとまるという仕方で《いのちがなくなる》ことに言及しています．そこで，生きていたものについて「生きている」か「死んでいる」かという状態の違いを判別する使い方がされますし，「目が死んでいる」といった表現で，いきいきとした勢い・活気がなくなっている状態を表す使い方もされます．このように，「死ぬ」は，生命あると考えられている物体を主語にして，これについて述べられる語であり，変化を述べるときには「死ぬ」と，またその変化の結果としてある状態については「死んでいる」と語られます．このようにして，「死ぬ」は本来，身体に定位した語なのです．

人（人格）の死の語り方

「死ぬ」には，もう一つ，「Xは死んでしまった」という表現で，かつて生きていたときのXを指して，死ぬということが起きてしまったと，過去のこととして語る用法もあります．この用法の場合は，「父は10年前に死にました」とは言いますが，「父はこの10年間死んでいます」とは言いません（後者のような表現については後に触れますが，日本語を母国語とする人には奇異な言い方に聞こえます）．つまり，この用法においては，現在死んでいるという状態は語ることができません．換言すれば，主語は，現在どこかに存在するXを指してはいません．「死ぬ」のこの用法は，後に言及する人間関係の喪失を語る語彙の用法に連なるものです．——主語は生きていたときの主体（先の例でいえばかつての父）を指しており，その主体に過去のあるときに死ぬということが起き，それ以降主体は不在となってしまっているということのゆえに，主語は現在存在するものを指せないと解すことができます．

こうして，この用法は，「亡くなる」などと同様に，現世内不在化を語っ

ており（他界移住までは含意していないとしても），身体についての語りではなく，人ないし人格についての語りです．こうして，「死ぬ」はその由来からすれば身体の状態変化を語るものでありますが，人の現世内不在化を語る用法も派生しており，両方にまたがる意味の幅があるため，身体と人格の二重の経験としての死を語るのに適当な語となったということができるでしょう．

　以上のように死を語る際の語彙について見たうえでは，人々は人々の関係の中で起きる別れの経験について，ある人がいなくなり，他界に行ってしまったということについては語るけれども，そのことを身体に起きた変化としては語りたがらないため，身体の変化への言及が随伴してきてしまう「死ぬ」は使いたがらない（使うことに抵抗をおぼえる）のだと推定してもよいでしょう．

死を語る日本語の語彙

　日本語には「死ぬ」以外にも死についてのさまざまな語り方がありますが，他界移住という思想を表現するものが圧倒的に多い――「逝く・逝去」，「亡くなる」，「旅立つ」，「永久の別れ」など．「死ぬ」，「息を引き取る」，「（永久の）眠り（につく）」などは，他界移住とは別の系統の表現ですが，語彙の数からいえば，少数派です．

　古い表現を見渡しても「みまかる（身罷る）」（この世から罷り去るという意），「隠れる」，「他界（す）」などが，現世内不在化から他界移住につながる語でしょう（「没する（歿する）」もこの系統と言えるかもしれません）．別系統の表現としては，「こと切れる」，「絶え入る」，「あへなくなる」，「はかなくなる」といった，身体に現れた変化に基づくと思われるもの（ただし，現世内不在化も含意しているかもしれません），「不諱・不忌（いみはばからずに言うこと→避けることのできないこと：死ぬこと）」，「物故（す）」などがあります[*1]．人の経験に沿った表現としては，やはり現世内不在化―他界移住という理解を示すと思われるものが目立ちます．

---

*1　天皇らについての「崩御，崩ずる」，公候について使われる「薨ずる（こうずる），薨去（こうきょ）」，四位・五位の人についての「卒す（しゅっす・そっす）」などは中国由来の表現を適用したものであろうから，ここでは考えない．

身体の死と人の死の二重の把握

　身体の死と人の死という死をめぐる二重の把握は，ただ両者が並存しているというだけでなく，ある意味で二層の構造をなしています．私たちが親しい者との永久の別れ（＝人の死）を認めるのは，その人の身体の死の確認に基づくのであって，その逆ではありません．医師が身体を調べ，身体活動の不可逆的な停止を告げる，あるいは身体の動きが可視的な波や数値としてモニターに映し出されているのを見て，その波がフラットになるといった仕方で，身体の死が描かれますが，その場面は，故人に親しかった人々の悲嘆を描く場面へと，（私たちの感覚からするとごく自然に）移行します．

イザナミとイザナギの別れ

　こうした人格の死と身体の死という死の理解の二重性をよく示している例が，日本の神話に見出されます．『古事記』にはイザナギ・イザナミという夫婦の神が登場します．二人で次々と国を生み，神々を産むわけですが，その途中で妻のほうのイザナミが死んで，黄泉の世界に行ってしまいます．そこでイザナギは黄泉に行って，イザナミに戻ってきてくれないかと頼もうとするという場面があります．

　この場面で，まずイザナギとイザナミとの対話が成立します．「戻ってきてくれないか．」「黄泉の国の食物を食べてしまったから．……でも聞いてくるから，待ってて．待つ間のぞかないで．」——つまりここには黄泉の国に訪ねていけば，人格的交流が再開するかのようなイメージがあります．『古事記』の語りを見ると，興味深いのは，この場面ではイザナミが言葉を語ること，イザナギの語りかけに応じることは描かれますが，イザナミの姿についてはいっさい語られないことです．聴覚だけが働き，視覚は働かない．二人の間にあるのは言語的交流であり，それだけなのです．

　しかし，このことは日本の死者をめぐる文化の中で読むと，そんなに不思議なことではありません．日本の各地には口寄せ，イタコの類があって，その口を借りて死者は生者の問いに答えて語りますが，その際にも現れるのはやはり語りだけなのです．ここでは死は人格の死として把握されています．なぜなら，交わりが永久に途絶えることがここにおける死であるこ

との裏返しとして，黄泉まで訪ねていけば交わりが再開するという物語りになっていると言えるからです．黄泉の国への旅と，口寄せの類の連動については，古代ギリシャ文化における興味深い連関があります．つまり，ギリシャには黄泉への入り口とされる場所がいくつもあり，その場所は，まさしく口寄せがなされる場所でもあったといいます．現実にある口寄せを媒介とした死者との交流こそが，死者の国への旅という物語りの実質ではないでしょうか．

さて，「のぞかないで」と言って奥にイザナミが入ったあと，次の場面でイザナギは待ちきれないで入っていってしまいます．するとそこで見たものは，イザナミが横たわっていて，雷が身体のあちこちに宿っているという姿です．これは身体が変質し，腐敗し，悪臭がただよううという状態を念頭に置いた描写でしょう．ここは身体の死に基づく死のイメージです．ここでは聴覚は活動せず，ただ視覚のみが働いています．このように人格の死と身体の死が重なって，この物語りにおける死のイメージを構成していることがわかります．

泣血哀慟歌

もう一つ，万葉集に収められている，柿本人麻呂の長歌の一つに「泣血哀慟歌」とよばれる「天飛ぶや軽の里は」で始まる長歌があります．作者には軽という地に住む愛人がいました．だが，隠れた恋として，いつかは晴れて一緒になろうと思いつつ，訪れないでいるうちに，愛人が死んでしまったという知らせを聞き，なすすべなく呆然とします．しかし，そうしていてもつらいばかりなので，愛人をしのぶよすがをもとめて，軽の市にたたずんでみたものの，何もない．そこで，「すべをなみ妹が名呼びて袖ぞ振りつる」（何もできることがないので仕方なく，愛するものの名を呼んで袖を振った）と歌は結ばれます．この最後の表現に，愛する者との別れのつらさが凝縮して表現されているように，私には思われます．つまり，ここで「袖を振る」ということには，複数の解釈があるようですが，私は万葉集にいくつも用例がある，遠くの人に合図する振る舞いだと考えています．愛する者はもはやいないのですから，合図を送っても空しいだけです．それでも合図を送ってしまう．応えはもちろん返ってきません．それ

でもどこに向かってということもなく合図を送ろうとする思いをとどめられないのです．別れがそのような仕方で表現されているのです．

II．《いのち》の二つの層——生物学的生命と物語られる生命

死について区別した二つの層に対応するように，私たちが《いのち》について考え，語る際にも，二つの観点ないし二つの層があります．すなわち，身体に注目しつつ「生きている」というときに注目している生命と，「生活し」，「人生を送って」いる私たちのいのちとです．

正常・不正常と（自覚）症状のある・なし
例えば，風邪を引いたとします（「風邪を引く」というのは日常語ですが）．熱が出てボーっとしたり，頭が痛くなったり，下痢をしたり，咳が出たりします——こうした症状，自分でおかしいとわかり，つらいと感じる症状を自覚します（＝自覚症状）．そこで，医療機関に受診に行ったとしましょう．医師は体温計や血圧計などを使い，身体の状態を客観的に測定します．さらに必要なときには，レントゲン，CT，超音波等々で身体内部の状態を探り，また，血液や痰を調べることもあるかもしれません．その結果，どこかに「不正常」なところが見つかると，医学的な知識に基づいて，この不正常な点が，患者が自覚する症状の原因だと判定したり，あるいはこの不正常な状態の原因についてさらに推定して，それが原因だと説明したりします．このとき，医師が科学としての医学，つまり生物学に基づく医学の知識や技術を用いて調べているのは，人間の身体であり，医師は身体の生命のメカニズムに注目して，「ウイルスに感染している」とか，「がん（癌）性の腫瘍がある」などと診断を下し，身体のメカニズムが原因となって患者に症状が生じている，と判断しています．これを〈生物学的な見方〉と言っておきましょう．

生活についての語り
これに対して，患者は，「頭が痛くてつらい」とか，「身体がだるくて仕事にならない」などと言っていますが，それは患者の日々の生活，大きく言えば人生の中で，こうした症状がどのように害になっているかについて

の言説です．日々の生活ないし人生の中で自分がこう生きたいと思っていることの妨げになるから，そうした症状は害だと評価されます．こうして患者が症状について語るときには，人生や生活について語る文脈の中で語ることになります．

評価の尺度としての人生

「ウイルスに感染している」とか，「がん性の腫瘍がある」などということは，生物学的な観点で考える限りにおいては，良いとも悪いとも評価されません．それは単に事実（の記述）にすぎないからです．しかし，私たちは通常，その事実を背景にして，「悪いこと」，「困ったこと」が生じていると評価するでしょう——それは，ウイルスに感染した人，あるいはがん性の腫瘍を抱えた人の人生について考えるからです．このことを確認するために，次のようなウイルスを想像してみてください．これに感染すると，頭の回転が良くなり，元気が出，かつ延命にもなる，という，良いことづくめのウイルスがあったとします（あくまでもこれは仮定の話です）．それに感染した人の身体には，確かに普通の人とは違ったこと，つまり不正常なことが起きているのでしょう．ですが，それが感染した人に対して都合の良い症状しか結果しないとしたら，人はこのウイルスの影響を排除したいと思うでしょうか．むしろ反対に，皆このウイルスに感染したがるのではないでしょうか．

医学が血液の成分や，細菌やウイルスに感染しているかどうか，がん性の細胞があるかどうかなどを調べているときに，注目している生命は，生命としての身体そのものです．が，私たちが自分の生活や人生を生きるというときに，私たちは医学が注目している生命とまったく別のものではないとしても，いのちの別のアスペクトないし相に注目しています．そして，そちらのほうが身体についての評価の根拠になっているのです．

「生きている」と「生きる」

いのちの二つの層の違いは，〈生きている〉と〈生きる〉の違いだということができるかもしれません．〈生きている〉いのちは，私たちがそれを選んだということなしに，自然にあります．心臓が動き，全身に血液が

まわり，末端まで細胞が栄養と酸素を補給されるといったこと，それによって身体全体が統合ある一つの個体として生き続けるということは，私の意志から独立に進行しています．私が手を動かそうと思って動かすときには，手を動かし何かをする，あるいは無為に手を動かすといった，私の意志と意味づけが一方でありますが，そのときに身体に起きている，神経にパルスが走り，ある筋肉が収縮し，別の筋肉が弛緩するというようなレベルの動きは，私がそうしようとしてさせていることではありません．要するに「身体は生きている」のであり，この場合〈生きている〉は状態を表す動詞であります．この意味で〈身体的生命〉とは〈生きている〉いのちであるということができるでしょう．

これに対して，「私は生きる」と言うときには，〈生きる〉は積極的な行為が継続的になされていること，主体である私が時々刻々生きる途を選び，歩んでいることを語っています．身体を動かし，さまざまなことを積み重ねつつ，私は生活する．私は，生活を構成する諸要素に意味を与え，あることは意図的にしたことであるが，別のことは意図的ではなく，ついやってしまったこと，偶然起こったことだ，などと説明しています．そうした説明の連鎖を大きくまとめて言えば，「私は生きようとして生きる」ということになります．

生活を構成する私の細分化して把握された行為の一つひとつに意味を与えること，また生活全体に意味を与えることは，言い換えれば，私の生について物語りをつくることにほかなりません．「生きる」という題の物語りです．いのちのこのアスペクトを〈物語られるいのち〉と呼んだのは，こういう意味においてです．

物語られる人生

では，《物語られるいのち》については，身体的な生命と比して，何が言えるでしょうか．「人生」とか「生活」とかいう場合の「ライフ」は，ただ身体的に生きているというだけのことではありません．ここでは身体的に生きていることを下敷きとして，どう生きているかが問題となります．身体的生命を〈生物学的（= biological）生命〉と呼んだことと対比して言えば，ここでの生命は〈人生の物語りとしての（= biographical）いのち〉

であるということができます．

　〈biography〉は「伝記」と訳されますが，言葉の成り立ちからいえば「生＝ビオス」＋「誌・叙述＝グラフィア」です．どう生きたか，何をし，どのような道をたどったか，ということを語る，そういう語りにおいて語られているものこそ，〈物語られる＝biographical いのち〉＝人生であります．

　私たちは《生きてきた》し，これからも《生きるだろう》．ここで私あるいは私たちについて「生きてきた」とか「生きるだろう」と語るときの《生》は，《毎日の生活──現在何をしているか，しようとしているか──私の一生》という時の流れに沿って物語られるいのちの経過を備えたものです．こういうことをした，ああいうことがあった…という物語りの積み重ねが一つの人生となります．人生は物語られるいのちです．私自身が私の人生について物語りをつくりつつ生きている，ということもできます．（ここはまた身体的生命と違うところでもあります．身体的生命は私が物語りをつくらないと生きられないようなものではなく，私の思いから独立して生命としてあり続けるからです．）

他者から独立した生命──相互に浸透し合ういのち

　身体的生命ないし生物学的生命に特徴的なこととして，身体的には私たちは他者から独立に存在している，という点があります．確かにこの生命が母体から独立して以来（つまり誕生以来），他者の身体に起きたことが即私の身体に影響することはありません．生命は互いに独立に存在しており，それぞれの個体がそれとして完結した一つの個体になっています．

　これとは対照的に，私の物語られる人生は他者のそれと交わり，浸透し合っています．人生としてのいのちは他者のそれと浸透し合い，交差し合っています．私たちは各々が勝手に自らの生についての物語りをし，それら物語りの間には何の関係もないというわけにはいきません．互いの物語りを聞き合い，相手の物語りと自分の物語りの調整をしています．私の物語りにおいて私はある人を友として語るが，その人の物語りの中に出てくる私は赤の他人であるというわけにはいかないからです．人生の物語りは具体的な振る舞いを伴っている以上，互いの物語りを調和的なものにしなければ，ともに生きることが成り立たないからです．

ここに二人称的場面の起源を求めることができるかもしれません．私の語り「私はあなたにこの本をあげる」は，あなたの語り「私はあなたからその本をもらう」と調和します．このような調和の確認をし，食い違いがあれば調整をし合いつつ，私たちのともに生きる関係ができていきます．ここに，人格の死が二人称的場面におけることであったことの背景があります．

物語られる生の土台としての身体的生命
人生としてのいのちは身体的生命に支えられており，これなしにはあり得ません．「私が生きる」ためには，「身体が生きている」のでなければならず，その逆ではありません．ただし，このことは，物語られるいのちと身体的いのちが別々にあったうえで，前者が後者に宿っている，というような二元論的なあり方をしているということを意味しません．言い換えれば，私が身体の内に宿っている，のではありません．確かに，私はこの身体以外の何者でもありません．だが，「私」が指しているものと，「この身体」が指しているものとはまったく同じかというと，そうでもありません．例えば，「この身体」を主語として，これについて語られるすべてのことは，私について語ることができそうです．が，私を主語として語られることのうちには，「この身体」について語られないことも多々あります．身体についても語られ得る事柄は，先の「生きている」の系列に属する事柄であり，私についてのみ語られ得る事柄は，「生きる」の系列に属する事柄です．

　○この身体は大きい，色黒だ，ゆっくり動く → 私は大きい，色黒だ，ゆっくり動く

　しかし，

　×私は友を助ける，愛する → この身体は友を助ける，愛する

とはいえ，「助ける」や「愛する」ことも，身体なしに成り立つことではなく，この身体のさまざまな動きがあってはじめて成り立ちます．

「生きている」系列の語は，もともと三人称で語られるところで意味が決まるものであるのに対し，「生きる」系列の語は，一人称の語りに由来するものです．すなわち，「生きる」ことは，私が私について物語り，私の活動を意味づけるという現場において成り立ったことです．が，私が私

について物語るためには，そこに物語りを紡ぎ出す素材がなければなりません．それが身体的生命だということになるでしょう．

身体的死生と物語られる死生

　以上，身体的生命と物語られるいのちの差と重なりについて見てきました．このようにして見ると，身体の死と人の死という二重の死についての理解は，まさしくいのちの二層的構造に対応していることがわかります．身体的生命の終わりとして身体的死があり，物語られるいのちの終わりとして人の死があります．身体的死は，身体的生命の活動に目をとめ，それが不可逆的に止まることとして，理解されます．人の死は，互いに交差し，浸透し合いつつ物語られてきたいのちが終わることとして，人と人の交流の不可逆的断絶として理解されます．それゆえにこそ，医師は身体レベルで生命活動に注目し，その不可逆的停止を判断し，「ご臨終です」と語ります――死にゆく者と親しい人々は，「別れ」を体験します．

　死ということをめぐっては，物語られるいのちについてなお，問いが残ります．確かに身体はここで終わり，滅びゆく．それは確かに目で確かめられる事態です．だが，物語られるいのちもまた，ここで本当に終わりになったのでしょうか？　確かにここでは不在となった．だが，それはまったく消滅してしまったということではなく，どこかに逝ったのだ，という言説がなお，語られ続けています．そこで，そのことについて次に考えましょう．

Ⅲ．死とはどういうことか：死者の世界の成立

他界移住の思想

　だれかの死について語ることは，生きて遺された人々の視点からのものとなります．先に見たように，死をめぐる日本語の語彙と使い方からは，人の死は基本的に，死んだ者と生き続けている者との間の交流の断絶――〈別れ〉――として理解され，そのことが人々の前から当人が〈居なくなる〉（亡くなる＝無くなる）こと（＝現世内不在化）として語られました．だれかの死を，その者がいなくなってしまったこととしてとらえることは，遺された者たちと死んだ者との関係において，その関係の喪失としてとらえる

ことにほかなりません．私たち人間は，自らのこの世界における位置を，世界の諸構成要素との関係において見定めていると思われます——ことに諸人間関係のネットワークの網の目の一つとして自らを位置づけています．そうであればこそ，ことに自分と関係が深かった人の死は，自らの世界における位置を不安定にするものであり，単に死んだ者の喪失ではなく，自らの一部の喪失でもあります．人の死は，遺された者にとって，何よりもこうした関係において起きる喪失にほかなりません．であればこそ，この経験を表す語彙が多くあり，よく使われることになります．

「なぜだ？」への説明

死という人間関係の喪失は，遺された者にとって不条理なことであり，「なぜだ？」という問いを喚起せずにはいられません．どうしていなくなってしまい，別れることになってしまったのか？——この問いへの答えとして，「別世界（あの世，他界）へと逝ってしまった（＝他界移住）からだ」という説明が提出されます．日本語の死をめぐる多くの語彙がこのことを語っています．こうして，他界移住は，親しい者の死という経験に際して，人々が発する「なぜだ？」に応えて提出された理由です．

「なぜだ？」という問いは，元来，不条理なこと，生起してほしくないことが起きたときに発するものであり，したがって，問う者の問いに伴う気持ちを静め，諦めさせる効果をもつ応えが，答えとしての理由となります．「そうなのか，それなら仕方ないや」と，あるいは「そうなら，まあ良いか」と思うように仕向ける（言ってみれば「気休め」の）物語りが，私たちの文化を含む多くの文化において語られる「他界移住」です[*2]．

死者の列に加わる

こうして，私たちの文化は，あたかもどこかに死者の世界があって，死ぬことはそこに行くことであるような語り方をし，死者を送る振る舞いを

[*2] 問いを発するということについては，次の拙論を背景にしている．清水哲郎（2008）世界を語るということ—「言葉と物」の系譜学（双書 哲学塾），岩波書店（第1章）．また，哲学史上もっとも古いそのような問いは，まさにすべての者はやがて死ぬということに向けられたものであったことも，同書第2章参照．

します．でも，死者の世界について，必ずしも確信しているわけではありませんし，それについてのさらなる説明はばらばらでもあります．諸宗教はそれぞれさまざまな教説をもつ——西方浄土，極楽，天国，地獄．東北の農村地帯には，死者は近くの特定の山に行くという考えがあるといいます．死者の領域が想定されているようです．これはキリスト教も，仏教も渡来する前の日本に由来するもののように思われます．死後の世界はこういうものだと，見てきたようなことを語る向きもありますが，大半の人はよくわからないと言い，しかも，それでかまわないと思っているようです．

　他界についての語りの要点は，それがどういうところかという描写ではなく，ともかくどこかそういうところに逝くのだということの確認し合いであると思われます．葬儀に際して，私たちは繰り返し，口々に，逝去，冥福，あの世について語ります．そのように言い合うことによって，そのような世界を言葉によってつくり出して（構成して）います．その要は，
　「死んでもひとりぼっちではない」と皆で言い合い，言い合うことによってそのようにみなすこと，否，そのような世界をつくり出すことにあると，私には思われます．

こちらの輪からあちらの輪へ

　私たちは人々の支え合ういのちの輪の中で，その輪を構成する一員として生きています．死は，その輪から独り抜けることにほかなりません．それは孤独になることではないでしょうか．人は孤独を怖れます．——ここで，「否，そうではない．私たちが死ぬときに孤独になるのではなく，向こうにすでに行っている人々の仲間になるのだ」という説明がなされます．「死者の列に加わる」とはそういうことなのです．そして，死者を送る者たちも，やがて死者の列に加わることになっています．…このような言説を重ねることによって，私たちは「あっちの世界」を構成します．とにかくそういう世界をつくり上げられればよいので，その世界の細部については，多くの人は考えません．

　こうして，死後の世界はリアルなものとして前提されたものではなく，このような語り方によって，構成されたものです．それは，物語られるいのちについての物語りに属しており，誕生から死まで，他の人々の物語り

と交差し，浸透し合いつつ語られる物語りの延長上に要請されたものだということになります．

Ⅳ．死の説明の二つの系譜とその並存
現世内不活性化という説明
　現世内不在化−他界移住という説明は，日本に限らず多くの文化の中に根づいています．ですが，必ずしもこれが人が行き着いた唯一の説明ではありません．例えば，新約聖書における復活という思想の背景にある死の理解は，次のようなものでした．死によって人格的交流が不可逆的に断絶するという経験は共通しています．しかし，それについての説明は，「身体とともに人格もあり続けているが，その活動を不可逆的に停止してしまっている」というものであったと推定できます．つまり，現世内不在化−他界移住ではなく，現世内不活性化なのです．この説明は，死者は永久の眠りについたのだと，「眠る」ことにたとえられます．魔法によって人が石に変えられてしまうとか，ミイラが甦るといった物語りも，こうした死のイメージを伴っているように思われます．新約聖書の「ネクロス」は死者でもあり，死体でもあります．現世内不活性化として死を説明することと，「復活」を期待するという思想とが連動します．死者たちは墓の中で，不活性化した状態でいまも居続けている，と考え，それでも何か希望を見出したいとするならば，「やがて復活する」という説明が要請されるであろうからです．

「父はここ 10 年間死んでいます」
　中学あるいは高校の英語の時間に，「父は 10 年前に死にました」は，英語では現在完了で，"My father has been dead for ten years."（直訳すれば「父は 10 年間死んでいます」）である，と教えられます．これは考えてみると，単に「日本語の…は英語の…」になるという表現だけの問題ではないと思われます．なぜ，英語では現在完了で語ることができるのでしょうか？　それは"My father"と言って，現在どこかに存在する父を指すことができるからにほかなりません．それは必ずしも現世内不活性化という了解を伴っているからとは限りません（そういう場合もあるでしょ

が).例えば「10年前から天国(あるいはどこかそういったところ)にいます」という他界移住型の理解を込めて,「死んでいる」ということが語れるのかもしれません.他界移住型であるとすると,この世とあの世を包括する全体が話題領域になっているために,現在の父を主語とすることができることになります.

振り返ってみれば,日本語でも,墓を指して「父はここに眠っています」と言ったり,「あの世で私たちが行くのを待っているでしょう」と言ったりすることはおかしなことではありません.ただ「父は10年間死んでいます」はおかしい.「死ぬ」ということによって他界移住を了解するとしても,それはあくまでもこの世界の側に身をおいて,この世界を話題領域として,そこには不在となることとして,そこからどこかへと逝ってしまったこととして語るという語り方だからです.だからこそ,日本語の「死ぬ」は,現世内不活性化とはなじまないのです.

これに比し,英語の "My father has been dead for ten years." は,現世内不在化―他界移住型とも,現世内不活性化型ともなじむ表現です.キリスト教の思想伝統には,死者はこの世で眠り続け,終わりの日に復活するという理解(つまり現世内不活性化型)と,死によって人の魂は天国(あるいは煉獄なり地獄なり)へと行くという理解(つまり他界移住型)という,論理的には両立しないと言わざるを得ない教説が並存しています.このことは,英語のこのような両者のどちらとも解し得る表現を伴ってこそ,それほどの軋轢を伴わずに成り立ったのではないでしょうか.

二つの型の由来と並存

他界移住と現世内不活性化という二つの型は,死について人類がつけた代表的な二つの型であるということができそうです.というのは,まさにこの二つの型に,身体的生命と物語られるいのちという二層の間の関係についての相反する二つの方向性が見られるからです.物語られるいのちは身体によって支えられているということ,生身の私たちは身体という枠を越え出て,自由に活動することはできないのだということ(もっとも日本の物語りには,「生霊」の可能性が登場し,現在でも臨死体験の語りがありますが)——そういう両者の関係をそのまま延長すれば,現世内不活性

化という死の了解となるでしょう．が，身体に支えられつつも，それを越え出た，いわば精神的な交流の世界における人々のいのちの交差という考えを死に適用すれば，他界移住という了解が生じるでしょう．

「死ぬ」の用法という意味では他界移住が支配的ですが，考えてみれば，死者についての了解という点では，日本の文化においてもこの二つの了解が並存しています．つまり，身体（とその痕跡）をよすがとして死者に想いをはせるときに，墓の前にたたずんで，そこに「眠っている」相手に向き合うのであり，しかも同時に，人々の交流という次元において，あの世に逝ってしまった相手を想うのです．

このように考えてみると，キリスト教の教説に上述のような，論理的には両立しない二つの死の説明が並存していることも，人間の思いという面からいえば自然なことであるということもできそうです．私たち日本の文化の中に生きる者たちもまた，論理的には両立しない二つの死の了解を併せもち，時と場合に応じて自然にこれを使い分け，あるいは同時に二つを肯定しているのです．

「存在様態変容」型？

何年か前に「千の風になって」という歌が大ヒットしました．その歌詞が示している死者のあり方は，現世内不活性化とも他界移住とも異なるように思われます．原詩（英語）では，死者が一人称で「私はお墓にはいません／私は吹き渡る千の風です／雪の上のキラキラです…」と語ります．これに続けて，死者は「麦畑の上の太陽，柔らかな秋の雨，鳥の大群の上昇する渦，柔らかな星の光」だとも言っています．日本語詩（新井満）では，この最後の部分は「朝は鳥になってあなたを目覚めさせる／夜は星になってあなたを見守る」と，死者は今でも，愛するあなたと関係を持ち続け，あなたのことを気遣っているのだよ，というメッセージになっていて，原詩とは大分異なっています．原詩でも，小鳥はたしかに登場しますが，何千，何万という群れになって，旋回しつつ，上昇しています．その上昇する渦が私（死者）だというのです．また夜は「柔らかな星の光」だと言っているだけです．

つまり，ここには「目覚めさせる」だの「見守る」だのといった，人格

ある者同士の間の行動は描かれていません．むしろ，死者は世界の動きの中に融け込んで活動しており，折々にその片鱗を私たちに見せているということのようです．死者は，生前の個体的な存在の仕方とは異なり，「これ」「あれ」と個体を指すようには指せない存在様態になっているようです．そもそも死者は「私は」と語りますが，どの人が死後そのようになったというのでしょうか．すべての死者が，千の風であり，雪の上のキラキラ…であるのではないでしょうか．こういうわけで，ここに描かれる死者たちは，他界移住したわけでなく，この世界に存在し続けています．現世内不活性化したわけでなく，活動しています．しかし，存在するあり方が異なってしまっています——いわば大きな世界の動きの中に融け込み，個体性は失ってしまっていますが，活き活きとした存在となっている，ということなのでしょう．「存在様態変容」型と名付けておきましょうか．

V．ケアの視点から——終わりに代えて

以上，「死ぬ」に二つの用法があるということから，身体の死と人（人格）の死を区別し，それぞれを，身体的生命と物語られるいのちという二重の視線のそれぞれに結びつけつつ考えてきました．それを通して，身体的死生と物語られる死生の複層性というあり方，ないしはそれを把握する二重の視点が確認されました．この二重の視点は，ケアという場面においても基本的なものとなります．

例えば，社会の仕組みになったケアである医療において，医学的な視点では，相手の身体に注目して，不正常なところを正常にしようとする活動が目指されます．ですが，身体を整えることは，ただ身体のためになされるのではなく，それによって相手の人生がよりよいものとなることこそが志向されるべきだといわれます．ただ身体に巣食うがん腫瘍をとればよいのではなく，それによって患者の人生にどのような益と害がもたらされるかを考え，また医療者と患者・家族とのコミュニケーションのプロセスを通して，医療方針を共同で決定すべきだといわれるとき，まさに物語られるいのちこそがケアの核心にあるものであり，それが身体的視点での治療行為を支え，価値を与える視点なのだということを示しています．

また，例えば，人の死についても，医学的視点で，心臓の不可逆的停止

をはじめとする三徴候にせよ，脳死の判定にせよ，身体に注目した視点における死の判定は，物語られるいのちの視点における別れとしての死を裏付けるものであり，人の死はあくまでも後者の視点において理解されなければなりません．医師は身体の死を判定し，告げますが，それを聞く遺された者は，逝った者との別れ（物語られるいのちの終わり）を理解するのです．遺された者たちの，死者を送る仕事は，確かに遺体としての身体を葬ることを大きな部分として含みますが，その葬る過程において描かれるのは，（すでに繰り返し述べたように）物語られるいのちの視点における，死者のあの世への旅立ちであり，残された遺族たちの別れを確認し，悲しむ仕事です．

　人生ないし生活のさまざまな場面におけるケアは，生のこの複層性に応じたあり方をしています．例えば，介護において，ヘルパーの仕事に身体介助－生活介助という区分があるのは，ゆえなきことではありません．ただ，この区分はあくまでも区分であって，仕事を明確に区別するという場面で使われるのは誤用でしょう．身体の介助は利用者の生活のよさのためにこそ行われるのであり，また，ヘルパーの行う身体介助は，単に身体的生命に目をとめたものではなく，物語られるいのちの身体面とでもいうべきところに向かうものであります．

　ヘルパーの場合もそうですが，ケアの仕事のあるものは，身体的生命に相当傾き，あるものは物語られるいのちに相当傾くということがあります．医師が患者の身体からがん腫瘍を切除する手術をしているときに向かっているのは，身体的生命ですが，それは患者の物語られるいのちをよりよくするためです．その同じ患者が手術後病室で療養しているときにサポートする看護師は，より生活面に傾くケアをするでしょう．

　医療が人間の身体的生命に注目するのは当然です．が，人が人であるのは，身体的生命を土台としつつも，そのうえに物語られる人生を展開しているからにほかならず，互いの物語りを調整しつつ「私たち」の物語りを紡ぎ出そうとしているからにほかなりません．そうであれば，身体的生命への注目はつねに物語られるいのちの次元への注目を伴い，これとの関係において考えられなければなりません．そうであればこそ，医療における治療方針選択がそもそも，患者の今後の生活の可能性のために，身体への

介入のあり方を選択するものであり，評価の物差しはあくまでも物語られるいのちの側にあります．

このようにして，身体的生命と物語られるいのちという二重の視点は，人の死生を理解するという理論的場面で有効であるのみならず，臨床におけるケア実践という場面においても，実践を目指す事柄の精確な把握のためにも有効であろうと思われます．

第1部　ケア現場の死生学

I章　ケア従事者に求められるもの

死生の狭間にある患者とその家族に対して，ケア従事者はどのような姿勢で，どのように事態を把握しつつ，ケアを進めるのがよいか．コミュニケーションの姿勢，死に至るまでともに歩む姿勢，科学としての医学を携えつつ人間に向かう姿勢を問う．

1 死生の理解をケア活動に活かす
臨床死生学のエッセンス

清水 哲郎

I．臨床死生学とは何か

 死生学は，端的に言えば，文字通り「死と生」を主題とする知の探究の束です．それは既成の諸学問領域との関係で言えば，それらの諸領域において，別々に研究されてきたものを，死生学というテーマのもとに集めることによって，あらたな視野を見出そうとする営みという面があります．例えば，日本思想史の中で，「親鸞における死の思想」というようなテーマの研究があるかもしれません．それは従来は日本思想史という領域の中でなされ，研究者は鎌倉仏教研究あるいは親鸞の思想研究の一環として，そうした研究をしていたし，そういう研究者仲間との交流の中でその研究は検討され，評価されてきたことでしょう．

 他方で，宗教学なり哲学ないし倫理学の分野では，キリスト教の思想家アウグスティヌスにおける死の問題についての研究があるとします．また，社会学の分野で，現代のある地域の住民の生死についての意識調査をしている人がいるかもしれません．これらは，これまではばらばらに，互いのことを意識せず，知らずに研究を進めてきたのです．そういう研究が，また研究者が，死生学という名のもとに集められ，ともに置かれて，見られるのです．そこからは例えば，人間が死と生について考えることについての新たな見通しが出てくることが期待されます．

 でも，なぜとくに「死生」学なのでしょうか．「結婚」学でも，「住まい」学でもよさそうなものなのに．確かにこうしたいろいろな学があるのでしょうが，死生はすべての人にとって重大な関心事であるから——なぜならすべての人はいま生きているけれども，いつかは死ななければならないから——にほかなりません．ということは，死生学の成立には，社会的な期待，社会的なニーズが背景にあるということでもあります．

 そうであれば，死生学はその社会的期待・ニーズに応える面を備えてい

る必要があることになります．例えば，社会へのそうした窓口の一つとして，教育という場が考えられます．小学校から，中高，大学，さらには生涯教育という場において，いのちの教育，死の準備教育というような活動がなされている，そういう場に，死生学研究の成果が提供されていくこと，あるいはどのような形でそれを提供するかも含めて，検討する，そういう死生学の部門が必要でしょう．

　臨床死生学は，このような社会的期待・ニーズに応えるもう一つの窓口です．つまり，医療や介護という場で，生死にかかわる状態にある人たちのケアにあたっている人たちが，まさにそのケアの場面において必要としている死生についての理解，ことにケアという実践をどのように進めていくか，どう患者・利用者やその家族に対応していくか，といった実践知を涵養（かんよう）することにかかわるような窓口というか，死生学の部門が求められているわけで，それを担う活動を「臨床死生学」と呼んでいるのです．

　ですから，臨床死生学は一方では，従来の諸学問領域でなされてきた死生にかかわる研究を，死生学の名のもとに集めなおし，再配置して開けてくる視野を背景にしています．他方で，そういう背景にある知を臨床現場に提供する窓口です．この現場との窓口は，研究の場でもあるわけで，臨床現場における死生にかかわる問題を，現場の人たちとともに研究していく活動もします．それは実践的な研究であって，現場の問題に応える実践知を見出そう，創り出そうとする研究は，その研究自体が現場への働きかけという実践でもあるのです．

　ここでは，その臨床死生学の主要な場面と思われるいくつかのトピックを選んで，考えていくこととします．

II．ケアをどう進めるか——臨床倫理

　臨床死生学には，臨床倫理学と重なり合う領域があります．臨床倫理学は，医療現場で（介護現場にも基本的に通じる内容ですが），医療従事者たちが，患者・家族とコミュニケーションをしながら，医療活動を進めていく際に起きてくる具体的・個別的な諸問題にどう対処しようかと，現場で考える臨床倫理の営みを理論的に支え，またよりよいものにしていこうとする学です．倫理的な問題として諸問題を見ている，あるいは諸問題の

倫理的側面に注目していますが，それは結局は，ケアをどう進めていくかということにほかなりません．そこでは，相手（患者・家族）を対等の人間として尊重しつつ，ことを進めていくこと，相手の最善を目指すこと，社会的視点でも適切であるようにチェックすることといった基本的で形式的な要素が，例えば「倫理原則」というような用語で指されつつ，提示されます．しかし，ここで例えば「相手の最善を目指す」にしても，個別の場面で何が最善だと言えるでしょうか．

　例えば，治る見込みのない疾患により，全身状態が悪化してき，死に直面していて，いつ急変してもおかしくないと言われているＡさんが「最後に，海が見たい」と言ったとします．自動車に乗って，揺られて往復することが身体に及ぼす影響など考えると，リスクは大きいので，医療スタッフは躊躇します．息子も「それは無理だよ」と言います．が，妻は「お父さんの最後の望みだから，今生の見納めだと言っているのだから，かなえてあげたい」と，本人の最後の日々の充実を優先することを主張します．──こういう場合，どうしたらよいかと検討することは，臨床倫理の営みにほかなりません．その営みのプロセスでは，次のようなことが考えられるでしょう──たとえそのことがいのちにかかわる結果になるとしても，本人の最期の日々の充実を目指すことが最善であり，ここで大事をとって本人には連れて行けないと答えることは，少しは死期が延びるかもしれないが，本人の充実した思いは得られないでしょう．そしてこのような最善についての判断を伴いつつ，本人・家族，そしてケアにかかわっているチームが相談して，本人の望みをかなえる方向で協働しようといった結論になるでしょう．

　さて，ここで，「何がここで本人にとって最善か」という判断を左右している思考は，死生をどう見，どう評価するかという死生観・価値観を基礎にしたものにほかなりません．ですからその意味では，ここに臨床死生学が貢献するところがあるのです．言い換えれば，臨床倫理の営みには，こういう問題の場合，臨床死生学が伴っているのです．さらに言い換えれば，臨床倫理学の（形式的側面ではなく）実質的側面に，臨床死生学と実質的に重なる部分があるということです．現場で起きる問題には生死にかかわることが多くあります．ですから，臨床死生学が働く余地はここに大

いにあるわけです.

　逆に言えば,臨床死生学が現場に貢献しようとする際に,臨床倫理の営みの場面がその一つの場となります.ですから,臨床死生学が実践知を涵養するという際には,死生にかかわる知や評価とともに,それを現実の問題に活かすやり方として臨床倫理の進め方を習得しておかないと,知が有効に活かせないことになります.そこで,以下ではごく簡単に,臨床倫理の考え方について触れておきます.

社会化したケアとしての医療・介護の場で働く倫理

　医療や介護は社会の仕組みになったケアです.つまり,単に親が子をケアするというような私的なことではなく,医療保険等の制度が整備され,施設や専門職は医療・介護を実施するための要件を備えているかどうかを審査されたうえで認可・認定されるといったように,社会のシステムの中に医療・介護の活動が組み込まれているのです.ですから,医療・介護に従事する人がどのようにケア活動において振る舞うのが適当であるかということは,医療・介護が以上のような意味で社会化したケアであるということに基づいて理解されるのです.

　まず,「ケアである」ということからは,ケアはコミュニケーションのプロセスであること,および,ケアをする側はケアする相手にとってよいこと(益になること)ないし必要なことをしようとしていること,という2点が,ケアがケアであるために不可欠な要素として浮かび上がってきます.これらの要素を欠いた行為は「悪いケア,不十分なケア」ではなく,「そもそもケアではない」のです.この限りでは,ケアする者はコミュニケーションのプロセスはたどるとしても,相手によいと思ったことを,何が最善かについての自分の判断は相手の判断と異なるかもしれないというためらいなしに,したがって相手の同意を求めるといったことなしに,ストレートに直ちに実行してしまうというようなこと(パターナリスティックな振る舞い)が起きるでしょう.そういうあり方に歯止めをかける要素は,医療や介護が「社会化した」ケアであるということに由来して生じるものなのです.

　では,「社会化した」ということで何が付け加わったかというと,医療

機関や介護施設に属するケア従事者は，個人的活動としてではなく，社会に付託された活動として，ケア活動を進めているわけで，このことに由来して，ケアのあり方に一定の制約が加わります．つまり，ケアをする側とケアする相手との関係は必ずしも親密な，わかり合える間柄だとは限らないこと，および，社会的視点でも適切かどうかをチェックしなければならないこと，です．

　まず，ケアは本来は支え合って生きている群れというか仲間の内部でなされてきました．そのケアが社会化することによって，これまで会ったこともない人同士の間でもなされるものとなったわけです．そこで，ここではケア従事者とケアを受ける人とは，一般にもともとは見知らぬ間柄であったことが前提されます．親しくないという関係を出発点としたうえで，ケアという関係に入ったために，より親しい間柄になることを志向しつつ，コミュニケーションが始まります．この点のもっとも顕著な現れは，本人の意思を尊重するという姿勢です（＝自律尊重）．

　そもそも社会の中で一般に成り立っている倫理の中心は，「他者の害になるようなことはするな／他人様（ひとさま）に迷惑をかけるな」ということにありますが，これは疎遠な間柄の人間同士が平和的に共存していくために見出した知恵である相互不干渉ということ，つまり「各自が自分のことは自分で決める」というあり方の表現なのです．――私はこれを「異の倫理」と呼んでいます．他人同士の間では，互いに異なっているという理解が振る舞い方の原理となり，互いに異なり，利害がぶつかることもある者同士がうまくやっていくために，他人が主権をもっている事柄に干渉しないという制約を，各自が自らの自由につけているということになります．

　社会の中には「他者の害になるようなことはするな」という禁止と並んで，「困っている人を助けましょう」という奨励の力が働いています．こちらのほうは，通常は他者危害の禁止ほど強い拘束力をもっていませんが，私たちが困っている人を見たときに「助けたほうがいいんじゃないか」と思わせ，また実際に助けた人がいたら「よいことをした」と賞讃するように動いています．そういう仕方で，他者援助へと私たちをプッシュする力が働いていると言えます．これは共同で助け合いながらサバイバルしてきた人間の歴史に根をもっているもので，親しい者たちの共同体に由来する

私たちの振る舞い方であり，私は「同の倫理」と呼んでいます．
　つまり，私たちは同じ（一緒，共同）だという理解が原理となっているからです．助け合う際に，何をすることが相手にとって助けになる（必要を満たす・益になる）のかについて，私と相手とが考えが異なるなどとは思わないのです．なにしろ「同じ」なのですから．そこで，ともすると，この傾向は，親切の押しつけになり，異分子の排除にもつながります．ケアはその由来からすると，この同の倫理に則った行動です．ですから原初的な，あるいは個人的なケアは，親しい者の間でなされ，その際にはいちいち相手の許可だの承認だのを求めることなく，相手によかれと思ったことをやっていくというあり方が自然であるわけです．
　さて，ケアが社会化することによって，同の倫理だけでなく，異の倫理が並び働くようになります．相手は自分と異なる考え，価値観をもっているかもしれない．だから，相手にとってよいと思ったからといって，それを勝手にやってよいというわけではなく（それは「パターナリズム」と言われるでしょう），相手の同意を得たうえで進めるべきだ，と．これが，相手の意思尊重ということの背景にある事情です．
　ケアの社会化に伴って付け加わるもう一つの点は，これからやろうと考えているケアを，社会全体を見渡す視点に立って，眺めて，適切であるかどうかをチェックすることです．例えば，母が自分の子を特にケアし，よその子をそれほど省みないということは，ある意味で自然なことでしょう．しかし，社会の仕組みになった医療に携わる者が，個人的な好き嫌いに基づいて，ある人には手厚いケアをし，別の人をないがしろにするといったことがあると，それは公平を欠くこととして，倫理的に非難されるでしょう．
　このようにして，医療や介護を「社会化したケア」として理解すると，それはどういう活動かということのエッセンスがそのまま，従事する者の振る舞いを規定する「倫理原則」と呼ばれるものになり，それは次の三つにまとめられます．
・P1：相手を人間として尊重する
・P2：相手にできる限り大きな益をもたらすことを目指す
・P3：社会的視点でも適切であるようにする
　このうちP1は，コミュニケーションのプロセスとしてケアを行うとい

うことが広がって，相手との関係を「異」としてとらえた場合の「自律尊重」から，「同」としてとらえた場合の「ケア的態度で向かう」までを含む内容となります．

また，P2はケアであることに由来する「相手の最善を目指す」ことですが，相手にとっての良し悪しをどういう物差しで測るかというと，「異」に傾く状況では「本人がよしとすることが，よいこと」となりますが，「同」に傾く状況では共通の価値観があるはずだとして，それが物差しとなります．

最後にP3は，ケアの社会化に伴って生じた項目であり，ケアを行おうとする者が，ただケアの相手に向かい，その最善をなそうとするだけではなく，その自らしようとしていることを社会全体の中においてみて，適切かどうかチェックするというものです（「正義」と呼ばれる原則に該当します）．より具体的には，ケアが第三者に及ぼす影響（害や不公平），社会的資源の配分や整備といったことが検討課題となります．

これらは倫理原則といいますが，見てきたように社会化したケアの本質的な性格を記述したものであって，ケア従事者はケアにコミットしたときに，P1～P3のような姿勢をもって行動するということにコミットしたのです．ですから，倫理原則はケアに他から天下って付加されたルールなどではなく，ケア自体の性格に根づいているものであることになります．

意思決定のプロセス
①情報共有から合意へ

ある患者にどのような治療を施すか，療養をどこでするか（在宅か入院か），1週間のケアプランをどのように立てるか，といった選択・意思決定は，ケアを進めていくうえで，不可欠で，基本的なことです．意思決定のプロセスにおいて，医療・介護従事者は上述の倫理原則を自らの姿勢としつつ，ケアの相手とともに意思決定のプロセスをたどります．それはコミュニケーションのプロセスであって《情報を共有する》ことから《合意－共同決定を目指す》と考えるとよいと私は提唱しています（情報共有－合意モデル）．

②生物学的な説明――人生の物語り

このプロセス把握によると，例えば医療者は患者・家族に「現在のあな

たの病状はこうで，こういう治療方針があってこういういいところがあります，しかしこういうリスクもあります」と説明することを含みますが，説明するだけではなく，患者・家族の思いを聞こうとする必要があります．医療者側から患者側に向かってなされる説明の要は最善についての一般的な医学的判断で，さしあたっては患者の個々の事情は視野に入っていません（biological な言説といってよいでしょう）．他方，患者・家族から聞こうとするのは，その個別の人生の事情です（= biographical な語り）．例えば，「私はこれだけ年を取ってきたからそういうきつい手術などは受けたくない．そのためにがんが進行して近い将来死に至るとしても，寿命だと思う」というような人生観，人生計画や価値観です．

　医療側は「かくかくの病状なら一般的にはしかじかの治療方針がよい」という一般論から出発しますが，これで終わるのではなく，こうした患者側の個別の事情を勘案しつつ「この人の場合これが最善だ」という個別化した判断に進む必要があります．

　他方，患者・家族は，重篤な病の場合は特に，自分の現実を突きつけられて葛藤があるでしょう．しかし医療側から聞いた情報を消化して，このように生きていくのも一つの人生だと思って，気を取り直して自分の新しい道を決断していくに至るプロセスをたどることが期待されているわけです．つまり自分が置かれた状況を適切に把握したうえで，自分のそれなりの意思を形成していく過程が患者の側にはあります．

③プロセスはダイナミック

　合意を目指して話し合っていくコミュニケーションのプロセスはダイナミックなものです．例えば，医療者が最善と考える選択肢を，患者はいやがっているとしましょう．しかし，ここで，本人はいまはいやだと言っているが，こちらからの語りかけに応じてやがて変わるかもしれない，あるいは自分たちもこれが最善だと思っているけれども，患者とよく話し合って思いを聞いてみたら，「そうか，そのように患者さんや家族が思っているのだったら私たちも納得できる，患者さんのおっしゃることに同意したほうがいい」などと変わる可能性があります．あるいは可能性を認めつつコミュニケーションに臨むべきです．相手とのやりとりを通して，自分も相手も変わるかもしれないということを含みつつ，コミュニケーションを

進めるという意味で，それはダイナミックなものとなります．

　また，多くの場合，治療に関係する患者や家族の価値観・人生観が初めから定まっているわけではありません．「あなたは右足に骨肉腫が見つかりました——この広がり具合だと右足を切断する必要があります——しないとからだ全体に転移していってしまう恐れがあります」などと言われて初めて，自分の右足を切断した人生はどうだと考え出すのではないでしょうか．だれでも「自分はこういう状態になったとしてもこういう生き方がある」などと，初めから思っているわけではありません．例えばスポーツを生きがいにしている選手は，そういう現実を突きつけられて動揺し，「走れなくなるなら，私は生きていても仕方がない」と思うかもしれません．でも，それを思い直して，そういう厳しい状況の中で生きる新たな道を見出していってほしいと周囲の者は思います．患者も葛藤を通して，自分の人生計画，人生観を書き換えるつらい過程を経て，新しい道を進もうと思い，「では先生のおっしゃるとおり手術を受けます」などと決断していくわけです．

　この意味でもプロセスはダイナミックなものです．それを単に「患者の価値観に従って方針を決める」などと言ってしまうと，本人が厳しい状況に投げ込まれて，新しい道を模索している状況を見過ごしてしまうことになります．意思決定プロセスは，同時に本人が厳しい道を通り抜けて新しい道へと向きを変えるのを支援するケアのプロセスでもあってほしいのです．

　それから，倫理も患者・家族と医療チームの関係の遠近に相対的に変動します．患者と意見が違っているが，合意を目指そうというときに，長い経過を経て信頼関係ができ上がっていると（つまり同の倫理に傾くと），相当相手に入り込んで言えるが，外来で初対面の患者に向かってはそうは言えない（つまり異の倫理に傾く）といったことがあるでしょう．

　意思決定のプロセスにおいて，より親しい信頼関係になることを目指しつつ，あるいはそういう関係を保とうとしながら，つまり同の倫理に傾きつつ，合意（考えが一致すること）を目指して話し合いが進みます．しかしどこかでやはり相手と自分は違う，同じ考えをもっているわけではない，同じ考えにはならないことがわかったとなると（例えば，患者が宗教的な信念に基づいて，輸血を拒否しているというような場合），異の倫理に傾

く解決をせざるを得ません．このように相手との関係の理解が動くに応じて，同の倫理と異の倫理のバランスも動くという意味でも，プロセスはダイナミックです．

④ケアの相手を理解するために

意思決定のプロセス＝ケアのプロセスにおいては，相手の意向や思いを理解するということが要になることが多いようです．そこで，意向の理解ないし分析の一つのやり方を参考までにあげておきます．

「ここで私はどうしたいか」という意向ないし意思は，

・意向＝状況に臨む姿勢（価値観・人生観）＋状況把握（認識）

という構造にしたがって分析することができます．例えば，ある入院中の患者が，「よくなって家に帰りたい」と思っているとします．医師や看護師が，「では，この週末からしばらく帰宅してはいかが」と聞いたところ，「いや，まだこんな状態では帰れません．もう少しよくなってから帰ります」と答えました．実は，医療者たちは「今が帰りどきで，これを逃すともう帰れないままで終わってしまう」と思っていたのです．しかし，患者はそういう状況であるとは聞かされていなかったのでした．——この場合，患者の意思は次のような構造になっています．

〔意思〕：いまはまだ帰らないで，もう少しよくなってから帰る

＝〔姿勢〕：よくなったら家に帰っていろいろやりたい

＋〔状況把握〕：いまはまだ帰れる状態ではない；もう少したったらもっとよくなる

こうして，この患者は状況把握が適切でなかったために，医療者の考える患者にとっての最善の選択肢と違う意思をもつことになったのでした．

また，骨肉腫がみつかり，転移を防ぐために右脚を切断する必要があると言われたスポーツ選手が「走れなくなった人生なんて生きていても仕方ない」として，手術をしたくないと言い張っている場合，次のような構造が見えます．

〔意思〕：右脚を切断する手術は受けない

＝〔姿勢〕：スポーツが自分の生きがい（走れない人生は生きるに値しない）

＋〔状況把握〕：転移を防ぐためには，右脚切断が必要で，それをしな

いと，やがて命にかかわる

　この場合，本人の状況把握に問題があるわけではありません．周囲の者は本人の生きる姿勢・価値観が変容することを期待するでしょう．ほかにも生きる道はあると思い直してほしいわけです．

　もちろん，[《生きる姿勢》＋《状況把握》→《意思》] という構造がくずれてしまっている場合もあります．自分の置かれた状況の厳しさのために，そのことについて考えようとしない，考えたくないとして，対話を拒否するとか，なげやりになっているといった場合がこれです．

　このような分析は一例に過ぎませんが，患者の思いをどう受け止め，どう応じていこうかという思案は，臨床倫理の営みに組み込まれてあってしかるべきです．

Ⅲ．死生をどう評価するか――ケアが目指す価値

　前項では，医療・介護従事者が相手と向き合ってケアを進めていく際の姿勢――倫理原則というかたちで表現されるもの――を中心に考えました．臨床倫理の営みにおいては，この姿勢が要であることは言うまでもありませんが，もう一つ大事なポイントがあります．倫理原則の一つに「相手にとって益になるように」ということがありましたが，個別の事例において，何をもって益・害と判断したらよいか，あるいは可能な選択肢のどれが最善か，明らかではないことがしばしばあります．この際に，社会化したケアに従事する者は，各々がもっている価値観に基づいて評価をすればよいというわけにはいきません．医療（介護）には，公共的な（つまり社会的に公認されているような，人々の考えのいわば最大公約数のような）価値観が伴っていて，医療（介護）者はこれにしたがって個々の価値評価をしているのです．

QOLは高く，寿命は長く！

　その価値観をもっとも一般的に言えば，「QOL（quality of life：生活の質）は高く，寿命は長いほうがよい」ということになるでしょう．そしてこれは，一般市民の大方が同意していると思われる「元気で長生きがよい」という価値観をより精確に言い表したものにほかなりません．もちろん，あ

る人は，これとは異なる価値観をもっているかもしれませんが，個々人の価値観にしたがって行動することは，他者にとって害にならない限り，一般に許容されています．しかし，医療従事者が社会化されたケアに従事している限りにおいては，自らの価値観がどうであれ，この公共的価値観に則った評価をすることが求められます（そして，ほとんどの医療者にとって，それは自らの個人的価値観と調和するものなので，これに則ることは難しいことではないのです）．

延命優先から QOL 優先へ
　さて，人の生死にかかわるような場面で，「QOL は高く，寿命は長く！」が問題なく達成できる選択肢があればよいのですが，これに含まれる二つの要素を両方とも満たすことがどうしてもできないときには，どうしたらよいでしょうか．こういう場合，以前は医療においては，寿命の長さが優先されていたと言えるでしょう．医師は「1 分でも長く生きられるように」と「手を尽くした」のです．社会もそれを追認していました．しかし，やがて，そうした価値観に基づく治療をめぐって「スパゲティ症候群」というような言葉で形容される，非人間的な最期を批判する言説が次第に強くなってきました．そして，いまや，いずれにせよ余命が限られているのなら，「最期は苦しくなく」と，QOL を優先するのがよいという考えが社会の中で優勢になってきたわけです．つまり，ここで公共的価値観が変化してきた，ということが言えます．かつ，この変化は，死生観にかかわる変化であったと言ってよいでしょう．
　では，QOL 優先ということは，どういうことを意味するでしょうか．例えば「安楽死」をめぐる言説があります．ここでは「安楽死」を，対応する英語 euthanasia の現場での使われ方にしたがって，「患者を苦しみから解放しようとして（つまり緩和を目指して），意図的にその生命を終わりにするような，医師による介入，またはその介入によってもたらされる死」と定義しておきます．要は，耐え難い苦しみの中でなおしばらく生きるより（つまり，QOL の低い生の延命より），死期を早めても，苦しみから解放するほうがよい，という理解です．これについては「死なせる」という行為が伴いますので，生命尊重の立場からの否定する論もありますが，

頭から否定する言説には「では，耐え難い苦しみの中にいる人に，なおその苦しみに耐えよといって，放置するのかね？」という反論があるでしょう．

安楽死について WHO の緩和ケアについての報告書（1990）[*1] は，現在では緩和ケアの技術が進んできているので，死なせる以外に苦しみから解放する道はないという事例はなくなってきている（つまり安楽死が妥当となる事例はない）という理由で，安楽死を否定しています．これは頭から安楽死を否定するのではなく，緩和ケア（つまり，QOL を保持することを目指す活動）の立場から，QOL 優先が安楽死肯定になるわけではないことを示したものとして，適切な論と思われます．

では，安楽死のように，死なせるという手段で苦痛の緩和を達成しようとするのではないけれども，苦痛の緩和のために（より一般的には QOL を高め・保持する意図で）なすことが，死期を早めるという効果（＝副作用）を伴っている（虞がある）場合には，どう考えたらよいでしょうか．上記 WHO の報告書は，適切な疼痛コントロールが死期を早める（虞がある）としても，それを理由にこれをしないことは許されないと明記して，死期を早めるという副作用は，QOL を高め，保持する治療をしない理由にはならないという意味での QOL 優先を打ち出しています．ただ，緩和医療の専門家の中には，現在は疼痛コントロールが死期を早めるというようなケースはまれなので，このような例は誤解を招くと言う人もいますので，別の例を出しておきます．

それはすでに出した例ですが，死期が迫ってきて，全身状態も悪化してきている A さんが「最後に，海が見たい」と希望を語ったのでした．自動車に揺られて往復することが身体に及ぼす影響を考えると，リスクは大きいのです．しかし，妻は「お父さんの最後の望みをかなえてあげたい」と，本人の最後の日々の充実を優先することを主張し，医療スタッフもそれを支援する決断をしました．――このような事例において，周囲の人々は，死期が早まるというリスクが伴っていても，A さんの充実した最期の日々を実現するための環境を設定しようとしています．つまり，QOL を高め

[*1] WHO（1990）*Cancer pain relief and palliative care*, WHO technical report series No.804.（世界保健機関編，武田文和訳（1993）がんの痛みからの解放とパリアティブ・ケア，金原出版．）

ることのほうを，死期が早いか遅いかよりも優先しているわけです．この場合，このような選択をしなければ，死期を早めずにすむかもしれませんが，本人の充実したいのちという点では，低調なことになったでしょう．

治療の差し控えと中止

　QOLと余命が関係しそうなことで，もう一つ話題になるのが，治療（主として生命維持）を差し控える（始めないwithhold）という選択，および，すでに始めているものを中止する（withdraw）という選択の倫理的評価の問題です．例えば，衰えが進んで口から食べられなくなったとき，人工的な栄養・水分の補給をするかどうか，自力での呼吸が弱くなってきて，それだけでは生命維持ができないとなったときに，人工呼吸器をつけるかどうか，あるいはまた，状態が急変して心肺停止状態になったときに，蘇生をするかどうか，等々の問題です．すでにこれまでの検討においても，選択（治療など）をするとしないとの間で，あるいは別の選択肢があればそれらとの間で，益と害を枚挙して比較するというやり方をしてきましたが，ここでもそういうやり方が有効でしょう．その結果，治療を差し控えたり，中止したりすることを選択する場合は，次のような理由によると考えられます．

　①差し控える・中止するほうが，始める・続けるより患者にとって益になるから

　例えば，「こうなったら，輸液を絞る・やめるほうが患者さんは楽になります」などという状況があります．この理由の場合は，通常，差し控え・中止は，比較的わかりやすく，納得できる選択になるでしょう．

　②始める・続けることは，患者にとって益にならないから（だからといって差し控える・中止するほうが益だともならないが）

　例えば，「いま呼吸器をつけても患者の益にはなりません」などと言われます．これには，「呼吸器をつけると生命は延びるが，延びたいのちは患者にとって意味がない（無意識状態が長引いても患者には益にならない）」といった場合と，「人工栄養補給をしても，余命が延びるわけではない（延命にならない）」という場合とがあります．前者は，「延命にはなるが，QOLは高くならない（時には逆に悪化すらする）」という場合であり，

後者の場合は，QOLどころか，延命も果たさないのです．後者の場合は，差し控えるという選択をするのが妥当であると理屈では思われますが，「何もやらないわけにはいかないと家族が言う」等の要素が加わって，それでもやるという選択が現実にはあり得ます（倫理的な評価はともかく）．

②の場合，差し控えることは比較的納得いく選択になるが，中止には抵抗を感じる医療者が多いように思われます．例えば，呼吸器をつけて生命が維持されている人について，これ以上つけていても本人にも周囲の人にも益にならないという理由で，中止が提案されたとして，では中止することに益があるかというと，そうでもないのです（益があるなら①の場合になるわけです）．となると，「ではどうしていま，わざわざ中止するという選択をする必要があるのか」と問われるでしょう．

これに対して考えられる答えは，「益にならないことを始める・中止せずに続けることは無益な資源の投入だ」といったものですが，生命維持について，経済的な損得を持ち込むことには，抵抗を感じる人も多いでしょう．

③始める・続けることは，患者の人間としての尊厳に反するから

例えば，「回復の望みがないのに，機械にがんじがらめに縛られるようにして，生かし続けることは，尊厳に反する暴力的な行為だ」というような主張がされる場合です．この理由は，②に付加されるもう一つの理由であることが多いのです．つまり，益があるかどうかという評価の観点から，その人の尊厳という観点に移した理由づけなのです．

いずれにしても，①・②により，益と害のアセスメントが重要であることがわかります．③も，患者にとって益であるかどうかの一側面であるということもできましょう．

ところで，すでに触れたように，一般に「差し控え」は抵抗なくできても，「中止」には抵抗を感じる傾向があります．これに対して，欧米では，倫理的には「差し控え」と「中止」の間に差はないという言説がなされています．これはそれを選択したためにもたらされる結果は同等であるという理由により，また，人工的介入をしない状況を想定して，それとの差を見ています．例えば，「自力呼吸では生命を維持できない」という，事態の一要素を基準にして，人工呼吸器の差し控えが倫理的に是認されるなら，装着しているものを外すことも是認されるという論理です．「生命維持を

中止する・やめることは，マイナスの力を加えることではなく，これまでプラスの力を加えて生命を維持する方向で支えてきたのを引くことです．それによって死に至るのは，自然の流れのゆえであって，力を加えて死なせようとするのとは違います」というわけです．

しかし，少なくとも日本の医療現場で，生命維持の中止（ことに中止が直近の死をもたらす場合）に対して抵抗があるのには，それなりの理由があります．ある患者の現状（自然＋すでにしている人為的介入により方向づけられている）を基準にして考えた場合，差し控えと中止の間には，それを選択することにより現在事態が進んでいる方向を変えるかどうかの差があるわけです．「差し控え」は，現在の進行方向を新たな人為的介入によって変えることをしないということです．これに対し「中止」は，現在の事態の進行方向を，介入（の一部）を引くことにより変えることになります．例えば，差し控えは，「呼吸器はまだつけていない」状況を出発点にして，「呼吸器をこれからもつけない」という選択であり，このことにより事態の進行方向を変えないが，中止は「すでにつけている」状況を出発点にして，「それを外す」という選択であり，これにより事態の進行方向を大いに変えています（中止を選ばなければ，当面は生き続けたものを，選んだことにより直ちに死に至ることとなる）．こうした観点で見出される違いは，倫理的な視点でも留意されるべきことでしょう．

以上，いろいろ延べましたが，要するに，問題は個別の状況における，可能な諸選択肢の中で，どれが一番よいか（ましか）ということです（これを相応性論と呼びます）．かつ，選択に向けて意思決定のプロセスを適切にたどっていることは，もちろん肝要な点です．

「死の選択」の権利？

以上で触れたような，死期が早まることが伴う可能性のある選択をめぐっては，人々には「死を選択する権利」があるという言説が，ときになされます．ここでは，選択肢に応じてQOLがどう動くかに注目し，QOL優先というあり方がどういうものかを見てきたのですが，死を選択する権利だと言ってしまいますと，もう公共的場面での本人にとっての最善の検討などどうでもよく，結局は本人の自律尊重であり，それを権利として語

ろうということになります．

　しかし，死を選ぶ権利の話をし出しますと，今度は自殺一般についても（例えば，精神的な問題があって，自律が阻害されている状況での自殺でない限り），権利とするのかどうか，あるいは，一般には認めないとすると，どういう条件をつけて，死の権利を認めるのかという問題が出てきます．しかし，私は，意思決定のプロセス一般について，単に本人の自律尊重・意思尊重ですませるのではなく，何が最善かについての公共的価値観に基づく検討と，本人の意思や気持ちの双方を大事にしつつ合意を目指すコミュニケーションのプロセスをたどるべきだと考えています．目下の問題も同様で，「死を選ぶ権利」という論点で割り切らないほうが，医療も介護もケアであるという立場からは適切であろうと考えるわけです．

Ⅳ．尊厳ある最期の生とスピリチュアルケア

　最後に，私たち生きている者が生きているあり方のよさということについて考えましょう．「自分らしく生きる」「希望をもって生きる」「尊厳をもって生きる」等々の表現で表される，生のよいあり方があります（これらの表現は，同じことを指しているとも限りませんが，肯定的な評価を含んでいることは共通しています）．よいあり方で生きている人は，自らの現在の生を肯定しつつ，前向きの姿勢で生きています．死生が問題となるような場面で，医療や介護が，人の身体や生活をよい状態に保とうとするのも，結局は，人がよいあり方で生きられるようにサポートしていることにほかならないでしょう．

　「自分らしく」とか「希望・尊厳をもって」などということで指そうとしている人のよさは，人の「スピリチュアル」と呼ばれる領域にかかわっていると言えます．ですから，このような領域での人のよいあり方を考えることは，「スピリチュアルケア」と呼ばれるサポートのあり方について考えることにもなります．この領域は，すべての人に伴っているものですが，ことに死に直面した状況において表面化することが多いとみられています．そこで以下では，死に直面した状況を念頭に置きつつ，考えを進めます．

《尊厳ある死》と《尊厳死》

　まず，唐突に思われるかもしれませんが，「尊厳死」ということから始めましょう．「尊厳死」という用語は，国内の新聞等に登場して以来[*2]，「徒（いたずら）な延命治療をしないで，死ぬことを許容する」，あるいは「消極的安楽死」ということと同義であるかのように解されています．しかし，例えば，「尊厳死」という用語のもとになったと思われる英語の表現 death (dying) with dignity をインターネットで検索してみると，合衆国オレゴン州の尊厳死法に関連するサイトばかりがリストアップされてきます．この法律は，避けられない死が近づいてきた患者の明確な意思に基づく場合，〈医師に幇助（ほうじょ）された自殺〉（PAS）――医師が死を目的とする薬の処方をし，患者はそれにより合法的に入手した薬を使って自殺する――を一定の条件の下で許容することを定めたもので，この限りでは，「尊厳死」とは「医師に幇助された自殺」のことを指すかのようです（実際オレゴン州では，death with dignity はこのような死を指す語だそうです）．それはともかく，以上の限りでは，日本における尊厳死も，医師に幇助された自殺も，死についてのこと，あるいは死に方のことのように思えてしまいます．

　しかし，さらに調べていくと，〈dying with dignity〉（尊厳をもって死に至ること）は，本来は，死にゆく人が最後まで尊厳をもって生きることを指す表現であったことが見えてきます．例えば，ある団体のヘルスケア倫理ガイドは「死に向かいつつある人々にケア，共感，快さを提供する」ことを目指し，「確実に尊厳と平和を伴った死になる」ような環境の必要性を語っています[*3]．また，別のケア提供者は，同様のことを「尊厳ある〈死〉」としてではなく，「尊厳ある〈最後の生〉」として「尊厳および痛み

[*2] 「尊厳死」という用語の登場とその後の経過は，大谷いづみが次の諸論考により詳らかにしている．大谷いづみ（2003）「いのちの教育」に隠されてしまうこと――「尊厳死」言説をめぐって，現代思想，31 (13)，pp.180-197，大谷いづみ（2004）「尊厳死」言説の誕生，現代思想，32 (14)，pp.142-152．

[*3] HEALTH CARE ETHICS GUIDE　Catholic Health Association of Canada　1991: "70. The Catholic health care facility is to provide dying persons with care, compassion and comfort. This ought to include the following:…; the provision of whatever social, emotional and spiritual support is needed and a degree of privacy that ensures death with dignity and peace."
　Cf. http://www.lifeproject.org/home.htm : "to help all Kansans with advanced chronic and terminal illnesses to live with dignity, comfort and peace."

と不快なことからの自由(解放されてあること)をもって」過ごすことを目指すことを謳っています[*4]．このように，「尊厳」は，「快さ(快適さ・気持ちのおだやかさ)」，「平和」「不快さや痛みから解放されている」といった状態と並んで，死に向かいつつある人にケアが提供しようとするあり方の一つなのです．考えてみれば，「死ぬ」に対応する動詞の現在分詞 dying は，日本語の「死につつある」と訳すより，「死に向かって／死に直面して生きる」などと訳すほうが適当な意味合いのようです．つまり〈dying with dignity〉とは，死のことではなく，最期の生のことなのです．

ですから，尊厳をもって死ぬことは，尊厳をもって死に至るまで生きることであり，「尊厳ある」は最期の生のあり方を形容していることになります．

「尊厳」の三つの意味

では「尊厳」とはどういうことでしょうか．辞典的には「尊く厳かで侵しがたいこと(さま)」だそうです(広辞苑・大辞林)．英語の dignity について，ある辞書は三つの意味をあげていましたが(Cobuild 英語辞典)，それは次のようにまとめることができます──①威厳ある振る舞いやみかけ，②尊重に値するという性質，③自らを価値ある／有意義な存在とする思い．このうち，①は目下の私たちの問題とは関係なさそうです(dignity に対応する訳語を「尊厳」とした際にはこの用法を念頭に置いていたのではないかと思われます)．

尊厳がある＝弄ぶな！

次に②の意味は「尊重に値する性質」というのですから，私たちが「X には尊厳がある」と語る場合，私たちはこう語ることによって，「X を尊いものとして大事にしなければならない，X を弄んではならない」と宣言していることになります．すなわち，この意味における尊厳は，尊厳を備えると語られるものに対する周囲の者たちの振る舞いについて規定する表

[*4] http://www.emhc.org/programs/homehealth.html : "through appropriate care and support, the patient can live the last phase of life fully, with dignity and freedom from pain or discomfort."

現，言い換えれば，そうした限定された振る舞いをすべき対象がもつとみなされる性質を指す語であるのです．

例えば，人の受精卵を実験材料にしていろいろやるということについて「人間の尊厳に反する」と言う場合，受精卵をもてあそんでいる，というか，受精卵を大事なものとして丁寧に扱うことをしていないといったことを指摘しているわけです．それでそんなことをしてはいけないぞ，ということの根拠として「尊厳に反する」というわけです．このように見てくると，「人間には尊厳がある」ということが何らかの理由で認められて，そこから「だから弄んではいけないのだ」という結論が出てくるということではなく，そもそも「尊厳がある」という主張が，実質的には「弄ぶな！」という相手に働きかける発言であるわけです．

このような意味における尊厳は失われることがありません．「人間には尊厳がある」という主張は，人はどんな状態になっても尊厳が失われることはないという主張でもあります．ただ，「尊厳に反する」ことをすることはあり得るわけで，「尊厳がある」という言明は，「尊厳に反する働きかけをするな」ということだということにもなるわけです．

「尊厳ある死」は，ときにこの意味で使われていると思われます．つまり，徒な延命治療がされていると思われる場合，例えば「スパゲティ症候群」と称されますが，たくさんの管が身体のそこここにとりつけられ，機械につながれて生命を維持しているといった有様に接して，人々は身体に非人間的な働きかけをして，無理やり生かしているというように思うことがあります．そこで，そのような対応は人の生命を弄ぶことであり，人間の尊厳に反する，と批判し，そのような過剰な生命維持活動をしないほうが，人間の尊厳にふさわしいと考えられるわけです．もし，ここでそのような生命維持をしなければ，あるいは中止すれば，それは死を結果するでしょうが，それは人間の尊厳を尊重するがゆえの結果であるという意味でなら，「尊厳ある死」と言うことができるでしょう．——こういう場合のことはすでに治療の差し控えと中止について触れもしました．

自らの現在の生を肯定できることとしての尊厳

最後に，③の意味の尊厳は，ある人が自らを価値ある・有意義な存在と

感じている場合に備えているものですから,「自尊感情」と呼ばれるものと重なるでしょう. この意味の尊厳は, 自分が現在の自分を肯定的に認められるかどうかを問題にしていて, 本来一人称で語られる場面に起源があります. ですから, この意味での尊厳は主観的なものであり, 各自が自らの存在価値といったものについてどう感じているかにかかわるため, 失われることもあり得ることになります. 状態が悪化していったときに, どこかで「もうこうなったら私の尊厳は失われた」と言う場合がこれです. こう見てくると,「尊厳ある死」つまり,「尊厳をもって最期まで生きる」という表現における「尊厳」は, 基本的にはこの第三の意味で使われているということになります.

さて, ではこの意味で「私の尊厳は失われた」と思っている人がいるとして,「では死を選択できるようにしましょう」となるでしょうか. 例えば, 重篤な疾患の進行に伴い, 生活をしていく際の各種の介助が次々に必要になっていく場合があるでしょう. ある人は「日常生活の基本的なことを自立してできなくなったら, 自分の尊厳は失われる」と考えていて, そうなってまで生きていたくないと, 周囲の人々につねづね言っているかもしれません.

尊厳が失われたと言われたら

では, 第三の意味の尊厳は, 本人が失われたと判断するなら, 失われたと言い切ってよいでしょうか. 本人が「日常生活の基本的なことについて他人の世話にならなければならない状態では, 私の尊厳は失われる」と思っていたら, その人にとってはその通りなのでしょうか. 否, そう単純なものではないでしょう. その人の生と死に関する価値観が変わる可能性があります. 私たちの多くは (自分のことではなく, 他人に起きたこととして考える限りは), 他人の世話になって生きるのも一つの人生であり, 他人を支える立場の人もいれば, 支えられる立場の人もいて, 支え合って生きるように社会はできているし, もっと言えば, 外面的には支える側と見える立場の人が, その支える (ケア) 活動を通して, 実は支えられているということだってある, などと考えているのではないでしょうか. 私自身は, (高齢や疾患などにより) 自分が助けてもらう側になったら, 大いに社会

的資源を使い，親しい人たちの負担はできるだけ軽くなるようにしつつ，大いに助けてもらうことが，私にそのときにできる社会的に意義ある活動だと思ってます（つまりそうなったときには，そのようにして私の生を肯定しよう（＝なお尊厳を保とう）というわけです）．私が支えてもらう立場になることを積極的に受け容れることこそが，私が属する社会はどんな人も切り捨てずに支える社会であるということを推進するよう，働きかけることになるからです．逆に，助けられる一方の生になったら尊厳が失われたとして，そのような生から降りようとすることは，社会がどんな人も切り捨てずに支える社会ではなくなるようにと，いわば一票を投じることにほかならないでしょう．

　別の面から言い直せば，ある人が「私の尊厳はもはや失われた」としたからといって，直ちに「ああ，そうですか，それならそのような尊厳を欠いた生を早く終わらせることができるようにしましょう」と応じることは，ケアを提供する側として適切な応対だとは言えないでしょう．まず，試みるべきことは「この人が尊厳を取り戻せるように（＝現在の自分の生を肯定できるように再びなれるように），できることはないだろうか」と考えることではないでしょうか．

　このことは，以前に安楽死の是非をめぐって生じた対立の構造と似ています．つまり，現在の生が生きるに値する生かどうかと，生の質（QOL）を考え，「生きるに値しないほど低いQOLであれば安楽死が許容される」という考え方がありました．これに対して，緩和ケアの立場は「生きるに値しないほど低いQOLであれば，どうにかして高められないか」と考え，高められるという自信を背景にして安楽死は緩和ケアとはなじまないと，否定したのでした（WHO，1990）．

《尊厳》とスピリチュアルな領域

　すでに触れたように，〈dying〉は「死につつある・死にゆく」ではなく，「死に至る最期の生を生きる」とでも訳すべき意味で理解すべきです．それで，〈dying with dignity〉は〈尊厳をもって死に至るまで生きる〉ことでした．このようなことが語られる文脈では，死に直面しつつある当人は，このような生を目指して生き方を選択するし，ケアを提供する者たちも，

当人が最後まで尊厳をもって，つまり，自らの生を肯定的に見つつ，自尊感をもちつつ，生きることができるように，支援しようとします．ことに，「尊厳をもって」ということが「自らの現在の生を肯定しつつ」ということだということからは，死に直面した人の〈スピリチュアル〉と称される領域が視野に入っていることになります．つまり，「自らの現在の生の肯定」とは，身体のどの部分が痛い，呼吸が苦しい，あるいはそうしたことはコントロールされて快適だとか，家族の中で居心地が良いとか悪いとか，社会の中での自分の位置が見えないとか，そういった自らを取り巻く諸条件（環境）の個々の要素についてどうこう言うことではなく（もちろんそうしたことどもが絡み合って影響しているのですが），そういう環境の中においてこの私というものを，全体として，いま私は「大いによし／まあよし／こんなもんだろう／仕方ないね」などと肯定できるのかどうかという問題で，それは私というものをこの世界の中で全体としてどう把握しているかということと連動している，そういう視野にほかなりません．

スピリチュアルな状況把握と状況への姿勢

すでにケアの相手を理解するということに関連して，人間が何を選択し，どう生きようとしているかにかかわる意向は，次のような構造で理解できるということを言いました．

・意向＝状況に臨む姿勢（価値観・人生観）＋状況把握（認識）

この構造は，目の前に出された甘そうなお菓子を食べるかどうかという場でも，また，医師から説明され，すすめられた治療を受けるかどうかを選択する場でも成り立っているものですが，世界に対して，もっとも広い視野で，あるいは根本的に問う視点で，向かい，自分の生をどう認識するのか（＝状況把握），そして世界に向かってどのような根本的な姿勢・態度で生きようか，あるいはもうこれ以上は生きないぞとなるのか（＝状況に臨む姿勢）という対を，だれでも携えているはずです．これが「スピリチュアル」といわれる領域ないし視点だと言ってよいでしょう．

ですから，ある人は例えば，この世界は神が創り，神が支配しているという，世界に対する根本的な把握をしており，これに応じて，神への敬虔な姿勢をもちつつ生きることこそが肝心要のことだとするかもしれませ

ん．また，別の人は，世界において最も大事なのは親しい人とのつながりであり，その人と人とのつながりのなかで，自分は生きてき，最期まで居心地よく生きることこそが，よい人生だと思っているかもしれません．このように，内容はさまざまですが，身体面をはじめとする，個々の諸要素ではなく，それらを統合するような，あるいはそれらすべてによって支えられつつ，それらを価値づけるようなものとして，スピリチュアルな領域ないし視野があると見ることができます．

別の面から言えば，これは，私の人生の物語りの一番の大枠ないしは物語りがそこへと方向づけられているものであると言えるでしょう．私たちは皆，誕生から始まり，死に終わる物語の中にいます．否，自分の人生を物語りつつ，あるいは人生の物語を創りつつ，生きています．その物語りの基調が主人公の生を肯定する方向であるとき，その人のスピリチュアルな状態はよいと言えるでしょう．

物語りの中で，その人の身体的状態等々は，確かに主人公の生を肯定する方向へと向けたり，反対に傾けたりする要素です．しかし，多くの人にとって，人とのつながりこそが，決定的なもののように思われます．私の物語りは関係する人々の物語りと交差しつつ，紡がれていきます．私ひとりでは物語りは成り立ちません——それは私が人々のネットワークの中でこそ，位置をもっているということにほかなりません．ですから，私の存在を，あるいは存在の肯定を支えるのは，人々のネットワークなのです．人々との関係の中で，私に居場所があるということ，ここにいてよいのだという居心地のよさがあることが，私の人生の肯定をもたらすのではないでしょうか．最期の日々を支えるケアは，まさによい関係のネットワークを支えることを核とすることでしょう．平たく言えば，孤独こそが，自分の生を否定することへと働く要因となるということです．

希望の在り処

死に直面し，そこへと近づいていくときにもなお希望をもつことができるか，という問いもまた，以上のことを別の表現で語ったものにほかなりません．終わりに向かって近づいていくと，身体の衰えのゆえに，また残り時間が短くなっていくために，自分にできることはなくなっていくと感

じられることでしょう．また，残る人々との別れが意識され，仲間の輪から自分ひとりが抜けていくという孤独を感じることでしょう．それは希望というあり方を否定する方向に働きます．

そこで，一つには死は確かにこの世における生の終わりだとしても，人の生の端的な終わりではないと，また一つには，人々の仲間の輪から外れてひとりになるのではなく，先立ってこの世を去った人々の輪に加わる――「死者の列に加わる」――ことだといったことを，人々は言い交わし，そのような言説を積み上げることによって，死者の世界を構成するということがあります．そのような考えを共有できるなら，それはそれでよいことだと思いますが，しかし，「できることがなくなる」という事態は，そのように考えて解決するものでもないでしょう．

では，どう考えるかというと，現在の私が前向きの姿勢で生きるということに，《希望》は根ざすのだと言いたいのです．死が近かろうが遠かろうが，現在の生の瞬間は生きている限り私の前にあります．それを《生きつつある生》と見るか，《生き終わった生》と見るかが問題です．自分の人生を振り返り，「私はかく生きてきて，いまに至っている」と見ているとき，現在の瞬間は生き終わった生の最後の一瞬です．これから先を見て，私の生を一歩踏み出そうとするとき，私は生きつつある生を見ています．人生を振り返ることは，人生の終わりに近づけば自然にすることで，悪いわけではありませんが，それだけになってしまい，次の瞬間へと踏み出す姿勢がなくなると，「希望は失われた」ということになります．前向きの姿勢で最期まで生きることが，「希望をもって」ということの実質なのです．

では，どのようにして，できることがなくなっていく中で前向きの姿勢をもつことができるでしょうか．確かに一つには「私にもまだやれることがある」と思い返すことができるようなことがあれば，前向きになれるでしょう．が，それには限りがあります．「もはや，やれることはない」とどうしても思わざるを得ない事態になる可能性があります．そのときに「なにかできることがある人生でなければ，生きたいとは思わない」という価値観が揺さぶられます．「もはや，私には何もできないが，それでも私はここにいることができる」と，いのちの評価が変わること（価値観の変容）があれば，そのような事態にあってもなお前向きに，終わりまで生きるこ

とから降りないでおこうと思えるのではないでしょうか．

　ここでまた繰り返すことになりますが，そのような思い，そのような姿勢は，共に生きる人々の輪の中で支えられるように思われます．私の眼に映った私を見るのでなく，仲間の眼に映った私を見，「私はひとりで生きているのではなく，人々のネットワークの中で（皆と一緒に）生きてきたし，いまも生きている」と思えることが，ここでもっとも必要なことではないでしょうか．それは，群として共同で生きるようにできている人間の自然にもっとも適(かな)った思いでもあるのです．

　以上，スピリチュアルということをめぐっていくつかの視点で考えるところまできました．まだまだ考えること，臨床死生学という領域のトピックはたくさんありますが，以上の考え方を参考に読者のみなさんに考え続けていただければ幸いです．

2 職業的介入者がもつ「当事者感覚」

高橋　都

Ⅰ. 患者・家族との関係とは

　何らかの病気や障害と向き合って人が生き続けていくとき，あるいは人が死を迎えようとするとき，その重要な局面でケア従事者は患者や家族と多くの時間をともにします．「ケア」を提供する職業は数々ありますが，いずれも，その領域の専門家として相手に知識や技量を提供することが期待されています．しかし，職業的なケア提供者と受け手（病気や障害をもつ本人や家族）の人間同士のつきあいの中では，両者の間に血の通った信頼関係がかたちづくられることもあれば，互いに何とも言えない違和感を抱いたり相性の悪さが隠せなくなったりすることもあります．特にそれが一時的な不調ではなく生死にかかわる状況の場合，両者の不和が患者や家族に深刻な影響を及ぼすことも少なくありません．

　ケア従事者と患者・家族のコミュニケーションはどのような要因に左右されるのでしょうか．それは，ケア従事者のどのような特質と関係するのでしょう．そもそも，ケア従事者が「専門家として」提供できる知識や技量はどのようなことまでを含むのでしょうか．

　この章では，専門家が患者に向ける客体化の視線と介入の範囲という見地から，ケア従事者，特に医師・看護師のような医療者と患者・家族との関係について考えてみたいと思います．

Ⅱ. 医療者教育と介入気質

　医療従事者は一定のトレーニングを経て資格を取得し，その領域の専門家として働いています．例えば医師の場合，基礎医学科目で人体の構造や機能を詳細に学び，続いて臨床医学科目では種々の病気が起きる原因や病態，症状，そして治療について学びます．医学生へのトレーニングの主眼は，問題点の同定と治療的介入方法の教育に置かれます．

　このようなトレーニングを通り抜けて医療機関に就職した新人医師の多

くは，実習ではない現実の臨床現場に出ていくつかの壁に直面します．

　自分自身を振り返るとき，つらかったこととしてまず浮かぶのは，考えられる治療をすべて試みても患者が亡くなってしまうという現実でした．担当した患者が亡くなるということ自体もつらいことでしたが，おそらくさらにつらかったのは，医師という専門家であるはずの自分たちが病状の悪化を前にして無力であり，なすすべがなく，それでもその場にとどまって患者を看取らねばならないということだったように思います．

　なすすべがないことをつらいと感じた背景には，前述したような医学教育のあり方も関係していたかもしれません．問題点の同定と治療的介入方法を主眼に置くトレーニングの中では，問題の原因を明らかにできないとき，あるいは治療が効を奏さないときに医師としてどうすべきかを考える機会はほとんどありませんでした[*1]．

　臨床科目の教科書の治療セクションは治療Aが効かなかったら治療B，それがだめなら治療Cというように，治療的介入の記述であることが一般的で，一定の効果が期待できる治療法が存在しない状況では「現時点では有効な治療法はない」「予後はきわめて不良である」と短く記載されることがほとんどです．治療A，B，Cをおぼえるだけで精一杯の医学生にとって，予後不良の疾患の学習はその疾患が予後不良であることをおぼえることで完結するので，治療的介入の余地がないと判断された患者やその家族に対して医師がその後にどうかかわる余地があるのか，具体的に想像したり考えたりする機会はまずありません．こうして問題の原因同定と治療的介入について6年かけて学ぶうち，"すべての苦痛には対応する医薬品や治療法がある"という前提や"医師とは問題点に対して治療的介入をする存在である"という職業的態度が知らず知らずのうちに学生の中にすりこまれていくのではないでしょうか[*2]．

[*1] 社会学者で精巣がん患者でもあるフランクは，その著書 *The wounded storyteller* [1] の中で人が病いの物語を語るスタイルには「回復の語り」「混沌の語り」「探究の語り」の三種があると述べている．その中で医療者も含めた社会の人々が"病いはかく語られるべき"と期待する支配的語り（マスターナラティブ）は「回復の語り」であり，その基本的筋書きは「昨日私は健康であった．今日私は病気である．しかし明日には再び健康になるだろう」という，成功談であることを指摘している．

[*2] 専門家としての立ち位置が知らぬ間に特権的な視点を生みだしてしまうことについて，森岡[2]は当事者的視点を重視するはずの臨床心理のセラピーにも同様の危険性が伴うことを

研修医時代のもうひとつのとまどいは，回復が見込めない状況や現実的な死の可能性と向き合う人間のさまざまな苦悩に対して，人生経験の少ない自分が一体どのように役立つのか，どのような支援が提供できるのか，皆目見当がつかず自信がもてないことでした．若輩者が「支援を提供しよう」と考えるほうが僭越だといまは思うのですが，当時はいつもきちんとした答えを準備していることが専門家のつとめだと考えていたように思います．その後少しずつ経験を積むにつれ，患者本人や家族が考える「最善の支援」と医療者たちが考えるそれとの間にズレがあることや，生と死への向き合い方は千差万別であり，同じ人や家族の中でも状況によって変化することなどが徐々に理解できるようになりました．決定版の答えや支援のかたちが明らかではないとき，「専門家」にできることは何なのか．生と死にかかわる場面には，"問題点を同定し，何らかの介入をすることで問題を解決・軽減する専門職"という医療者モデルの及ばない部分があるのではないかと漠然と考えるようになるまでには，かなりの時間を要したと思います．

Ⅲ．平らな関係から生まれるもの

「あんたも大変だなぁ」

患者と医療者のタテの関係とはまったく異なるものとして，患者同士の交流があります．

病院で働いていると，外来の待合室や病棟で待合室仲間や病室仲間が形成され，密接な交流が生じていることに気づきます．そこでは，医学情報はもちろん，個々の医療者の技量や性格，治療を続けながら暮らすノウハウなど，実にさまざまな情報交換が行われ，互いの経験を伝え合うことによる励まし合いや支え合いが生じています[*3]．

ある大学病院に精密検査入院をしていた男性患者Aさんは，勤め先の銀

指摘している．森岡は，メンタルヘルスの専門職が共有する理論的背景としてマクナミーとガーゲン（McNamee & Gergen）[3]があげた前提である，①病理の背後にはその原因または基礎となるものがある，②クライエントかその人間関係に原因がある，③問題を診断できる手段が存在する，④問題を除去できる手段が存在する，という四点を紹介しているが，これらは臨床医学の実践者である医師がもつ前提ときわめて類似している．

[*3] 入院中に病棟内で生じる乳がん患者同士の交流については，引用文献[4]を参照．

行が他行に吸収合併されると発表された日，担当医から長期間の治療と休職の必要性を言い渡されました．「いまそんなことをしている暇はないんだ」「おまえたち医者に銀行の何がわかる」と言って即時退院を求めるAさんに，担当医は治療の医学的必要性を懸命に説明しました．しかしAさんは頑として応じません．様子を見かねた数人の医師たちが入れ替わり病室を訪れて治療をしなかった場合の医学的リスクを説明するのですが，Aさんは「退院する」の一点張りです．

そんな押し問答が数日続いたある日，突然本人のほうから治療を受けたいという申し出がありました．やっとわかってもらえたと安堵する担当医にAさんは，同室のBさんの言葉に背中を押されたのだと打ち明けました．Bさんは慢性疾患のためその病棟で長期入院を余儀なくされており，Aさんと医師たちのやりとりの一部始終を見ていました．そして医師たちがいない時間にそっとAさんのベッドサイドに立ち，「あんたも大変だなぁ．からだも仕事も大事だからなぁ」と言ったのだそうです．

働き盛りの銀行マンとして多くの決断をしてきたAさんなら，医師に説明されるまでもなく，治療を受けないことのリスクを十分承知していたに違いありません．彼に治療を決心させたのは「この治療を受けないと大変なことになる」という医師たちの説得ではなく，長く入院を続けるBさんからの「あんたも大変だなぁ」という一言でした．少なくともBさんだけは，医師たちが最優先し，かつそれ以外にはほとんど興味を示さない医学的理屈のほかにも，人間の生活には数々の切実な事情があることをよく理解していたのです．医師が「あんたも大変だなぁ」という言葉をかけても，Aさんには届かなかったでしょう．長期入院を余儀なくされ，働けないつらさを実感しているBさんの言葉だったからこそ，Aさんは自分の状況を冷静に見つめ直し，より長期的な結果も勘案したうえでいまは治療を優先するという決断ができたのかもしれません．

違いを認めたうえでのいたわり

心身にかかわる問題を共有する人たちの交流には，病院内の患者仲間だけでなく，特定の医療機関を越えて地域で活動する患者会や，インターネット上の掲示板やメーリングリストのように地理的制約を飛び越えたものも

あります.いずれも専門家と素人というような序列をもつ関係ではなく,同じ悩みを共有する者同士が対等な立場で協力しあう人間関係と言ってもよいでしょう.

　もちろん,医学的には類似した状況にあっても,一人ひとりが置かれた事情によって体験には個別性が生まれます.例えば,乳がん診断を受けた30代の女性が乳房全摘術を受けたとします.その女性は,当初「がん」という診断自体に打ちのめされ,世の中の人間をがんにかかった人とそれ以外に分けてしか考えられなくなるかもしれません(図Ⅰ-1).しかし,肺がんや膵臓がんではなく乳がんであり,さまざまな外科的治療の中でも乳房全摘術を受けたことを考えれば,彼女の「治療体験」は他のがん患者のそれと同じではありません.他の体験者と交流する過程では,診断を受けた年齢,家族環境,再発の有無など,がんの種類や治療法以外の条件の共通性のほうが重要視される局面もあるでしょう(図Ⅰ-2).例えば,彼女は60代の乳がん患者よりも同じ30代の子宮がん患者のほうに親近感をおぼえるかもしれませんし,治療後にもし再発がわかったら,ほかの条件がどんなに異なっていても現在再発治療に向き合っている人の話が聞きたいと思うかもしれません.さらに,命にかかわる病気に直面したことが,まったく別の状況への強い関心や共感につながることもあります.以前,乳がん治療を受けた女性の協力を得てインタビューをしていたとき,阪神・淡路大震災の直後に会った関東在住の女性は,「わたし,阪神・淡路大震災が本当に人ごとだと思えないんですよ.あの人たちは,生きるか死ぬか

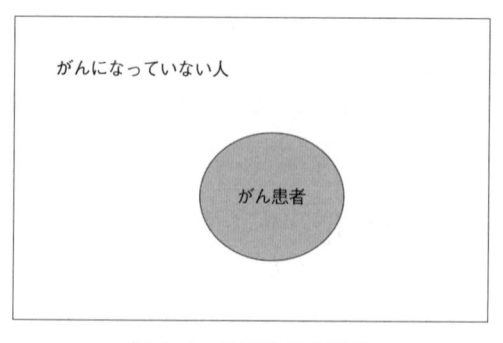

図Ⅰ-1　診断当初の認識

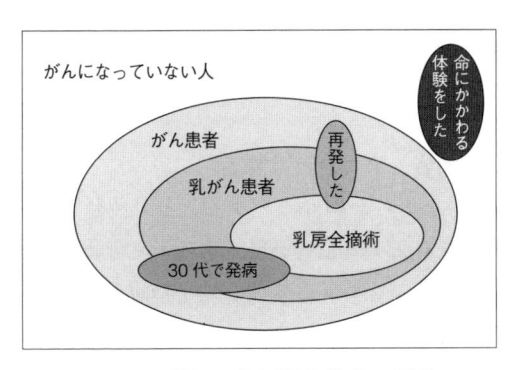

図I-2　状況の個別性と共通の理解

の体験をしたわけでしょう？」と語りました．その女性は，がん患者と震災被害者の間に「生きるか死ぬかの体験をした人」という共通性を見出したのです．

　何らかの深刻な悩みを共有する人たちが出会うとき，互いのつらさへの深いいたわりが感じられる場面が数多くあります．一人ひとりの体験には個別部分と共通部分がモザイクのように入り組んでいることを互いに理解しながらも，なお，相手の痛みへの想像力が確かに存在しているのです．

　武井[5]は，「感情と看護―人とのかかわりを職業とすることの意味」と題した著書の中で，ケアやケアリングという英語が，看護論に関するいくつかの洋書では「思いやること」「関心を示すこと」「人が何かにつなぎとめられていること」「何かを大事に思うこと」という意味で使われ，「気づかい」と訳されている例もあることを指摘しています．また，ケアとは清拭やガーゼ交換といった具体的な行為を指すのではなく本来目に見えないものであること，さらに，患者にとってもっともふさわしいケアは状況に依存し，精神看護では何かすること（doing）よりもそこにいること（being）が重視されるし，救急場面ではすばやく確実な技術を提供することこそが（患者の不安への配慮は不可欠であるにしても）最高の気づかいになると述べています．

　具体的な医療行為を伴わなくても，切実に必要とされる情報を交換し，互いへの深いいたわりと相手の痛みへの想像力が存在するという意味では，患者同士の交流は本人たちは意識していなくてもまさに互いへのケア

と言えるのではないでしょうか.

Ⅳ. 医療者モデル再考
介入者としての医療者モデルが及ぶ範囲
　"問題点を同定し，何らかの介入をすることで問題を解決・軽減する専門職"としての医療者モデルについて，もう一度考えてみましょう.

　以前筆者は「当事者」をめぐる質的心理学の論考集の中で，医師は患者を対象として客体化する第三者的な視線を職業的な性(さが)として身につけており，病(やま)いにまつわる患者の複雑な経験を自らの医学的専門知識で説明し，治療的介入ができるかたちに切り取る傾向にあることを述べました[6]. 医師からそのような介入を前提とした客体化の視線を向けられた患者は，特にその苦痛が単に身体的なことを超えて本人の実存的な側面にまで及ぶ場合，自分の体験が第三者的な視線で分析されることに強い違和感を抱くことがあります.

　これは医学に限ったことではありません. 臨床心理学者でセラピストの森岡[2]は，臨床心理の専門家がトラウマやPTSDといった専門用語や診断名で犯罪被害の当事者たちの経験をくくることに対して，当事者自身から強い憤りの声があがっていることを指摘し，専門用語を用いたとたん，その言葉のインパクトの強さにより当事者の体験が代表されて固定した実体として扱われてしまうと述べています.

　複数の当事者の共通項をまとめる専門用語は，共通する病的状態を学術的・臨床的に分析するためには有用ですが，だれ一人として同じではない「その人自身の苦悩」をあらわしきることはできません. しかし，きわめてつらい体験を経た人間が他者に理解してほしいと思うのは，類似の体験をした人との共通項だけではなく，その人が被った苦痛全体なのではないでしょうか.

　介入主体としての医療者モデルは，患者に苦痛を与える問題が医学的説明によって同定でき，それに対して効果のある解決策を提示できる場合には有効に機能します. ある種の症状や病態は医学的介入によって解決・軽減することができますし，正確で迅速丁寧な治療・看護・介護は患者や家族に大きな安寧をもたらします.

しかし，生きていくことや死にゆくことに関して，きわめて複雑で深刻な苦悩を前にしたとき，専門家として相手を分析して問題点を是正するような医療者モデルはどの程度有効であり続けるでしょう．さらに，医療者向けの本の中で「理想的なみとり」「正常な悲嘆のプロセス」といった表現に出会うことがありますが，果たして医療者はそのみとり方の妥当性や悲嘆のプロセスの正常／異常を判断する立場にあり，また判断する能力を持ち合わせているのでしょうか．医療者は，ひょっとしたら，本来第三者的分析がなじまない領域までを専門家による介入の対象に含めようとしているのかもしれません．

ただしそれは医療者の傲慢さのあらわれとは限りません．医療者自身が介入者の視点をあまりに深く身につけているために，人間の生と死にかかわる実存的な問題を真摯に考えようとするときでさえ，分析・評価・是正というかかわり方以外に向き合うすべを知らないという可能性もあります．

患者体験後に復職した医療者の変化

では，客体化の視線を向けられる患者の立場に医療者が置かれた場合，病い体験は本人にとってどのような意味をもつのでしょう．

医療者による闘病記はこれまでに数多く発表されています．自分のそれまでの臨床実践や研究をふりかえる人，家族との関係を見直す人，具体的な可能性として眼前にあらわれた死の意味を考える人など，自らの人生について実にさまざまな思いが書きつづられています．内容は書き手によってさまざまですが，発病後にがん患者会活動に関わった医療者の文章からは，患者との関係においてより対等な，客体化視線ではないスタンスが感じられることが少なくありません．

乳がんの全身転移治療を受けながら亡くなる直前まで耳鼻科医として勤務した小倉[7]は，本業以外にも乳腺クリニックや個人での患者相談や乳がん患者会「あけぼの会」への参加など多彩な活動を続け，数々の闘病記を発表しました．その中で，がん体験を経たいまなら医師として以前とは違うかたちで患者に寄り添えるかもしれないと述べた箇所があります．

　　もう二十年も前のことですが，末期の喉頭ガンで苦しみながら亡く

なった患者さんのことを思い出します．まだ若かった私はなすすべもなく，「いかがですか」「大丈夫ですよ」と声をかけることしかできませんでした．あの方の名前も命日も忘れられません．今，この患者さんを前にしたら，当時とは違ったことができるかと聞かれても，明確に答えることはできません．しかし，自ら乳ガンを体験し，ガンに苦しむ多くの人たちと手を携えて歩いてきた今なら，若かったあの頃とは違う言葉をかけることができるかもしれません．[8]

看護師でがん患者会「支え合う会『a』」の設立者でもある土橋[9)10)]は，がん体験後の自らの働き方や認識の変化を詳細につづった著書の中で医療者がもつ「上から目線」の介入者意識をより直接的に指摘しています．また，患者の苦痛や苦悩を他人事ではなく医療者自身にも起こりえる問題だと認識する必要性，さらに，他者の理解がきわめて難しいことをわかったうえでそれでも理解しようとしながらそばにいることの大切さを強調しています．

多くの看護婦が「看てあげる」「やってあげる」とあたりまえのように言いますが，私はとても疑問を感じます．「～してあげる」という表現は一般的にもよく使われますが，立場の強い人，高い人が，自分より立場の弱い人，低い人に，同情心をもちながら何かを施してやる，という印象があるのです．このことばの中に，「がん患者さんはかわいそうな人」「死が近いターミナルの人は弱者なので守ってあげなくては」という思いが無意識のうちにも濃厚に潜んでいないでしょうか．私は，このことばの背後に，援助者側の＜絶対に自分たちは安全圏にいる＞という強い思い込みと無意識の差別を感じてしまうのです．

(中略)

さて，橋の上という安全な高みから見下ろしているだけで，どれほどおぼれている人の苦しさがわかるでしょう．自分が投げた浮き輪につかまれずに流れていってしまったら，見送ってそれでおしまいですか．一人がだめなら次の人を助ければよいとでも思うのですか．上からどんなに大勢の人に声援を送られても，おぼれている当人は「この辛苦をだれにわかるか」と腹をたてるだけです．

私は，医療者たちにこの「命の河」に飛び込んでほしいと思います．といって，激流に身を投げ，いっしょにおぼれろというのではありません．自分もこの患者と同じ「おぼれる者」なのだ，という想像力をもってほしいのです．つまり，自分自身もまた，大きな「命の河」に浮かぶ小さな存在にすぎず，いずれはこの悠久の流れにつらなっていくのだという認識をしっかりもってほしいのです．[9]

看護理論は実践を裏打ちするものでなければ意味がないと思います．それには，もっと現場の患者や家族の生の声に耳を傾けるべきです．表面的な部分だけをとらえて「理解」し，「あの人は死を受容している」とかいないとか決めつけないでほしいのです．理解しようと耳を傾けることはとても大切ですが，ほんとうのところを完全に理解することは不可能です．「理解した」と思ったところからずれが生じます．「理解しよう」と思いながらそばにいてくれることで，患者や家族は「理解されている」と感じるのです．そこのところを，ぜひわかってほしいのです．[10] *4

V．想像力をもつ努力

　医療者には専門家として知識や技術を提供する役割と責任があります．しかし，最善の答えを見つけて提供しようとする立場と，これがもし自分自身に起こったできごとだったら，家族だったら，友人だったら，と考える立場は，必ずしも互いに背反するとは限りません．「これは自分にも起こり得ることだ」と考えることは，ケアの提供者と受け手との間にも，介入者と被介入者という間柄とは異なる平らな関係をつくりだす可能性を与えます．

　相手の苦痛を真に理解することは不可能ですし，それが自分にも起こり

---

*4　他者の体験や苦悩を理解することの難しさは，社会福祉学分野でセルフヘルプ・グループに関する多くの先駆的な仕事を残した久保にも指摘されている．久保は自らもさまざまな病気を体験していたが，「"本当のところはわからない"ということがいつも自分の大前提になっている」[11]と述べている．しかしその上で，「"本当にはわからない"とばかりいってもおれない．本当の意味で当事者の立場に立つことはできないかもしれないが，その人たちにかかわるものは，少しでも理解を広げる努力が必要だろう」[12]と続けている．

得ることとして受けとめる想像力も，何らかのスキルトレーニングで身につけられるものではないでしょう．しかしもしそのような想像力を自分の中にもつことができれば，その医療者の働き方は大きく異なるのではないでしょうか．

[引用文献]

1) Frank, A. W.（1995）*The wounded storyteller*, Chicago: The University of Chicago Press.（アーサー・W．フランク著，鈴木智之訳（2002）傷ついた物語の語り手—身体・病い・倫理，ゆみる出版.）
2) 宮内洋，今尾真弓編，森岡正芳（2007）当事者視点に立つということ，あなたは当事者ではない—＜当事者＞をめぐる質的心理学研究，pp.185-195, 北大路書房．
3) McNamee, S. & Gergen, K. eds.（1992）*Therapy as social construction*, London: Sage.（S．マクナミー，K．ガーゲン著，野口裕二，野村直樹訳（1997）ナラティブセラピー，金剛出版．）
4) 久保紘章，石川到覚編，髙橋都（1998）乳癌患者の相互扶助行動—わが国における病院内患者交流に着目して，セルフヘルプ・グループの理論と展開，pp.74-95, 中央法規出版．
5) 武井麻子（2001）感情と看護—人とのかかわりを職業とすることの意味, 医学書院．
6) 前掲書2），髙橋都，「あなた病む人，わたし治す人」？—医療者がもつ当事者感覚について，pp.64-77.
7) 黒木登志夫，小倉恒子ほか（2000）癌—患者になった5人の医師たち，角川書店，pp.9-62.
8) 前掲書7），p.56.
9) 小笠原信之，土橋律子（2000）看護婦ががんになって，pp.238-239, 日本評論社．
10) 前掲書9），pp.254-255.
11) 久保紘章（1988）自立のための援助論—セルフ・ヘルプ・グループに学ぶ, p.117, 川島書店．
12) 前掲書11），p.120.

3　ケアする者とケアする相手
終末期ケアの現場で

松島　たつ子

　ホスピスの朝，8時30分．夜勤の看護師から日勤のスタッフへの申し送り．前日夕方から勤務につき，短い仮眠をはさんで16時間．申し送りの声も小さくなりがちな朝，1号室の患者から順番に夜間の様子が伝えられます．痛みが強く薬剤を増量したこと，眠れない患者に深夜まで付き添ったこと，せん妄のために落ち着かず，部屋から出てしまう患者への対応，同室の患者が次々と亡くなり「自分も早く終わりにしたい」という患者の言葉，死期が迫った患者の様子に動揺する家族への対応，そして，深夜から明け方までに3人の患者が亡くなった．この1週間，すでに5人が亡くなった——．

　死が日常的にあるホスピスの現場で，多くの人の看取りを経験することによって，死への過程を予測し，さまざまな出来事にも対処することができるようになります．しかし，お一人おひとりの人生，その歩みはさまざまであり，最期を迎える過程や取り巻く環境はそれぞれ異なり，つねに新たな対応が求められます．何十年と生きてこられた人の最後の数週間，ときには数日しかない出会いの中で，何ができるのか．とまどい，悩み，何もできず立ち往生してしまうこともあります．人生経験豊かな何事にも厳しい患者の前でたじろいでしまう20代の看護師，複雑な家族関係で父親の臨終を前にしても互いの心を閉ざす兄妹の姿に心を痛める30代の看護師，母親を亡くす娘の姿に自分の娘への思いが重なる40代の看護師等々，終末期にある患者とその家族に向き合い，揺れ動く自己の心のあり様にも向き合いながらケアにのぞみます．

　ケアする者とケアする相手が出会い，ともに歩み，そして，別れの日がきます．終末期ケアの現場で，ケア従事者に求められるものとは何か考えてみたいと思います．

I．たくさんの中の一人ではなく，かけがえのないあなたに出会う

　ケアする者とケアする相手との出会いは，挨拶，そして相手の名前を呼ぶところから始まります．「おはようございます」「こんにちは」．挨拶をすることはまず自分の心を相手に開放することです．「今日あなたに会えてうれしく思います．よい一日になりますように」．そんな思いを言葉にのせて相手に向き合います．挨拶を交わすこと，それは互いの存在を認めることです．そして，心をこめて相手の名前を呼びます．

　何かを持っているからとか，何かができるからではなく，いま，ここにいるあなたが，かけがえのない大切な存在としてその人の名前を呼ぶ．そして，ケアする者にとって，何回も何十回も実施したことのある処置であっても，この人にとっては初めてのことであることを心にとどめてケアにのぞむ．この当たり前のことを大切にする姿勢が，ケア従事者に求められるもっとも基本となるものではないでしょうか．

　病気が進行し，社会的な役割を失い，患者は身の回りのことさえ少しずつできなくなっていきます．これまで積み上げてきたものが一つひとつ失われていくように感じます．自分の存在の意味さえ見失いそうになります．こうした状況にあるとき，たくさんの言葉をかけるよりも，あなたの存在の意味は大きいと勇気づけるよりも大切なこと，それは，互いに一人の人間として出会うこと．

　菊地は，「看護のなかの出会い，それは，自分と患者を同時に肯定すること．つまり，そのかたをかけがえない person として認め，受け入れることにほかなりません．それが，敬意をこめてその人の名を呼ぶ行為となって表われます」[1])と述べています．

　挨拶をする．名前を呼ぶ．この世に一人しかいない「あなた」に出会い，かかわる．それは，患者（あなた）の存在を，人生を尊重すると同時に，患者と向き合う看護師（私）という存在をかけてかかわることであり，私の人生を尊重する姿勢でもあります．

II．歩調を合わせる

　ある朝，患者が済まなさそうな，そして，切実な顔で「あの看護師さんはとても一生懸命してくださるのですが，どうも疲れるのです．担当を替

えてくれませんか」と話しました．よく聞いてみると，"病気が進み，このごろはベッドの上で動くのもしんどくなってきた．ゆっくりゆっくり動いている．看護師さんは一生懸命，いろいろと世話をしてくれるけれど，そのせかせかとした動きによって自分のペースが崩され，かえって疲れてしまう"とのことでした．

　病気が進行し，自分のことが自分でできなくなるとき，日常生活を他者に依存しなければいけなくなります．健康なときには，自分のペース，やり方で何気なく行っていた食事，排泄，入浴，さらに寝返りまで，すべてを任せることとなります．一方，ケアをする者は，少しでも安楽にと気づかいながら日常生活を援助しますが，ときに患者のペースではなく自分が次に何をするかということに必死になって，自分のペースで進めてしまうことがあるかもしれません．

　ベナー（Benner, P.）が，「安楽にする能力や，安楽にしてもらう受容力は，患者と看護師のどちらかだけにあるものではない．それは相関的であり，具体的な経験の中にある」[2]，そして，「身体的なリズムとニーズを合わせることなくしては安楽にすることも，されることも不可能である」[3]と述べているように，ケアする者とケアする相手が歩調を合わせることはケアの出発点となります．

　まずは，患者の呼吸の様子，言葉の調子，動くスピードなど，相手のペースをよく観察し，そのペースに合わせながらかかわり始めると，患者はペースが守られていることで安心し，緊張感もほぐれてきます．こうして，両者の呼吸や動きのペースが合ってきたところで，必要に応じて，援助者として少しスピードを速めたり，大きく動いてみたりとリードしながら，相手のペースを見ます．

　専門家としてリードしながらも相手のペースを尊重し続けて対応していくとき，ケアを受ける者は，何かを「させられた」とか，「された」というのではなく，自分で実行できたという感覚をもてるのではないでしょうか．

　相手のペースを尊重することは，身体的な側面だけでなく，心理的な側面への支援や家族との関係などにおいても大切なかかわりとなります．

　あるとき，50代の男性が入院しました．子どもが小さく，その成長が心配ではありますが，子どもたちの面会を拒んでいました．「こんなふう

に弱った情けない姿を見せたくない」とのことでした．担当の看護師は，いま，このときに子どもたちとの時間をもつことがとても大切なのではと思いつつ，患者の心の準備がまだできていないのだろうと判断し，まずはそのことを受けとめることにしました．そして，朝の挨拶，日常的な会話を織り交ぜながら，患者が少しでも安楽に一日を過ごせるよう，食事・排泄・入浴など，日常のケアを丁寧に続けていきました．こうしたかかわりを通して，患者の心が少しずつやわらいできました．そうして，互いの信頼が生まれてきたところで，小学生，中学生の息子が面会に来た折には，ケアの途中でさりげなく，「そちらの腕を支えてみてください」とか「車椅子を押してみる？」などと声をかけながら，ケアに参加してもらうことにしました．

　患者の思いを尊重し，心の様子に合わせて，患者と家族とのかかわりあいの橋渡しをしていきました．こうした過程を経て，患者は，病気が進行し，いよいよベッド上の生活になるころ，子どもたちをベッドサイドに呼んで，「自分はもうすぐ亡くなると思う．君たちには……」と，子どもたちに託す言葉をかけるようになっていきました．患者自身が自分の意思で動き始めたとき，看護師は後ろに引き，見守ることにしました．

　沼野は，「病める方の外見にふり回されず，その方の内面の思いに寄り添う覚悟でかかわってくれる人がそばにいてくれるならば，たとえ情けない姿に思えても，自分の価値は変わっていないことに気づき，変わった姿を嘆きつづけるのではなく，現実として，みずから受けとめることができるようになります」[4]と述べています．

　上記の看護師は，情けないと思っている患者に真の慰めを運んでくれるのは家族であることに気づきつつ，まず身体的なケアをしっかりと行い，患者の心の歩みに合わせて，家族の登場を待ちました．

Ⅲ．一緒に考える

　「もう何をしても治すのは難しいとわかっている．でも，わらをもつかみたい気持ちをわかってほしい」．この患者は副作用に苦しみながら続けてきた抗がん剤も効果がみられなくなり，ホスピスへ入院しました．痛みがなくなり，食事も以前より食べられるようにもなりました．でも，少し

でも治癒の可能性があるのなら，命を長らえることができる方法があるのなら，試してみたいと思っています．

　一方，医療者は，残された時間や体力をそのように使うことが適切なのだろうかと話しました．患者は，実は自分自身でもそのことに気づいていました．そのとき，患者から発せられた「わかっている．でも，……」，この言葉を通して，患者が話したいこと，聴いてほしいことは，民間療法の適否ではなく，「わらをもつかみたい」，それほど追い詰められた危機感，その奥にある不安や恐怖感なのではないでしょうか．

　三木は，「実現が難しそうな『してほしいこと』を語ることで，望みがかなわないつらさを，治療者に『分かってほしい』ことがより深いところでの『してほしい』ことであったりもする．ストーリーが読めず，全体のプロットが分からないままでは，治療者側の一方的な思い入れでの治療行為につながることもある」[5]と述べています．患者の人生のストーリーを読む読者のように患者の言葉に耳を傾けることの重要性をあらためて実感します．

　また，病状の進行，治癒の難しさ，緩和ケアの可能性を説明しても，新たな治療法に賭けたいと願う患者，達成困難と思う目標を口にする患者に対して，医療者は，病状が理解できていないのではないか，緩和ケアについての説明が足りないのではないかと受けとめ，説明をし，理解してもらおうとします．確かに，それまで十分な説明を受けておらず，知らない，あるいは誤解している場合もあります．しかし，「わかっている．でも，……」という思いの中で，患者自身が悩み，葛藤し，心が揺れていることが多いのです．

　沼野が，「ホスピスのスタッフがいつも気にかけることは，患者さんが現実ときちんと向き合えているかどうかということです．（中略）旅立ちの覚悟ができていない患者さんのお姿に不安を感じるのです．（中略）現実とかけ離れた患者さんの希望をどう修正しようかと悩みます．（中略）不可能であることを知っていても，『そうなれたらいいね』と言ってくださる人が，旅立つ人には必要なのです」[6]と述べています．ケアをする者は，ケアする相手の言動に対する評価に，自分自身の感情や価値観が影響していないか，自己客観視する姿勢が必要です．

患者に対して，説明し，納得してもらおうという姿勢でかかわるのではなく，何を考えているのか，望んでいるのか，まずは耳を傾けることです．可能性に賭けたいという言葉の奥にあるものは何かをうかがいます．一方，患者自身，「だれも私の気持ちをわかってくれない」とイライラしたり，腹を立てたりしています．しかし，その奥にあるものは恐れなのか，淋しさなのか，また，自分が何を望んでいるのか，何を言いたいのか，言葉にすることが難しいことが多いのです．自分の気持ちを言葉で表現することは意外に難しいものです．

結論を急ぐのではなく，患者と話し合いながら，一緒に考える．話しながら，患者自身が自分の言動の背後にある感情に気づいていきます．自分の感情に気づき，言葉で表現していく中で，患者自身，何をしたいのか，どんな助けを必要としているのかがわかってきます．ケアする者もまた，どんな支援ができるのかが見えてきます．

Ⅳ．かかわり続ける

患者の表情から，言葉から，患者の気持ちを理解し，その人の必要とする支援をしたいと思う．しかし，望むものが見えないときがあります．

「自分たちがしたことは患者さんの望んでいたことなのかしら．何かすっきりしない，未解決な気持ちが残っている．何かほかのかかわり方があったのではないか」等々，患者が亡くなった後，「これでよかったのかしら」という思いが残ります．特に，病状の進行により，せん妄が出現し，人格が変わってしまったような言動が見られるようになり，コミュニケーションも取りにくくなっていったときのかかわりを振り返ると，何がよかったのかわからないということがあります．

死亡退院後，ケアを振り返る事例検討会において，患者はどんな気持ちだったのだろうかとチームメンバーがそれぞれの視点から意見を交換します．医師や看護師に対して，栄養士・音楽療法士・チャプレン，また，環境整備のスタッフやボランティアに対して，患者の見せる顔はさまざまです．「自分にも他者にも厳しく，最期までしっかりとした強い心を持ち，自分のことは自分でしたいと思っておられた」「本当は，さみしかった．怖かったのではないか．もっとそばにいてほしかったのではないか」「不

穏な言動が出てきて，鎮静のために薬剤を使ったことは，ケアする側が大変だったからではないか」「薬剤を使わなければ症状を悪化させ，もっとつらい思いをさせてしまうことがある」等々，さまざまな意見が出されます．しかし，これが答えというものはなく，各メンバーが出会った顔が，その時々の患者の表現なのでしょう．他のメンバーの意見をきくことで，自分では気づかなかった患者の一面を知ることができ，また，いろいろなかかわりを通して，患者が支援されていたことにも気づきます．どの顔もまた患者の一面であり，「これがあの方の気持ちです」というすっきりとした答えはみつかりません．また，これでよかったと思う完全なものはありません．そのことに気づく謙虚さが大事なことではないでしょうか．すべてを理解することはできないということを理解したうえで，患者がいま何を体験し，どのような思いをもっているのか，関心を向け，かかわり続けます．そのとき，井上が述べるように，「私的な価値判断や先入観をできるだけ取り除いて，ありのままに見つめる純粋な注意を向けること」[7]が必要です．

　また，患者の体験している苦痛な症状や心のつらさをやわらげるためにさまざまなかかわりを試みますが，ときに，とりきれないつらさがあります．患者も家族もつらい，看護師も何ができるのだろうかと立ち往生してしまうことがあります．このつらい状況から逃げ出したいと思う患者，家族，しかし，逃げ出すことはできません．ならば，看護師が先に逃げ出すわけにはいきません．患者，家族の苦しみを真に理解することは難しい．「何もできない」と思うこともありますが，その苦しさを一緒に体験しながら，ケアをし続けます．それが，いま，ここで，できることではないかと思うのです．看護師は，最後の最後までベッドサイドに立ってケアをし続けます．薬も慰めの言葉も役に立たなくなっても，そのような状況においても，からだの位置を整え，背中に手をおき，少しでも安楽になるようにとかかわり続けます．

Ⅴ．準備をして待つ

　看護師が病室に入っていきます．患者は背を向けて，看護師のかかわりを拒否しているようにも見えます．つらいのではないか，何かできること

はないのかと声をかけてみますが，患者は「別に，何も」と看護師の介入を拒んでいるようでもあります．何もできない看護師は自分の無力さを感じます．患者はからだがだるく，考えたり，話したりする気にはなれないようです．からだを動かすことさえつらく感じるようで，何かしてあげたいという看護師の視線や態度が煩わしく，怒りさえ感じているようにも見えます．看護師が何もしないことが，患者のもっとも望んでいることではないかと思うときがあります．

　日野原は，ウイリアム・オスラーの言葉を紹介しながら，次のように述べています．「本当に訓練された看護婦は，患者にふれず，壁に向かう患者の後ろに黙してただ立つ．患者は看護婦がそこに入って来たということを感じるわけです．返事はしないかもわからない．しかし，看護婦が夜回ってきてくれたということを，患者は自分の背中に感じる．それほど患者というのは感性が強い．（中略）後ろに黙って立ってくれている看護婦がいるということが，手を貸されたり，いかがですかと尋ねかけられることよりも，もっと楽に感じることがある」[8]．

　何かをするのではなく，ただその場にいる．ときには，その場から立ち去ることもあります．看護師も医師も，もう部屋に入ってこないでと言う人がいます．それぐらいつらいのです．そんなときには部屋に入って直接かかわるだけでなく，ナースステーションで少しでも痛みがやわらぐようにと祈ることしかできないかもしれません．そのように気持ちを向け続けます．患者に直接かかわるだけでなく，距離をおいて，患者への気づかいを持ち続けます．そして，必要とされるときにはいつでも手を差し伸べられるように準備をして待ちます．

VI. 自分自身に向き合う

　特定の患者の受け持ち看護師になると，そのケアに責任をもってかかわりたいと思います．状況が好転しないのは自分の責任のように感じてしまうことさえあります．そんなとき，自分一人ですべてを引き受けようとせず，周囲に目を向けてみるといろいろなかかわりが見えてきます．むしろ他者に任せた方がうまくいくことがあります．他者の力を借り，一緒にケアを提供することで患者の負担を軽減し，質の高いケアを提供できます．

自己の限界を知ってケアにのぞむことは自分自身をケアし，さらによいケアを提供するという視点からも重要なことです．

　沼野は，よき援助者として成長するための一つとして，「私たちには多くの限界があることを認識しておかなければなりません．そして，できることと，できないこと，していいことと，してはいけないこととを識別して『NO』と言える勇気も必要です．体力的にも，精神的にも，経済的にも，時間的にも限界のある自分自身を，しっかりとまもってあげましょう」[9]と述べています．自己の限界に気づいていることの重要性をあらためて思います．

　また，ケアをする者として直面する課題として，患者から怒りをぶつけられ，挑戦的な言葉や態度を向けられるという体験があります．そのようなとき，怒りや恐怖心や不安感が看護師の心の中に生まれますが，そんな気持ちを抑え，患者は病気なのだから，末期なのだから仕方がないと思い，ケアを続けます．しかし，看護師の表情は硬く，笑顔も引きつっているかもしれません．こんな感情をもってはいけないと思い，自分の感情を抑えながらかかわる自分の姿勢にも苦しみ，さらに，それを見抜いている患者や家族からの視線にも苦しみます．

　看護師が，患者の言動に陰性の感情を抱くことは自然なことであり，その感情を抑えるのではなく，感情をそのまま受けとめてみます．そして，そのままかかわり続けることが難しいときは少し距離を置いてみます．自分を抑えながらのかかわりは決して相手を尊重することにはならないでしょう．いったん引いて，なぜ，そんな感情を抱いたのか自分自身と対話してみると，背後にある自分の感情に気づくことができます．自分が何を恐れていたのかに気づいたとき，その場から離れるのか，そのまま日常生活の援助を続けるのか，あるいは，患者に向き合い話し合うのか，自分のとる行動を自分自身で選択することができます．そして，無意識に，強迫的にとった行動ではなく，自己選択した場合には，その行動によって引き起こされる相手の反応にも，自分自身の感情にも余裕をもって対処することができます．

　自分の感情に支配されず，ありのままに受けとめるとき，ケアする相手の状況もまたありのままに受けとめることができます．そして，「なぜ私

なの?」「私の人生に意味はあるの?」という答えを出すことの難しい患者の問いから逃げることなく,心を閉ざすことなく,向き合えるのではないでしょうか.ケアする者とケアする相手が人間対人間として出会うとき,終末期ケアの現場は,疲れて燃え尽きてしまう場ではなく,むしろ輝いています,人間としての成長の機会を与えられる場になってきます.

『死にゆく人たちと共にいて』の著者マリー・ド・エヌゼル(Hennezel, Marie De)の言葉で本稿を終えることとします.「『死にゆく人たち』と呼ばれている,しかし最期まで『生きている人たち』のかたわらでこうして数年が経ち,私は自分がかつてないほど生き生きしているのを感じる.それは私が最期を看取った人たちのおかげだ.苦しみを経験することで謙虚な気持ちをもつようになった人たちは,私の師となった.私のほうが看取ったつもりが,実際はその人たちのほうが師となっていたのだ」

[引用文献]
1) 菊地多嘉子(1987)看護のなかの出会い"他者の皮膚の内側に入っていく"ための一助として—"看護の行為と看護の原理"を問いなおす,p.70,日本看護協会出版会.
2) P. ベナーほか著,井上智子監訳(2005)ベナー 看護ケアの臨床知—行動しつつ考えること,p.329,医学書院.
3) 前掲書2),p.331.
4) 沼野尚美(2004)共に生きる道—ホスピスチャプレン物語,p.88,佼成出版社.
5) 三木浩司(2008)現場で使える臨床心理の見方,第6回 日本の文化と臨床心理の見方,緩和ケア,18(6),pp.523-524.
6) 前掲書4),p.110.
7) 井上ウィマラ(2008)現場で使える臨床心理の見方 第3回「記憶,行為,関係」を現場に生かす,緩和ケア,18(3),p.244.
8) 日野原重明(1983)延命の医学から生命を与えるケアへ,p.106,医学書院.
9) 沼野尚美(2002)癒されて旅立ちたい ホスピスチャプレン物語,p.170,佼成出版社.
10) マリー・ド・エヌゼル著,西岡美登利訳(1997)死にゆく人たちと共にいて,p.13,白水社.

4　がん初期から末期までのチームアプローチ
医療の本質は「やさしさ」にあり

石谷 邦彦

I．「がん」という病

　私は「がん」を医師の生涯の仕事として40年を過ごしてきました．初めから「死」を意識していたわけではありません．命懸けで取り組んでいるうちに，どうしても「死」と向き合わざるを得ない状況になっていました．本稿のテーマを与えられたとき，私がそういう状況に陥ったプロセスと，そこから感じたこと，人々にそして社会に問いかけてきた歴史を語ることでその責を果たせるのではないかと考えました．さらに，その結実である例えば東札幌病院のこと，緩和ケアのこと，臨床倫理のことなどから，将来の「死と生」に向き合うための具体的な「知」を示すことができるのではないかとも思いました．

　タイトルに「がん初期から末期まで」とありますが，病期によって特有のケアの技法はあるにしても，心構えはすべてひとつです．それは，"今ここにいる患者にとって何が最善か"を把握して最善を尽くすことのみです．

　本稿であえて「がん」としたときは，医学的な疾病としての"がん"の意味に加え，それが含むさまざまな問題をも内包した表現の心算です．それは「病（やまい）」としたときも同様です．「がん」という「病（やまい）」から私はさまざまなことを学んできました．以下に述べる事柄は米国留学の3年間を除いてつねにがん患者を診ながら考え，行ってきたことです．

がんと宿主（人間）との相互関係

　今から40年も前のことです．私が医学生から医師になるとき，がんの分野を選択した動機は至極単純なものでした．ちょうどワトソン・クリックのDNAの二重らせん構造が脚光をあび，分子生物学が輝かしい未来を創造するとされていたころです．医学生であった私は当然それに魅了され，当時まったく不可解な疾患であったがんもやがて分子生物学がすべてを解

決するに違いなく，私もその場に参加したいとすることに躊躇はありませんでした．

　1969（昭和44）年，札幌医科大学を卒業後すぐに付属がん研究所内科学部門に研究生として所属しました（1955年日本で初めて札幌医科大学にがん研究所が創設された）．私が師事した同部門の漆崎一朗教授（当時）の研究テーマは歴史的な流れはあるにしても当時としては珍しいテーマ，「腫瘍–宿主関係（Tumor-Host Relationship）」であり，具体的には「担がん生体」の終末像である「がん悪液質」に関する研究でした．そのころは基礎研究も臨床医学も関心はがんそのものにあり，宿主である「担がん生体」はがんに種々の物質が吸い取られた結果くらいに思われていたようです．

　私たちはがんと「担がん生体」との反応はある機能をもったホルモン様物質を介して行われることを生化学的にも免疫学的にも証明しつつ，その物質を同定することに没頭しました．「担がん生体」に対してがんが分泌する，そのような物質をトキソホルモンと呼称していました．日本癌学会でその存在の有無をめぐって大論争をしたことはいまだに鮮明におぼえています．このときの基本的な考え方，すなわち「がん」という存在は「宿主」である人間（担がん生体）との相互関係において初めて了解可能という認識が今日私のホスピス・緩和ケアの道を選んだ哲学的背景になっています．

　当時のがん医療は早期発見のための生化学的検査と機器の開発が最大の関心事でした．例えば血清学的診断のための腫瘍マーカーの開発であり，消化管内視鏡などの開発でした．一方，治療に関しては診断される症例のほとんどが進行がんであったため，治癒を期待する状況ではなかったのです．抗がん剤は限られ投与法も確立されてはおらず，副作用にいたっては程度の強いものに関してはなす術がありませんでした．手術もそれぞれが試行錯誤の中にあり，より拡大手術へという傾向にありました．放射線治療もそれぞれが自己流の域を出てはいませんでした．これらすべてが黎明期であったということです．臨床現場ではほとんどの患者が診断されてから3カ月以内で亡くなっていたという印象です．

　卒業後十数年を経てホスピス・緩和ケアの道を選択し東札幌病院を立ち

上げた1983（昭和58）年ころは，トキソホルモンなど私たちが主張した物質は分子生物学の進歩によりサイトカインと総称され，種々の物質が臨床現場で治療に使われ始めていました．隔世の感がありました．最近のトピックスの中で私たちが注視しているものがありますが，それはがん幹細胞の存在で，今後の治療戦略の見直しは必須です．

よい環境で過ごした患者は生存期間が延長した

　私の大学時代の病棟は主にがん患者を治療していた病棟であり，まだ「がん」の告知などまったくあり得ない時代に「がん研内科」と呼ばれ，つねに満床でした．そのころ，病態的には同じような病期でも症状がコントロールされ，家族があたたかく，経済的にも安定しているなどいろいろな条件がよい患者の方がそうでない患者よりも長生きすることを経験的に学んでいました．

　昭和40（1960）年代後半はがん患者を診療する施設は大学病院，公立病院の一部のみであり，民間病院は"たいへんだから"という理由で診ることを嫌っていました．がん患者を受ける病院の内科系医師は診断に重きを置き，ときに実験的な抗がん剤治療に，外科系医師は初回の手術のみに興味をもつなど，進行・再発・末期のがん患者に対しては入院の機会さえ与えられませんでした．それらの患者たちは気息奄奄のうちに自宅で過ごしていたのです．しかし当時は"「がん」だから仕方がない"と社会全体が諦めていましたので，そのようながん患者を診療する施設が必要であると痛感する日々が続いていました．

　私は1971年から1974年までニューヨーク市ブロンクス区にあるアルバート・アインシュタイン医科大学の生化学教室に留学していました．その大学のそばに百年の歴史をもつカルバリー病院という200床の終末期のがん患者のみを診る病院がありました．いわゆるホスピスケアを提供していたのですが，ホスピタルという呼称にこだわっていました．のちに東札幌病院と姉妹提携を結ぶことになりますが，カルバリー病院の終末期のがん患者のケアというイメージに加え，適切な治療も行う病院，すなわち病期にこだわらず必要な医療とケアのための環境を用意することが私たちの責任であると思っていました．

東札幌病院の開設

　社会から置き去りにされた進行・再発・末期がん患者を受け入れ，適切な医療を行うことを目的とする東札幌病院は幾多の困難を乗り越え1983年に開設されました（しかし今日まで，そしてこれからも困難は延々と続いていくようです）．大学病院という大きな組織で学んできたことは，それがよく機能するためにはその固有の文化（組織文化）が十分に醸成されていなければならないということでした．組織文化とは内部環境である組織内部における意味や価値の創造のプロセスと外部環境への適応のプロセスの両者のダイナミクスであり，それらはいつもプロセスなのです．

　組織化のプロセスの基本単位は，相互に関係し合う人々による諸行為です．その結果，種々の環境における多義性を除去し組織の社会・心理学的な基礎を形成します．例えばそれは人間の本性は善か悪か，人間がすべき正しいことは何か，人間関係において権力や愛の正しい配分の仕方は，などの本質的な考え方です．組織文化はそれ自身生存への欲求をもち，進化します．そのような組織文化の中にあってメンバーは当然鍛え上げられ，成熟していくことになります．したがって病院組織はひとつの知的共同体であり思想集団なのです．

　こうした理解の中で東札幌病院は意図的に組織化されていきました．組織化のプロセスは当然私たちが目指す医療を実現するものでなくてはなりません．そのためにすべての中心となる理念，それもだれにとってもわかりやすく単純明快な言葉を掲げたのです．「医療の本質はやさしさにある」がそれでした．

　日本医療機能評価機構の指導もあり，いまでこそ病院が基本理念を掲げることは当たり前になりましたが，25年前には極めて珍しかったと言えます．一般に，医療は厳しくあるべきもので，やさしい医療などありえないとされ，当時の医療界からは批判を受けたり奇異な目で見られたりしました．「やさしさ」は人間関係，コミュニケーションを大切にするということであり，「人間主義」を意味していました．人間主義とは，すべての人々がお互いに対等な人間同士として認め合い，人類共同体を形成し，協力し合うという人間尊重の思想です[1]．この思想が基礎となり，個々の経験を通して得た解が認知的変換を経てスタッフの意識の下に沈み込み組織文化

が形成されていきました．

　具体的には，医療チームによるカンファレンスなどのコミュニケーションの場の集積です．当時，日本でチーム医療といえば専門の違う医師が集まって医療を行うことでした．私は周囲の違和感を払拭し，コ・メディカルスタッフを含めた多職種によるチームをつくり機能させることに努力を注ぎました．「がん」がもつ多様で複雑な問題の解決は彼らによる英知を結集することだと思えましたし，その事実はカルバリー病院から学んでいました．また，チームアプローチは臨床倫理の基礎であり，現実的には医療過誤を防ぐ効力ももっています．現在，チームの構成は，医師，看護師，薬剤師，栄養士，メディカルソーシャルワーカー（MSW）（当時は MSWの存在も珍しく，複数を配置したことも日本で初めてのことでした），作業療法士，音楽療法士，チャプレンなどであり，ときには患者本人，家族さらにボランティアが参加することもあります．これらの新しい試みに対し学際的な環境は十分に整えられ，病院はあたかも臨床的な教育・研究機関のようでした．

「がん」は社会の精神文化と深く関係する

　東札幌病院をつくり上げてきた過程とがん医療の進歩を振り返れば，その密接な相互関係を実感します．識者によれば，"医学とその実践である医療は，ある機能を果たすために合法的委任を与えられ，他の社会的文脈と複雑な関係をもつひとつの社会組織であり，それらに反応し，変化し，進化発展するネットワークのひとつである"といいます．

　東札幌病院を開設するにあたって感じたいくつかのことがあります．当時の厚生行政のうえで画期的な制度変革が行われようとしていました．それは病床の総量規制でした．そのためバブル期の中にあって"かけこみ増床"といわれ，次々と民間病院が新設されていました．私もその流れの中でイメージする病院をつくる可能性を模索しました．まず資金調達ですが，地元の大手銀行からは"がんの専門，それも終末期を謳ったら患者はだれも来ない"という理由ですべて断られました．また，資金を得ることができ，土地を今の場所に決めたときも，"がんの病院は死者が多く出るであろうし暗い"と町内会の猛烈な反対を受けたのです．

現在，少なくとも私たちの病院はそのふたつの理由からは開放されています．しかし「がん」についてスーザン・ソンタグが『隠喩としての病い』で述べているように偏見と差別はいまだに日本の社会にあるようです．例えば死亡広告に実は「がん」による死であるにもかかわらず「肺炎により」などと書かれることがほとんどです．

東札幌病院を開設して間もないころ『現代のエスプリ』から依頼され，いまから考えるとずいぶん稚拙な論文ですが，タイトルを「社会科学からみた医療の実践」として記しています[2]．がん医療を考えるとき必然的に医療そのものを考えざるをえません．したがって社会との関係性を重要視することは当然です．私たちの組織文化における内部環境と外部環境のダイナミクスがここにあります．これらをさらに強化したひとつにボランティアの存在がありました．当時日本には患者と直に接する病院ボランティアは皆無でした．私はある大学の福祉関係の社会人セミナーのグループと病院開設1年前から議論しながら参加を募り，医師，看護師の反対を押し切り実現させました．ボランティアの存在は医療者にはいつも社会の眼にさらされているように感じられ不安があったのでしょう．現在もボランティア組織は病院とは自律しつつ共存し，よく機能しており，昨年厚生労働大臣の表彰を受けています．

QOL という概念の問いかけ

この25年を振り返ると，「がん」がQOL（quality of life）の時代を先導してきたように思われます．当時ある大手の製薬メーカーのテレビコマーシャルで，老夫婦が前後して荷車を押す画面に"働いて，働いて，やっとここまで来たけれど，働くだけが人生か"というナレーションが流れていました．日本は高度成長時代，その後のバブル期そしてその崩壊を経て人々は"量から質"という価値観を受け入れようとしていたころでした．QOLについての講演の際にその絵をずいぶん使わせてもらったものです．

QOLの概念が初めに登場したのは"市民生活のQOL"というような社会学的な分野でした．それが健康，疾病など医学的分野で検討されるようになり，すぐに生老病死がもっとも凝縮している「がん」の分野で研究が進んでいったのです．限られた余命を考えたとき，その「質」が問われる

ことは当然です．

　日本のがん医療においてQOLに関しての端緒となった論文のひとつは拙著「進行末期ガン治療—QOLについて」(1988年) でした[3]．当時QOLについては欧米では黎明期にあり，日本ではまったく未知の概念でした．わずかホスピスに携わる人々の間で取り上げられ，QOLという言葉は「生命の質」と訳されていました．1987年札幌で漆崎教授が主催された第25回日本癌治療学会において日米テレ・カンファレンス「進行，末期癌の治療のあり方」という日本で初めてQOLを意識した学際的な討論が行われました．その論文でカンファレンスの意義を冒頭に述べ，ホスピスケアの若干の歴史と1976年の進行乳がん患者のQOL評価の研究に端を発する欧米のがん医療分野におけるQOL研究の隆盛を紹介しました．このとき，1970年代後半に日本に導入されたホスピスケアの流れがこれまでのがん治療を否定的にとらえていることに危惧を抱き，両者が統合されるべきと記しています．この論文を契機に東札幌病院のふたつの柱，すなわちホスピスケアの実践とQOLの研究が明示されたのです．

臨床倫理の登場は必然だった

　いわゆる「がんの告知」はほとんどない時代でした．「告知」という言葉自体も適切ではありませんが，"されたくない" "するべきではない" とする日本人も大多数であったころです．そもそも医療行為が受け手である患者・家族と担い手である医療者との共同行為であることなど，日本人全体にその認識がまったくないパターナリズムの時代でした．しかしがん医療が未熟なこのころ，それが死に直結するかもしれないとき，患者本人への適切な説明もなく医師の裁量ですべてが行われることに不自然さを感じていました．そこで病院開設後すぐに倫理セミナーを始めました．医療上でいかなる事柄が倫理的な問題かも明確ではなく，まったく手探りの状態でした．チームメンバーが現場で困っている医学的問題以外の事例を持ち寄って検討しましたが，その多くはやはり「告知」についてでした．患者本人が適切な状況を把握するために告知を必要とするスタッフが，反対する家族にどう対応するべきか，などといったことでした．

　1985年，東京大学出版会から米国の医学生や研修医などを対象にした

『*Ethical Decisions in Medicine*』（ハワード・ブロディ（Brody, Hawerd）著，原著第2版）の和訳『医の倫理』が刊行されました．副題に「医師・看護婦・患者のためのケース・スタディ」とあるように多くの類似する事例検討が示されており，私たちの倫理セミナーの教科書になっていきました．ある年ブロディ博士が来院され意見交換をしたあと寿司屋で夕食をともにしましたが，スーツにスニーカーという装いで，有名な教授であるのに気さくな人でした．その後本書の編者である清水哲郎氏との出会いがこの倫理セミナーのみならず東札幌病院のあり方に大きな影響を与えていきます．

清水氏との交流は1986年に夫人が私の後輩の紹介で患者として来院されてからのことです．北海道大学で哲学の助教授をしていた清水氏は患者の家族として苦労し，医療のあり方をつぶさにみて感じることも多かったことでしょう．倫理についての基礎を勉強するために清水氏に倫理セミナーでの講義を依頼したところ，とまどいながらも快く引き受けてくださいました．1988年11月29日から始まり，現在まで2カ月に1回程度の割合で続いています．QOLをテーマにしたセミナーもずいぶん続き，これらは彼の著書『医療現場に臨む哲学』の主要部分を占めています．初めは講義を聴く形であったのが，いつか日常の診療上の倫理的問題を互いに検討するうちに「臨床倫理」という新しい分野に発展していったのです．

私の意を強くしたのは1994年のボストンのダナ・ハーバーがんセンターからの「倫理回診（*Ethics Rounds*）」という論文でした．いわく"臨床腫瘍学はいつも倫理的な問題――真実を告げること，インフォームドコンセント，終末期医療のあり方，臨床治験，遺伝子診断など――を抱えている."との序に始まり，1988年から多職種と学生を交えた倫理的な問題のセミナーを行っているという内容でした[4]．まったく問題意識は同じであり，清水氏に哲学者の活躍する場ではないかと進言したことをおぼえています．

関川夏央氏のルポルタージュ

1987年の夏，作家・評論家の関川夏央氏が看護専門雑誌の依頼で当院へ取材に訪れました．数日間滞在し，私たちの活動をつぶさに見てルポルタージュしていかれました．以下そのいくつかの文章を抜粋，引用するこ

とで成長しつつある現場を描写してみたいと思います.

"42歳の石谷邦彦院長は「ターミナルケアの本質はやさしさである」とまずわたしに語った.そして「当病院はチームアプローチを目指し,実行している」といい,「病院というのはひとつの思想集団である」とつづけた.わたしはうなずきながら聞いていたのだが,その意味を正確に把握していたとはいいがたかった.取材がすすみ,病院のシステムと考えかたを少しずつ理解するようになったとき,当初もくろんでいた,だれか特定の患者,あるいは特定の医療者を中心に描くヒューマンドキュメントという安易な考え方を捨てた.ここには主人公はいないのである.ひとりひとりの死に対してはひとりひとりが主人公である.また医療者側も,チームアプローチという言葉が決してかけ声の段階にはとどまらず,死という壮大な個別のドラマに対して多面体的にかかわっており,そこにもまた主人公というものはいないのである.強いて主人公を選ぶなら,それは「医療の本質はやさしさにある.この実践がもっともよく逐行される形態がターミナルケアであり,ホスピスはそのシンボルである」という確固とした思想そのものである."

"すなわち「やさしさ」の基本的な実現形態が多量の言語的コミュニケーションであり,東札幌病院の「思想」とは,技術と科学的成果にのみ実績をもとめがちな「近代医療」への懐疑の表明と,その限界を言語的あるいは動作言語的なコミュニケーションの奔流という,素朴だが,いまこそ見直すべき方法によって突破していこうという意思のありかたなのだと思う."

さまざまな現場の描写とともに最後に彼が感じたことをこう述べています.

"東札幌病院のターミナルケアとターミナルキュアは今後も熱心に,人間的なコミュニケーションという素朴だが最強の武器をもってつづけられるだろう.そしてさらに多くの末期患者とスタッフたちはクォリティ・オブ・ライフの高みをもとめてともに努力しつづけるだろう.それは個性的で実りある試みだ,とわたしはいいたい.しかし同時にこうもいいたい.東札幌病院のスタイルが個性的で実験的に見えるうちは日本の医療はまだ不十分なのである.いまだ多くの終末期の患者が苦痛と孤独に喘いでいるという現実がある.東札幌病院や他の誠実なホスピスに入れた患者だけが

幸運であり安らかである，ということではならないと思う．だれもが「私の死を死ねる」ときがくるまで，わたしたちの死にたいするいたずらな恐怖が拭い去られることは，やはりないはずだからである．"（このルポルタージュは他の医療機関のそれとともに1995年講談社文庫から出版されている．）

それから22年経ちましたが，日本の現実はそれほど変わったようには思えないというのは言い過ぎでしょうか．

QOL ががん医療に浸透した時代

1988年，先の私の「QOL」の論文が雑誌に掲載されたこの年，単身カルバリー病院を訪ね姉妹提携を結び，その秋に看護部長のコルネリア・フレミング（Freming, Cornelia）女史が来院し講演しています．その後スタッフの交換プログラムが始まりカルバリー病院から多くを学び東札幌病院は成長していきました．また同院の院長フランク・ブレシア（Brescia, Frank）博士を通して米国のこの分野の多くの知己を得ました．

私たちの活動を評価していたがんの権威が北海道に二人いたことが幸いしました．ひとりは前述の恩師，漆崎氏であり，もうひとりは北海道大学医学部のがん免疫が専門の小林博教授（当時）でした．小林氏は札幌がんセミナーという財団を主宰し現在も年に2回がんの基礎と臨床の全国的なセミナーを開催しています．その冬季セミナーでQOLをテーマとして東札幌病院が主催するよう依頼されました．1990年2月，雪祭の札幌において"がんとQOL"と題し第4回冬季札幌がんセミナーが開かれ，医学，薬学，看護学さらに心理学，哲学，法学にわたり，いずれもがん医療にかかわりをもつ第一人者30人が講演しました．

また，米国からブレシア氏とスローン・ケタリング記念がんセンター（ニューヨーク）のウイリアム・ブライバート（Breitbard, William）博士を招請しました．専門領域を異にした研究者が一堂に会し，ひとつのテーマを多面的に討議するという試みは日本でも初めてのことであり，果たして参加者が得られるか不安でもありました．幸いに当日は予想を超え，全国から600人以上の参加があり，がん医療をめぐる新しい息吹を感じたことであります．

このセミナーでつくられた枠組みが基本となり，その後各領域でQOLの研究がなされていきました．現在，QOLに関しての熱い議論は終わり，その概念と方法論は実際の臨床現場で応用され，さらにQOLはがん医療を越えてすべての保健医療の評価法となっています．特筆すべきこととして，がん医療のうえで1995年米国臨床腫瘍学会（American Society of Clinical Oncology；ASCO）が，それまでがん治療の成果はがんの縮小の程度が最大の物差しであった発想をはじめて転換したことがあげられます．それは，第一に「生存期間が延長したか？」「QOLの向上が図れたか？」「副作用は最小か？」となり，第二に「がんの縮小はあったのか？」「腫瘍マーカーの減少はあったのか？」であり，第三に「妥当なコストであるのか？」というガイドラインを発表しています[5]．

　このガイドラインで1997年にジェムシタビンという薬が進行膵がんでがんの縮小はなかったが生存期間の延長と痛みのためのモルヒネの使用量が減ったことにより，抗がん剤として認められました[6]．その後がんの縮小効果もあることがわかり，現在広く臨床で使用されています．さらに近年新しい範疇の分子標的治療薬も同様の取り扱いを受けるようになっています．QOLの測定法もスタンダードはほぼ確立されたと言えます．しかし最近，ケアのうえでスピリチュアリティ（spirituality）の重要性が指摘され，QOLの構成要素に加えるべきとの議論がされているところです[7]．

ハワイ・カンファレンスから日本緩和医療学会創設へ

　ブレシア氏を通してニューヨークのスローン・ケタリング記念がんセンターの友人たちと交流が深まり，日米合同で緩和ケアについてのカンファレンスが話題となりました．同がんセンターの食堂でラッセル・ポートノイ（Portenoy, Russell）博士が中心となり協議が重ねられました．その結果，ハワイでスローン・ケタリングがんセンターとカルバリー病院，そして東札幌病院の共催で"Hawaii conference 1993：Cancer Care in the 1990's Supportive Care Issues"のタイトルで1993年6月20日から3日間開催されました．日本から約300人，世界から米国を中心として約200人の参加を得て活発な討論がなされました．日本からの参加者は，それまでの社会運動的な活動と学術的な研究の統合を目の当たりにして大いに触発され

たと思います．すでに欧米では緩和ケアの学会が設立され，その枠組みについては合意が得られていました．

「日本緩和医療学会」の呼びかけ発起人は，このハワイ・カンファレンスの参加者が中心となりました．学会の呼称（緩和医療（学）か緩和ケアか），創設趣意，とりあえずの会則など私が起案し発起人の了承を得ました．創設趣意の中で，目的と意義を「がん患者の全過程を対象としたQOL尊重の医学・医療であるPalliative Medicineの専門的発展のための学際的かつ学術的研究を促進し，その結果を広く医学教育と臨床医学に反映させることを目的とする．上記の活動ががん医療全分野にPalliative Medicineの重要性を示し，それを専門分野とする専門家の誕生を促し，ひいては世界のがん患者の全人的苦悩（total suffering）が緩和されることを意味するものである」としました[8]．ここで全人的苦痛（total pain）とせずに全人的苦悩としたところに今日的意義があります．

日本緩和医療学会の第1回大会は1996年7月25，26日東札幌病院が事務局となり札幌で開催され1200人を超える参加者により熱心な討論が行われました．その内容は柏木哲夫博士と私が編者となり，生物学，心理学・社会学，倫理学の領域にまとめられ「緩和医療学」として刊行されています．現在，同学会の会員数は8000人を超えるという勢いであります．私たちは時代の要請にしたがい，1997年に第12回日本がん看護学会，1999年に第10回日本在宅医療研究会，2005年に第31回日本看護研究学会，2008年に第14回日本臨床死生学会と全国的な学会を主催しています．

ケアの重要性を学ぶ

ケアの本質はともに生きることです．人は死を体験できませんが，死につつあることは体験でき，それは死と向き合う時間でもあります．自分が「がん」と知ってから，たとえどのような病期であろうとも人は死と向き合う時間を体験していきます．そのような患者と十分によい関係性をつくることがケアの本質のともに生きることの具体化であります．他の人をケアすることはその相互性を介した自分自身に対するケアでもあります．ともに生きることによってそのことの価値を決定し人生の意味を見出していきます．しかし現場ではとくにこれらを意識する必要などないと思われま

す．人間が互いにわかりあうことなどおこがましく，とうてい無理と思いながら，それでもなおわかり合おうとするのがケアの現場であり，一緒に泣いたり，笑ったりすることの積み重ねが相手と自分をも自己実現していくのです．

「やさしさ」を哲学する人々を知りました．ひとりは小樽市に在住する哲学者・花崎皋平氏です．彼の著書「生きる場の哲学」で"無にひとしいものでありながら，自分と同じ運命のもとに他人もまたおかれていることを身につまされて感ずることができたら，そこに生まれる感情は「やさしさ」と名付けることができるであろう．"と述べています[9]．さらに倫理学者の竹内整一氏は「やさしさ」は日本の精神文化の本質ではないかと問いかけています．「やさしさ」の精神史を分析し「やさしさとは」という問い方自身の立て直しを含めて繰り返し問い続ける必要のある問い，つまり「人間とは何か」，こうした問いこそがこれまで取り上げてきたこととまったく異なるように見える「やさしさ」をつないでいくことを可能にする"[10]と述べています．なぜか二人ともに清水哲郎氏の友人のようです．さらに立教大学名誉教授・栗原彬氏は"人間的な「やさしさ」は，虚無を知り，虚無を再確認し，なお虚無による虚無批判をやめない者が，孤立した闘いの中で知る至高の連帯の感覚である"[11]と言います．それぞれ述べている状況は異なりますが，まさしく「やさしさ」はケアの本質と改めて確認しています．

II．「がん」のプロセスを知り，「病」を理解する

これまでの伝統的な医学・医療の疾病モデルは感染症に代表される原因と結果に焦点をあてた因果律によるものでした．しかし「がん」はプロセスをもつ「病（やまい）」として初めて認識が可能となります．プロセスの概念は伝統的な疾病モデルへの挑戦でした．そのことが初めはがん医療界において私たちの活動を困難にしていたであろうことは否めません．最近がん治療専門医の間でも治療法の進歩により長期生存例が増え，「がんは慢性疾患である」という認識も一般的になりつつあります．しかしそれに対応する医療システムがいまだ確立されてはいません．そのため「がん難民」などという不幸な表現がマスコミに登場したりします．

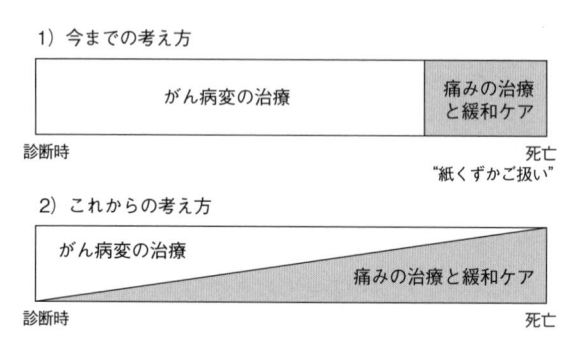

図I-3 がん治療概念の変化（WHO, 1990）

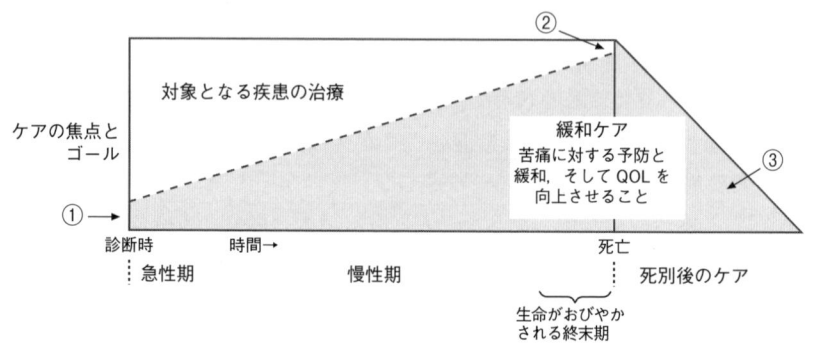

図I-4 新しいケアのモデル（カナダホスピス緩和ケア協会, 2002）

　一方，ホスピスケアの領域では古くからプロセスの概念は採用されていました．1978年ロバート・トワイクロス（Twycross, Robert）博士は早期から終末期までの経過にそれぞれ重きが置かれるケア，リハビリテーション，心理的サポートあるいは家族へのサポートを明示したモデルを提唱しています[12]．世界保健機関（World Health Organization；WHO）は1990年に図I-3下段のように緩和ケアは診断時から提供されるべきものであり，終末期に向かうにつれ中心となることを示しました．その後20年を経ようとしていますが，日本においては今もなお上段の過去の考え方で医療を行っている医師も多く，プロセスすべてで抗がん剤などの治療に終始する渇いた文化があることも事実です．しかしながら抗がん剤の開発，とくに副作用の少ない分子標的治療薬などの登場と放射線治療の進歩は新しいプロセスのモデルを提唱させました．

それは図Ⅰ-4に示すような①②③の改変が行われたモデルとなっています[13)][14)]．①は診断時から予防的に緩和ケアを，②は終末期まで必要があれば分子標的治療薬などの治療を，③は遺族のケアを，ということです．プロセスがあるということは患者は「がん」に苦悩する時間を長くもつ，すなわち死と向き合う時間が長く与えられるということであり，私たちもその時間を共有するということです．

Ⅲ．死と向き合いつつ生きる

ホスピスケアに貢献した3人の女性

「がん」患者を対象にしたホスピスは19世紀初頭アイルランド，ダブリンにマザー・メアリ・エイケンヘッド（Aikenhead, Mary 1787-1858, アイルランド慈善修道女会の創始者）が建てたホームとよばれた施設が源流です．700年にわたりアイルランドはイギリスの植民地支配を受け多くの難民が悲惨な生活を送っていました．アイルランド慈善修道女会は彼らのための奉仕活動を行うために創設され，その一環としてホスピスがつくられたのです．難民はアイルランドにとどまらずイギリス，オーストラリア，米国東海岸にまで流浪しました．同修道女会のシスターたちがそれらの地に赴き奉仕活動をする中で各地にホスピスが建てられていきました．とくにオーストラリアにはイギリスに抵抗した数多くの政治犯が流刑されました．

日本の医療者がよく研修に行くオーストラリアのホスピスはこの流れをくむものです．彼女たちの活動は人権運動の側面をもっていたと言えるでしょう．ロンドンの聖ジョセフ・ホスピスも1905年に同修道女会によって建てられ，現代ホスピスの創始者シシリー・ソンダース（Saunders, Cicely, 1918-2005）博士がここで終末期のがん患者のケアをしながらモルヒネなどを使う痛みの研究を行いました．彼女ははじめ看護師であり，MSWを経て39歳で医師になりました．チームアプローチを主張したゆえんでしょう．これらの功績をもってして1967年聖クリストファー・ホスピスを開設するに至ったのです．その後彼女の活動が全世界に広まりホスピス運動に発展し今日の隆盛をみています．1997年に来日し講演していますが，東札幌病院看護部長・石垣靖子女史（当時）など日本のホスピ

ス運動を推進した人々の多くは聖クリストファー・ホスピスが毎年主催する1～2カ月のセミナーに参加しています．

　ホスピス運動に直接関わってはいませんが，死に直面している患者の心理とそのケアについて精神科医エリザベス・キューブラー＝ロス（Kübler-Ross, Elisabeth, 1926-2004）は著書『死ぬ瞬間』に代表される先駆的な業績を残しました．スイスに生まれチューリヒ大学医学部で米国からの留学生マニー・ロス（Ross, Many）と結婚しニューヨークに渡ります．ブロンクス区の精神病院に勤めながら死についての研究を始めます．その後私財を投じ，死に向かう患者のための施設を開設し活動しました．この間彼女は20冊もの本を書き，かつ世界各地で講演しています．後半は死後の世界に関心をもつようになり学際的に疑問視もされました．私も留学中霊的存在について語るインディアンの衣装をまとった彼女の講演を聴いたことがあります．いずれにしても現代社会で疎外されていた死を身近なものにしたことはホスピス運動の推進に大きな役割を果たしました．

緩和ケア（palliative care）

　ホスピスケアと緩和ケアはほとんど同義語です．広義のケアは保健医療全体を意味し，狭義のそれはナーシングケアであり，日本ではいまだ誤解があるようです．緩和ケアという用語は1975年カナダ，モントリオールのロイヤル・ビクトリア病院にホスピス病棟が開設された際にバルホー・マウント（Mount, Balfour）博士が宗教的なニュアンスを避けて"palliative care"と命名したことに始まります．

　WHOによる緩和ケアの推進は1986年に「がんの痛みからの解放」という提言の中でモルヒネを主としたWHO方式三段階疼痛治療ラダーを発表し，世界のがん医療関係者に衝撃を与えました．この提言をまとめたメンバーに埼玉県立がんセンター（当時）の武田文和博士がいました．当時そのがんセンターに漆崎教授の弟子かつ私の後輩二人が消化器科に勤務しており，彼らが武田氏に協力し日本のデータを作成していました．私たちはすでに文献を参考にしてモルヒネを使用していましたが，副作用に難渋していました．その後，WHOの同メンバーにより1990年「がんの痛みからの解放と緩和ケア」という提言で初めて緩和ケアの定義が発表されま

した．ホスピス運動と WHO の推奨によって世界中にホスピス・緩和ケアが理解され，定着していくことになります．2002 年，WHO により緩和ケアの定義が改変されました．以下にその全文を紹介します．

　緩和ケアとは，生命を脅かす疾患による問題に直面している患者とその家族に対して，痛みやその他の身体的問題，心理社会的問題，スピリチュアルな問題を早期に発見し，的確なアセスメントと対処（治療・処置）を行うことによって，苦しみを予防し，和らげることで，クオリティ・オブ・ライフを改善するアプローチである．
・痛みやその他の苦痛な症状から解放する
・生命を尊重し，死を自然の過程と認める
・死を早めたり，引き延ばしたりしない
・患者のためにケアの心理的，霊的側面を統合する
・死を迎えるまで患者が人生を積極的に生きてゆけるように支える
・家族が患者の病気や死別後の生活に適応できるように支える
・患者と家族―死別後のカウンセリングを含む―のニーズを満たすためにチームアプローチを適用する
・QOL を高めて，病気の過程に良い影響を与える
・病気の早い段階にも適用する
・延命を目指すそのほかの治療―化学療法，放射線療法―とも結びつ
・それによる苦痛な合併症をより良く理解し，管理する必要性を含んでいる　　　　　　　　　　　　　（日本ホスピス緩和ケア協会ホームページ[15]）

　私が切望していた臨床腫瘍学と緩和ケアとの歴史的邂逅がありました．1998 年の米国臨床腫瘍学会（ASCO）で会長のロバート・メイヤー（Mayer, Robert）博士が主要テーマに"End-of-Life Care"を選んだことです．その特別シンポジウムで"腫瘍学専門医は診断時から慢性期そして終末期のすべてのケアに責任がある．そのためには医師のよりよい教育，End-of-Life Care の研究，そして終末期ケアのための経済的問題を精力的に解決していかなければならない"と述べたのです[16]．
　以来，同学会に数は少ないですが緩和ケアの研究が発表されています．

臨床腫瘍学と緩和ケアの融合はがん患者にとっての僥倖であり，まさしく図Ⅰ-4に示したように今後のがん医療のあり方を示しています．

サイコオンコロジー（psychooncology）
　サイコオンコロジーは歴史的にがんに関する心理・社会的アプローチとリエゾン精神医学が融合し，サイコオンコロジーに発展しました．それはジミー・ホーランド（Holland, Jimmie）博士が1997年スローン・ケタリング記念がんセンターに精神科部長として赴任してからの勢力的な臨床・研究活動を通して可能となりました．サイコオンコロジーは「がんが患者や家族の心に与える影響」と「心や行動ががんの罹患や生存に与える影響」のふたつの方向性を研究する学問です．
　サイコオンコロジーの最も優れた古典ともいうべき教科書はホーランド博士による『Handbook of Psycooncology』（サイコオンコロジー）でしょう．がん患者の心理・社会的そして医学的要因における先の二点について包括的に解説されています．したがって，例えば病期別，治療別，がんの種類別などの課題が取り上げられています．その後彼女の弟子であるブライバート博士とハーベイ・チョチノフ（Chochinov, Harvey）博士による『Handbook of Psychiatry in Palliative Medicine』（緩和医療における精神医学ハンドブック）が刊行されていますが，内容は緩和医療にとどまらず，がん患者のプロセス全般の心のケアの医学的知識について記述され，最も優れた教科書と思われます．
　日本では1987年に第1回日本サイコオンコロジー学会が創設され，1997年国立がんセンターに精神腫瘍学の研究施設が設けられました．現在これらのリーダーシップによってがん医療におけるサイコオンコロジーの重要性が理解されつつあります．

終末期医療のあり方
　終末期医療のあり方についてはこの数年ジャーナリズムにおいて議論が盛んです．そして尊厳死協会などの市民運動も先鋭的に発言しています．いずれも現場で患者・家族と医療者が日々苦悩しているからでしょう．厚生労働省は2007年「終末期医療の決定プロセスに関するガイドライン」

を公表しました．その作成メンバーに東札幌病院の MSW・田村里子が参加しています．そのためか私たちの日ごろの活動をそのまま反映した内容となっています．私たちは WHO の緩和ケアの定義にあるように日常の医療行為を行っていますが，いつも倫理的なおそれを抱いています．ゆえに私たちには臨床倫理セミナーがあり，例えばセデーションのガイドラインがあります．

2008年9月，第14回日本臨床死生学会を主催し，テーマを「安楽死問題と臨床倫理―安らかな死を迎えるために」としました．終末期医療の問題は"いわゆる安楽死を認めるか"という議論に帰着すると思われたからです．ところが米国の安楽死と自殺幇助についてのブレシア氏の講演では，それらは殺人であり，それを認めるかどうかという議論になっているとのことでした[17]．

この学会でさまざまな立場からの講演と発表があり，初めて学際的な場で安楽死についての討論が行われたことに意義があります．私たちの経験から，生きて死にゆくプロセスにおいて，家族，親族や友人，かかわった医療者たちに穏やかに囲まれて過ごし，そして死を迎えることが「安らかな死」と心得ています．死は自立した個人のうえに起こるのではなく，これら共同体のなかで起こることです．ゆえに緩和ケアは地理的なコミュニティ（地域）だけではないコミュニティケアなのです．チームアプローチが拡大されたコミュニティケアでつねに「この患者・家族にとって何が最善か」を問い続けた結果として尊厳ある死（death with dignity）は実現されるのです．

Ⅳ．がん難民をつくらない，つくらせない

図Ⅰ-4 の新しいモデルで示したように，がん患者のケアの継続性と治療の進歩を考えるとき，初期の診断時から看取りまでを担当する医師はやはり腫瘍内科医が中心ですが，ときに外科医，放射線治療医，精神科医も参加してコ・メディカルスタッフとのチームアプローチが妥当であろうと思われます．したがって腫瘍内科医は緩和ケアについても造詣が深くなければなりません．

米国 Health Care Advisory Board から 1994年『*The Future for Oncology*』

表 I-1 がん医療にかかわる領域と医療の新しい担い手

	過去の治療方法	現在の治療方法	将来の治療方法
治療の種類	手術	手術 化学療法 放射線療法	化学療法 放射線療法 免疫療法 遺伝子療法
治療の場	病院（入院）	病院（入院と外来） 診療所	病院（外来） 診療所 在宅
医療の提供者	外科医 手術場のスタッフ 病院の看護師	外科医 手術場のスタッフ 病院の看護師 放射線腫瘍医 腫瘍内科医 放射線専門医 放射線技師	看護師 放射線腫瘍医 腫瘍内科医 放射線専門医 放射線技師 免疫学者 遺伝子学者

(Advisory Board Company (1994) *The Future for Oncology*, p.58 より転載，筆者訳)

という本が出版されています．その中に将来のがん医療チームの編成が描かれています[18]（表 I-1）．これまで外科医の友人たちに遠慮してあまり紹介してこなかった将来像です．もちろん手術が絶対的に必要ながんもあることは前提ですが，ここには看護師その他のコ・メディカルスタッフも主役として登場しています．

私たちは「がん難民をつくらない，つくらせない」を合言葉にがん専門病院の認可を受けることに挑戦してきましたが，2010 年 3 月に認可を受けることができました．その一番のメリットは平均在院日数が 30 日まで認められることです．一般の病院はより短期間の在院日数が求められています．良好なコミュニケーションを通して成熟した関係性をつくるためにはある程度の期間が必要です．

「がん難民」という不幸な言葉はジャーナリズムがつくった日本特有のものです．しかし的を射た言葉でもあります．「がん難民」は日本の外科中心のがん治療の歴史と最近の急性期病院などでがん患者を診る医療制度がつくりだした不幸と言えます．自分たちの反省も含めて，がん医療については日本人全体が手術療法中心の因果律モデルのパラダイム・シフトを図らなければなりません．それが日本人がかつてもっていた"生老病死"などのプロセスがある死生観を取り戻すひとつの契機になると思います．

[引用文献]
1) 橋爪大三郎（1988）はじめての構造主義，p.22，講談社現代新書．
2) 石谷邦彦（1990）社会科学からみた医療の実践，現代のエスプリ，270，pp.123-137.
3) 石谷邦彦（1988）進行末期ガン治療-QOLについて，からだの科学，No.142，pp.99-104，日本評論社．
4) Patterson, W. B. and Emanuel, E. J. (1994) *Special Article; Ethics Rounds*, J. Clin. Oncol., 7(12), pp.1516-1521.
5) American Society of Clinical Oncology (1996) *Outcomes of cancer treatment for technology assessment and cancer treatment guidelines*, J. Clin. Oncol., 14(2), pp.671-679.
6) Burris H.A. 3rd et al. (1997) *Improvement in survival and clinical benefit with Gemcitabine as first-line therapy for patients with advanced pancreatic cancer; A randomized trial*, J.Clin.Oncol., 15 (6), pp.2403-2413.
7) 石谷邦彦（2004）緩和医療に求められるQOL，新医療，5，pp.112-114.
8) 石谷邦彦（1999）緩和医療の変遷，癌と化学療法，26，pp.70-76.
9) 花崎皋平（1981）生きる場の哲学，pp.7-12，岩波新書．
10) 竹内整一（1997）日本人は「やさしい」のか，pp.185-186，ちくま新書．
11) 栗原彬（1994）やさしさのゆくえ，pp.71-76，ちくま学芸文庫．
12) Twycross, R. G. (1978) *Hospice care-reversing the balance in medicine*, J. Roy. Soc. Med., p.73, p.475.
13) Canadian Hospice Palliative Cara Association (2002) *A Model to Guide Hospice Palliative Care : Based on National Principles and Norms of Practice*, p.18.
14) Callaway, M. and Ferris, F. D. (2007) *Advancing Palliative Care; The Public Health Perspective*, J. Pain Symptom Management, 33 (5), pp.483-485.
15) 日本ホスピス緩和ケア協会ホームページ，ホスピス緩和ケアの歴史と定義 http//www.hpcj.org/what/definition.html
16) American Society of Clinical Oncology (1998) *Cancer care during the last phase of life*, J. Clin. Oncol., 16, pp.1986-1998.
17) Brescia, F. J. (2008) *Euthanasia and Assisted Suicide Question in the United States*，第14回日本臨床死生学会抄録集，pp.21-24.
18) Advisory Board Company (1994) *The Future for Oncology*, p.58.

[参考文献]
1. 漆崎一朗編著（1993）癌悪液質，先端医学社．
2. 土屋守章・二村敏子編（1989）現代経営学の系譜，有斐閣．
3. スーザン・ソンタグ著，富山太佳訳（1982）隠喩としての病い，みすず書房．
4. ハワード・ブロディ著，舘野之男・榎本勝之訳（1985）医の倫理—医師・看護婦・患者のためのケース・スタディ，東京大学出版会．
5. 清水哲郎（1997）医療現場に臨む哲学，勁草書房．
6. 関川夏央（1995）よい病院とはなにか，講談社文庫．
7. 漆崎一朗編著（1991）癌とQOL，ライフサイエンス社．
8. 柏木哲夫・石谷邦彦編著（1997）緩和医療学，三輪書店．
9. 世界保健機関編，武田文和訳（1993）がんの痛みからの解放とパリアティブ・ケア，金原出版．
10. 岡村春彦・暮尾淳編，岡村昭彦（1987）岡村昭彦全集6・ホスピスへの遠い道，筑摩書房．
11. シャーリー・ドゥブレイ著，若林一美ほか訳（1989）シシリー・ソンダース，日本看護協会出版会．
12. デレク・ギル著，貴島亜操子訳（1985）「死ぬ瞬間」の誕生，読売新聞社．
13. 世界保健機関編，武田文和訳（1987）がんの痛みからの解放，金原出版．
14. ジミー・ホーランド，ジュリア・ローランド著，河野博臣ほか監訳（1993）サイコオンコロジー，1，2，3，メディサイエンス社．
15. ハーベイ・チョチノフ，ウィリアム・ブライバート著，内富庸介監訳（2001）緩和医療における精神医学ハンドブック，星和書店．

II章　医療現場における生と死

さまざまな現場からの問題提起——親しい者の突然の死に呆然とする，重篤な病の子どもと死について語る，透析を組み込んだ生活を長く続ける，出生前診断により産む子どもを選別する，日常の中で最期まで主人公であり続ける，等々．

1　救急医療の現場でみる「他者の死」の多義性

行岡 哲男　川原 千香子

　筆者らが勤務するのは救命救急センターです．大都市の中枢部に位置し，重症救急例の診療を中心とした典型的な都市型の救命救急センターです．年間受け入れ患者約 1,500 例のうち救命処置室（ER）で亡くなる人が約 23％，ER での初期診療を経て救命救急センター（集中治療室）入室後に亡くなる人が約 11％，全体ではおおよそ 3 分の 1 の人が亡くなっています．こうした人たちの多くは，日常生活の中で突然発症・受傷し，それ以前に自分の死を身近に感じるような状況にはなかったと思われます．そして発症・受傷後も，意識障害等で自分の死と向き合う間もなく亡くなっており，予期せぬ突然の死というカテゴリーの事例がほとんどです．

　このような救命救急医療の現場を踏まえ，本稿ではまず遺された人々を念頭に「他者の死」を考えるとともに，いまだ手付かずの状態といってよい救命救急医療現場における遺された人へのケアを考えてみたいと思います．

Ⅰ．他者の死がもつ意味

自分にとっての他者とは

　人がおおむね自分の日々の生活に満足を感じている場合，自分自身のあり様にはとりあえずは納得しているはずです．この納得がなければ，満足という心境とはほど遠いでしょう．自分で自分を受け入れ認めていることであり，これを自己承認と表現してみます．満足を感じる日々の生活の中では自己承認だけではなく，自分が他者にも受け入れられ，承認されているという実感が伴うはずです．これは自分自身を見つめれば，だれにでも明らかなことです．日常生活の中で心からの感謝・敬意・称賛の言葉を実感すれば，だれでも心地よさを感じるはずです．これは，他者承認を実感して自分の心模様が明るく喜ばしいものになったということです．つつがない日々を送る人には，自己承認のみならず生活の中で他者承認が実感されるか，またはその可能性が確保されているはずです．

さて，他者承認という文脈で，山竹[1]は他者を，①親和的他者，②集団的他者，③一般的他者と三区分しています．親和的他者は近しい家族，親友，恋人などで，相手の存在そのものと深くつながる他者です．集団的他者とは，その人の能力や属性（社会的立場，資格等々）により関係が規定される相手であり，基本的には顔の見える間柄にあります．顔が見える相手とは，個人的知己の有無にかかわらず社会的なつながりがあり，特定の個人として指摘できる点が特徴です．例えば，会社の同僚・上司や同級生が集団的他者の典型と言えるでしょう．患者やその家族にとってケア提供者は基本的には集団的他者であり，ケア提供側からみれば患者やその家族はやはり集団的他者ということになります．

　一般的他者は世間一般の他者とでもいう存在で，顔は見えません．公的な表彰・顕彰の受賞者は他者承認を実感するはずですが，これは一般的他者による承認（支持）と理解されます．本稿では遺された人という文脈から，親和的他者，集団的他者が論考の中心となります．

　さて，人は他者だけでなく，自分自身を認識の対象としてとらえることができます．これは自己認識ということですが，この実相は事物や他者を認識対象とする場合とは少し異なります．今を生きる自分という観点から眺めると，過去のいろいろな出来事により現在の自分は規定されていることがわかります．さらに，現状にも制約や制限が必ずあり，これを踏まえて現在より先を見てみるといくつかの選択肢があることもわかるはずです．このように制約や制限を把握し，可能な選択肢からどれかを選びそこに向かうことが，人が自分自身の人生を生きるということにほかなりません．そこで，この時間性の中で生きているということに力点を置いた自分のあり様の把握を，自己了解と表現してみます．自己了解とは人の生き様そのものを表現する言葉であり，これには他者が深くかかわることは理解されると思います．自己了解はあるが，それを本人が受け入れ難い場合は，自己承認が定まらないということになります．

　本稿では，自己了解しつつ生きている人にとって「他者の死」がきわめて多義的であることを確認しますが，その前に自分自身の死について検討しておきたいと思います．自分の死とは，死の時点より先にはいかなる選択肢も存在しません．すなわち，すべてが不可能になるのですから，この

自分の死を体験することは原理的にできません.あくまでも可能性ということでしかとらえられません.ハイデガーはこれを「死とは,およそ何かにかかわり合ういかなる態度も,いかなる実存も,すべて不可能になることの可能性」と表現しています[2].死んだが生き返ったという人は,いまだ死を体験していません.何故なら,現在生きており可能性をもった存在であるからです.

これも論理的な帰結というものではなく,自分を内省することでだれにでも確かめることができます.自分の死は,自分自身にとっては「すべて不可能になることの可能性」という一義的意味しかもちえません.

そこで,他者の死がもつ多義性ですが,他者の区分を手がかりにしたいと思います.

親和的他者性と社会的他者性

他者に親和的他者と集団的他者があるとして,相手の顔と名前を知るすべての人をこのいずれかに明確に分けることはできないでしょう.そこで,親和的他者や集団的他者を,それとして自分が感じるおおもとの心情を二つの概念的側面,すなわち親和的他者性および社会的他者性に分けてみます.集団的他者は社会的関係で特徴づけられるので,社会的という表現でその他者性を表すこととしました.この二つの他者性は,あくまでも相手に対する自分の心情を二つの概念的側面でとらえるもので,この二つの要素から相手に対する心情が合成できるといったものではありません.

図Ⅱ-1を参照してください.横軸が親和的他者性,縦軸が社会的他者性です.

原点は,自分自身にとって親和的他者性,社会的他者性を感じない人であり,めぐり合うこともない見ず知らずの他人がここに含まれます.見ず知らずの人の死に痛ましいと思う心情,例えば,悲惨な事故の死者に対し心痛を感じることはあります.しかし,後述するように自己了解の変様を迫られる可能性は低いという意味で,原点付近の他者の死はそれ以外と大きな違いがあります.

横軸の右側(＋側)は,個人的親密度(愛情・友情)が大きく,逆に左側(－側)は,嫌悪や憎悪の心情と結びつくものです.縦軸は,当該他者

1 救急医療の現場でみる「他者の死」の多義性　111

```
                社会的・経済的・政治的協同・依存の心情
                    社会的責任感の心情
                        ┃
                      ┌─┴─┐
                      │社 │
                      │会 │
                      │的 │
                      │他 │
                      │者 │
                      │性 │
                      └─┬─┘
                        ┃
    嫌悪・憎悪━━━━━━━━╋━━━┌─────┐━━━愛情・友情
                        ┃   │親和的他者性│
                        ┃   └─────┘
                        ┃
                    社会的・経済的・政治的
                      相反の心情
```

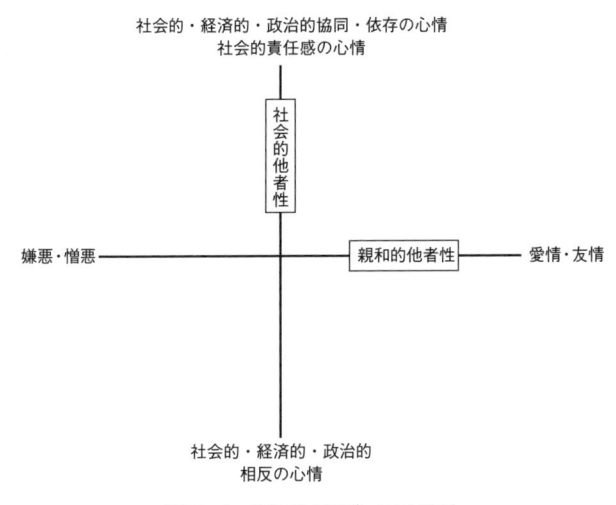

図Ⅱ-1　「他者の死」の区分軸

との社会的関係やその属性で上下します．社会的・経済的・政治的な協同や依存があれば，縦軸の高い位置となります．また，相手に対し社会的責任感を感じる場合も同じです．一方，縦軸の下側は立場や利益が相反するという心情につながるものです．

親和的他者性が高い「他者の死」

　先の図式化をもとに，「他者の死」を検討してみたいと思います．ここでは，図Ⅱ-2右側の親和的他者性の高い「他者の死」です．

　親和的他者性が高い他者（横軸右端）は，自分の存在そのものを受け入れてくれるという確信の強固さにかかわります．この親和的で堅牢な他者承認と同時に，自分の存在が相手にとってもかけがえのない存在（という価値ある存在という自己承認）の確信の底板にもなっています．

　このような「他者の死」は，自己承認と他者承認の基盤が揺らぐことにほかなりません．これが突然の場合，自己了解も停止したような状態となり，「頭の中が真っ白」で何をどうしてよいかわからない呆然自失となるのは理解されると思います．

　図Ⅱ-2を参考にもう少し詳しく検討してみます．「西郷隆盛にとって島

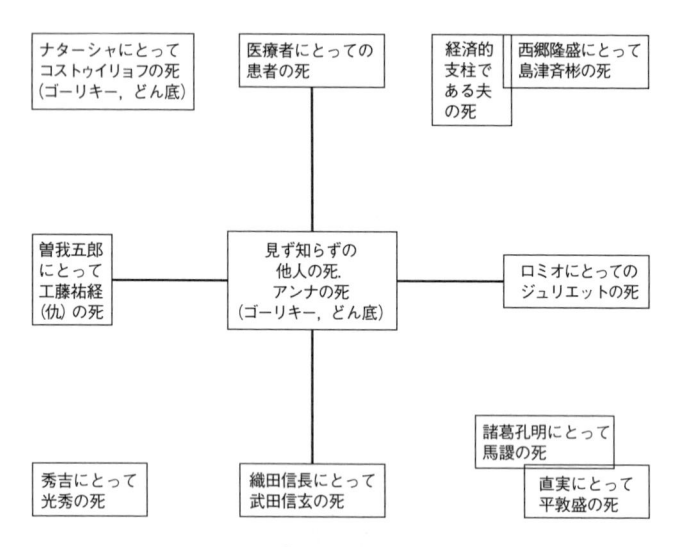

図Ⅱ-2 「他者の死」の具体例

津斉彬」の死は，藩主という当時の高い社会的他者性に加え，門閥でもない自分を見出してくれた人物の死であり，図の右上（第１象限右上）に位置します．この図式化した配置は，ある人物（この場合は隆盛）にとって，「他者の死」（斉彬の死）の体験を他との比較で，それぞれの特徴を明らかにしようとするものです．経済的には夫に依存していると感じている女性にとって，その夫の死は第１象限右上の同じような場所となります．

シェイクスピアが描くように，ロミオにとってジュリエットが（実際は死んでいないのに，誤解に基づく）死んだという体験は，至高の親和的他者性をもつ「他者の死」として図Ⅱ-2右端に位置します．ロミオとジュリエットは，社会の枠組みの中では互いに敵対する家族の一員であり，いわば相反する社会的属性を背負っています．社会的障壁とも言えるこの事実は，二人の結合感を強めると同時に社会的孤立感を与え，いわば社会的立場や関係性からは断絶したような状態となります．その意味で，社会的親和性は原点から上下にずれることはないでしょう．この社会的孤立と結合の心情は，二人を破滅的行為へと追いつめていきます．

シェイクスピアの「ロミオとジュリエット」には，「他者の死」の多義性を鮮やかに描く場面があります．ジュリエットの親しい従兄弟が死に，

その犯人がロミオだと告げられます．親しい従兄弟の死に対する悲しみの涙と同時に，ロミオに対し非難の言葉がジュリエットの口から出ます．しかし，従兄弟の死が争いの中でのことであり，ロミオがその従兄弟に殺されていたかもしれないことを悟ります．すなわち，従兄弟の死とは夫ロミオを殺そうとした人物の死に他ならず，夫が生きていることに安堵します．ジュリエットは，「ああ愚かな涙よ，さあ元の泉にお戻り，その雫は悲しみに支払われる貢ぎ物，何を間違えて喜びに捧げたりするの」[3]と従兄弟の死を喜びとまで表現し，激しく揺れ動くジュリエットの心境が描かれています．ジュリエットにとって親しい従兄弟の死は，最初は図Ⅱ-2第1象限右上にあります．しかし，それは夫ロミオを殺そうとする人物の死であり，彼女個人にとっては社会的に対立する他者の死であり図Ⅱ-2第4象限右下ということになります．この極端に低い社会的他者性（＝ロミオを殺そうとした）をもつ人物の死は，従兄弟の親和的他者性を消し去るかのようです．ロミオの町からの追放の「1万分の1」程度の重みでしか彼女に受け止められません．このような心境の変化を，シェイクスピアは先に引用したような台詞で表現しています．

　この図Ⅱ-2第4象限右下の「他者の死」は，多くの意味をもって体験されるようです．諸葛孔明にとって馬謖（ばしょく）の死は，この位置と言えるでしょう．諸葛孔明は中国三国時代の政治家ですが，部下への賞罰が公正であり，畏れられつつも愛され慕われた人物とされています．彼自身の社会的親和性に由来する心情が他者からもわかりやすく，また共感も得やすいものであったことの反映でしょう．馬謖とは，父子の関係のような親密さと固い主従関係で結ばれており，互いに第1象限右上の心情に基づく他者関係にありました．ところが，馬謖の重大な軍令違反がもとで戦に敗れます．諸葛孔明は「泣いて馬謖を切る」ことになるのですが，親和的他者性と社会的他者性の相反する作用でわが身が引き裂かれるような心境が諸葛孔明の涙になったのでしょう．

　熊谷次郎直実は源義経に従い，一の谷（現神戸市周辺）の合戦に加わります．敵を組み伏せ兜を取ると，それはあどけなさのある童顔で彼の子と同じ年ほどの若武者でした．逃がそうかという思いがよぎりますが，荒々しい戦場であり，結局，涙をのんで首をはねます．この涙も諸葛孔明のそ

れに似たものでしょう．

　この若者が平清盛の甥，平敦盛であることが後でわかります．熊谷直実にとって敦盛の死は重くのしかかります．やがて直実は法然のもとで出家し蓮生(れんしょう)と名乗ります．この史実を題材にして室町時代・世阿弥が能「敦盛」を創作します．一の谷の古戦場で，僧・蓮生の前に若武者姿の敦盛の亡霊が現れます．亡霊は，平家の盛衰や一の谷の戦の前夜の舞のことなどを語ります．そして，その菩提を弔っている蓮生に対し，仇を恩で報いることとし，二人ともに極楽で同じ蓮に生まれ変わるだろうと語り亡霊・敦盛は成仏します．

　戦とはいえ自分が手を下した若者の死により直実は出家したとされますが，これは自己了解の根本的な変様（生き様の根本的な変更）が迫られた結果と理解すべきでしょう．そして，世阿弥が描く亡霊・敦盛の成仏は僧・蓮生の心のうちの出来事と解釈することで，この物語は後述するように重要な示唆を与えてくれます．

　これらの例にみるように，親和的他者性の高い「他者の死」は，自己了解の変様が要請されることになります．特に，社会的親和性が高い突然の死の場合，それは「どうして！」という不条理感とともに，自己了解の変様が強く迫られることは想像に難くありません．一方，社会的親和性が低い場合では，自分の相手への想い（情）と社会的合理性（理）で身が引き裂かれるような体験をすることがあります．しかし，諸葛孔明の場合のように，自己了解の変様を迫られる体験を伴わない場合もあり，第4象限右下は第1象限右上より「他者の死」の体験はより多様な心境とつながることになります．

親和的他者性が低い「他者の死」

　親和的他者性が原点に近く，社会的な協同と責務の心情につながる「他者の死」の例として，医師にとって患者の死をあげることができるでしょう．また，個人的な知己はないが，経営者として畏敬の念をもつ自社の社長の死も図Ⅱ-2の中央上部に位置することになります．

　原点周辺の「他者の死」は見ず知らずの人の死であり，自己了解の変様の要請までに至らないのが一般的でしょう．しかし，顔見知りのよく知る

人でも，原点に近い「他者の死」として受け止められることもあります．ゴーリキーの戯曲「どん底」は，ほら穴のような地下室というまさに社会の底辺で住む人たちの物語です．アンナは夫とともにここに住みますが，重病におかされており，静かに息を引き取ります．大家夫婦の妹ナターシャの「すこしは可哀そうだぐらい想ってもいいじゃないか」に対し，「こちとら，死人に哀れんでるゆとりがあるものか」，「死んでしまった者になんと言ってみたってはじまらねえよ…病気のうちなら言葉のききめもあろうが，死んじまっちゃーどうにもならねぇ！」[4]と住人には相手にされません．「どん底」の住人たちにとって，顔見知りで同居者でもあるアンナの死は原点付近の死としてとらえられています．

1572年12月上洛を目指す武田信玄の軍勢に織田・徳川は三方ヶ原の戦いで大敗し，翌年2月には三河の野田城も落ちて，信長は窮地に立たされます．ところが4月になると，武田の軍勢が甲斐に引き上げ始めます．織田信長は武田信玄の死を確信します．この信長にとって，武田信玄という「他者の死」は図Ⅱ-2中央の下に位置するでしょう．羽柴秀吉にとって，明智光秀の死は主君の仇討ちであり，同時に天下を取るためのライバルとしての「他者の死」で第3象限左下に位置します．

この戦国時代よりさらに400年ほど前，鎌倉時代初期に源頼朝が行う狩り（軍事演習）の最中に，父親の仇討ちを行ったのが曽我十郎・五郎の兄弟です．この史実を題材に語り継がれたのが曽我物語で，後に能・浄瑠璃や歌舞伎の演目にも取り上げられています．兄の十郎は仇・工藤祐経を討った直後に討死し，五郎は捕縛され頼朝の前に引き出されます．頼朝は助命も考えますが，結局，五郎は従容として首を切られます．物語では，曽我兄弟は社会的な功利を求めて仇討ちをしたのではなく，仇という「他者の死」は図Ⅱ-2左端中央ということになります．

先に紹介した「どん底」のナターシャは，大家である姉夫婦と同居し社会的依存状態にあり，同時に姉夫婦から虐待を受けています．ナターシャへの暴力がきっかけとなり，住人たちが騒ぎその最中に義兄コストゥイリョフが亡くなります．実姉が，一人の住人をそそのかして義兄を殺させたというナターシャの訴えにより，実姉とその住人が捕まります．ナターシャは姿を消しますが，彼女にとって義兄という「他者の死」は図Ⅱ-2

の左上端に位置すると思われます．

第3の軸

　心情にかかわる親和的他者性・社会的他者性を軸に「他者の死」を区分けしてみましたが，第3軸は前2軸と直行し，自己了解の変様の要請程度として設定しました．これら3軸がつくる空間内にいくつかの「他者の死」を配列すると，それはあたかも一つの面（蓮の葉）に配置されたようにとらえることができます（図Ⅱ-3）.

　原点あたりの「他者の死」は葉の根本（葉柄）の底の部分に位置し，自己了解の変様を迫られることはありません．広がる周辺部では自己了解の変様を強く迫られる「他者の死」の多くが配置されることになります．この「他者の死」が迫る自己了解の変様は，その強さだけでなく，その変様の実相は極めて多様です．

　「どん底」のナターシャの失踪は，どん底からの脱出なのか，奈落への転落なのかゴーリキーは語りません．しかし，義兄である「他者の死」はナターシャに自己了解の変様を迫ったことは確かだと思います．では，どのようなケアが彼女には必要であり，何は不要なのでしょうか？　筆者ら

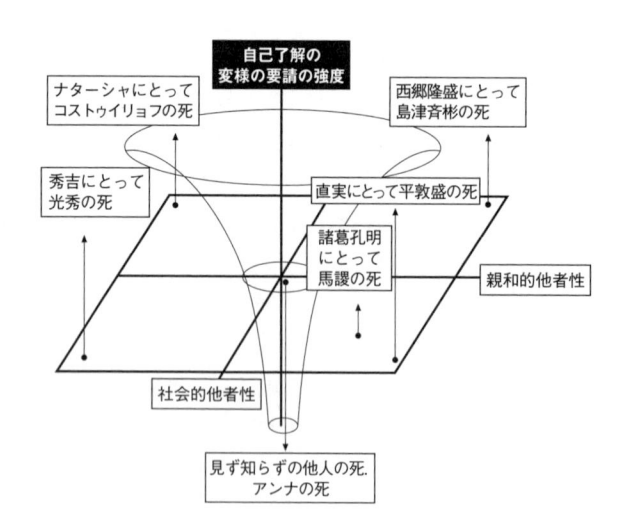

図Ⅱ-3　「他者の死」と「自己了解の変様」への強度

にはこれを論じる力も知識もありません．しかし，「自己了解の変様」という文脈で「他者の死」をとらえることは，ケアにおける普遍的な原則を考えるうえで重要だと思います．なぜなら，自己了解の変様は人が生きていくうえで必然的に迫られることだからです．

　子どもから大人になる過程で，人は自己了解を変様させていきます．これが成長と表現されることの本質であり，この変様がうまくいかないとまずもって自己承認の地盤が揺らぎ，世の中で生きていくことが苦痛にさえ感じられることになります．また，壮年から老年に至る過程でも，自己了解の変様が必要となります．さらに，病気やけがの（自分自身にとっての）意味（例えば，がんにおかされ仕事を辞めて治療に専念するとか，交通事故で腕を失う，といった事態が典型ですが）は，身体の不都合により不条理感を伴いつつも自己了解の変様が迫られるものとしてとらえることができます．

　「他者の死」も人生において，自己了解の変様を迫る事態の一つになりえます．自分自身の病気やけがと異なるところは，まずは自分の「身体の不都合」はない点にあります．しかし，突然の「他者の死」を契機に伏せこんで「身体の不都合」を感じるような場合は，病と区別はなくなるでしょう．

II．突然の予期せぬ死への遭遇

　筆者（行岡）は30年以上にわたりいくつかの救命救急センターで勤務してきました．その経験から，ある人の死に立ち会うその家族や関係者にとって「他者の死」が多様なものであることを実感しています．その多くは，図II-2の第1象限や図中央右に位置します．嘆きと悲しみで，自己了解の地平が失われる人を目の当たりにしてきました．突然の予期せぬ死であり，何の心の準備もなく遺された人たちの心細さは理解できます．そして救命救急センターには次の瞬間にも，別の患者が救急搬入され，医師も看護師もその救急診療にかかわることになります．遺体が霊安室に移されれば，救急医や看護師らが職務として遺族とかかわることは基本的にはありません．焼香とお悔やみを申し上げることが最後になります．

　遺された人たちは親和的他者の突然の死を受け入れるような状態でないことが多いのですが，最後となった救急診療に関しもっと情報を得たいと

思うこともあるでしょう．特に，死があまりにも急な場合（搬入時にすでに危篤または心肺停止状態で，家族が到着までに死亡確認がなされたような事例）では，家族は医療者から言葉で説明を受けるのみです．もとより，患者自身の最期を看取った医療者として家族に状況を伝えることは大事です．では，どのようにその最期を語るべきなのか，研究というスタンスで検討されることはこれまであまりなかったと思います．現場での経験から学ぶしかなかったのが実情です．

　事実を示すことが目的だとしても，無残な遺体と家族・関係者との対面には迷うこともあります．親和性の高い「他者の死」の生々しさは，遺された人たちを二重に傷つけることにもなりかねません．われわれの施設では，科学技術振興機構・社会技術研究開発センターの委託研究として，最新の画像処理技術に加え会話分析の手法を救急医療の現場に導入し，「多視点化により『共有する医療』の実現に向けた研究」を始めています．ここでいう共有とは，納得の共有です．親和性の高い「他者の死」は容易に受け入れることはできないでしょう．しかし，そのような「他者の死」の事実が発生した救急医療の現場での納得の共有は，その先の長いプロセスの起点となる可能性をもつ，というのがこの研究の基本的発想です．遺された人たちと医療者の間で，少なくとも最後となった救命救急医療への納得の共有を促すリソースの研究を行っています．

　たとえ診療には納得できたとしても，親和性の高い「他者の死」に心の整理がつかないままに残された人にも時はどんどん進み，遺体とともに病院を出ざるを得なくなります．筆者らの施設では，家族がご遺体とともに病院を出られる前に，看護師からストレス外来の案内（図Ⅱ-4）を手渡しています．現時点で，救命救急センターとして遺された方への具体的な対応はこのように限られたものです．

　さて，患者の遺志について遺族が直接かかわるのは葬儀や財産分与ですが，これと同じく患者の肉体（組織・臓器）に関する意思も重要です．組織・臓器を提供したいという意思は，提供したくないという意思と同様に尊重されるべきです．われわれの施設では，救命が困難と判断されるような最重症例では，それまでの経過説明を踏まえつつ家族の了解が得られれば，家族と医師・看護師が一緒に対光反射等の脳幹反射消失や脳波にはノ

イズしか検出されないことを確認します．これをクリニカルパスとして定式化していますが，このパスの最大の眼目は，病状が救命困難なほどに重篤なことの情報共有と，その納得の共有を目指すことにあります．そのうえで，アンケートにより組織・臓器提供の意思の確認をしています．次の

ご家族をなくされた皆様へ

東京医科大学病院　救命センター

故　　　　　　様のご冥福を心よりお祈り申し上げます．
かけがえのない方を亡くされた衝撃と悲しみは，いかばかりかとお察し申し上げます．このような非常に辛い体験から，皆様が平常のお気持ちと生活を取り戻すまでには，長い時が必要であるかもしれません．
　その経過の中で人によっては，次のような状態に苦しめられることもあります．
①眠れない
②生活のことが全て色あせて，楽しみを失う
③過去のことばかり繰り返し考えてしまう
④大切な人なしで生きていることに意味がないと思えてしまう
などです．

　このような状態は遺された方々の互いの支え合いで乗り越えていかれる事と思います．しかし，もし，苦痛の日々の中で誰かの手助けが必要と感じ，どこに声がけをしたものか見当がつかないようなことがありましたら，下記のことをお心にお留め置きください．
　このような状態に対応するために，メンタルヘルス科にてカウンセリングを行なっております．メンタルヘルス科でのカウンセリングは，精神的な病気ではなく，日常に起こった問題に対処できなくなった方のケアを保険診療の形で行なっております．
　欧米では，肉親を失った悲しみのケア（グリーフケアと称します）に医療機関が加わることがあります．これまで日本では医療機関がこのようなケアを担当することは少なかったのですが，当院ではメンタルヘルス科がこのグリーフケア（カウンセリング）の窓口としてこれを担当しています．もし，お心の騒ぐ日々の合間に，必要を感じられましたら，下記にご連絡下さい．

連絡先：東京医科大学病院　救命救急センター
予約：xx-xxxx-xxxx

FAX　送信用紙
東京医科大学病院　救命救急センター
送付先 FAX 番号：yy-yyyy-yyyy

氏名：

東京医科大学病院　メンタルヘルス科グリーフケア（喪失体験）の受診予約をしたいので，連絡を下記の FAX 番号まで下さい．
返信用 FAX 番号：

図Ⅱ-4　ストレス外来（グリーフケア）への案内

ステップは，組織・臓器提供の家族による意思決定ではなく，まずは移植コーディネーターからの情報提供を受けるか否かの判断へと進みます．このプロセスは，組織・臓器提供を増やすためではなく，あくまでも患者本人と家族の意思の確認であり，その「他者の死」が納得のいくものであることを目指すことの中に位置づけられています．患者が亡くなり，組織・臓器が提供された場合，移植コーディネーターにより1年をめどに遺族への訪問ケアが原則として行われます．この場合，遺族の了解のもとわれわれにもその後の遺族の想いや心境が伝えられることになります．

このように組織・臓器提供例以外で，遺族の想いが死を看取るわれわれの場にフィードバックされることはありません．死生学にかかわる研究でも，予期せぬ突然の死で遺された遺族にかかわる研究はいまだ少ないし，医療現場にフィードバックされるような研究成果はさらに少ないのではないでしょうか．

これまでは親和的他者性の高い「他者の死」でしたが，遺された人にとってその「他者の死」が，たとえ親族であっても親和的他者性の低い事例も少なからずあります．連絡をしても「縁を切った」ということで，一切かかわりたくないという家族もいます．「亡くなったら連絡をください．手続きには参ります」という場合や，救命不可能であることの確認（社会に復帰されては困る）だけという事例や，「どん底」のナターシャのように親族が失踪してしまった経験もあります．このような事例への対応は医療というより，より広い社会的視野の中で語られるべきだと思います．

III. 物語ることで受け入れ，前進する

能「敦盛」では，亡霊が僧・蓮生に死に至るまでを語ります．蓮生が自分自身（熊谷次郎直実）と向き合い，その物語る中で敦盛の成仏を得心したという解釈は述べました．この語りでは，戦の前夜に聞こえた笛の音が敦盛によるものであり，その笛を戦場で見出したこと等々の事実的体験が一つの物語となって自分の心の中でしっかりと位置づけられています．直実は，出家という自己了解の変様の後に，苛烈な戦や敦盛の死に至ることを物語ることでこの敦盛という「他者の死」を受け入れています．これを納得という表現を使えば，物語ることによる納得が亡霊の成仏という，直

実自身の得心の重要な契機になっています.

　世阿弥は,「敦盛」の他に修羅物（戦で命を落とした武士の亡霊が主人公となる能の演目）として,「朝長」,「実盛」,「頼政」という作品も創っています. いずれも戦に敗れ命を落とした武士の物語でこれらは三負修羅と称されています.

　能「朝長」の前半では, まず源朝長（源頼朝の異母兄. 平治の乱で敗走中に自害）の最期の宿の女性と, 出家した元もり役という縁ある者がその死の場面を語ります. 後半に亡霊・朝長がこの弔いを受けて成仏します.「実盛」では, 200年も成仏できなかった平家方の源実盛が遊行上人の説法を熱心に聞き入る老人として登場します. やがて亡霊・実盛が, はねられた首を自らが洗う様をみせ語り終えて修羅（戦が果てない状態）から解放され成仏します.「頼政」では, 旅の僧侶を老人が名所を教えるとして平等院に誘います. この日は源頼政の命日で, やはり亡霊・頼政がその死を語ります. 亡霊が成仏できずに現世をさまよう様を, この「他者の死」にかかわる人たちがその死を受け入れられないことの比喩的表現と解釈すれば, 世阿弥のメッセージは現代においてもその輝きを失いません.

　「敦盛」や「朝長」で明瞭に示されますが, その「他者の死」に直接かかわりのある遺された者がその死の前後を振り返りつつ物語ることは, 遺された者の自己了解の変様において大きな契機になるのではないでしょうか. もし, そうであるなら, 現代の「他者の死」に隣接する救急診療での納得の共有は, その起点として大きな意義をもつはずです. なぜなら「他者の死」とはその救急診療の終着にほかならず, この診療の終着にかかわる納得が先に進むうえでの起点となり得るということです.

　この救急診療の納得ですが, これは遺された人たちだけでなく, 診療を行った医療者側の納得（「十分に尽くした」という確信に裏づけられるもの）も重要です. というよりも, 救急診療にかかわったすべての人たちを含む, それぞれの立場での納得の共有が, 遺された人たちがその「他者の死」を物語り, 得心することの起点として重要であると理解すべきではないでしょうか.

　すなわち,「他者の死」, 特に親和的他者性が高い人の死の場合, すぐにはこれを受け入れることは到底できないはずです. 時を経てその「他者の

死」を受け入れるのだとしたら,その過程で救急診療の現場における関与者の納得の共有が重要であるということになります.救急医療にかかわる医師や看護師をはじめとするコメディカルにとって,自分たちの医療者としての納得が,遺された人たちがその「他者の死」を物語るうえで重要であるという,これまでにない意義を見出すことになります.このような観点から救急医療の現場で,納得の共有についての実証的研究はこれまでなされてはいません.この意義やその重要性は,世阿弥の修羅物から隠喩的にくみ取ることができそうですが,今後の実証的な研究の成果を待つべきと思います.

[引用文献]
1) 山竹伸二(2006)「本当の自分」の現象学,pp.152-155,日本放送出版教会.
2) マルティン・ハイデッガー著,細谷貞雄訳(1994)存在と時間〈下〉,p. 84,ちくま学芸文庫.
3) ウイリアム・シェイクスピア著,大場建治訳(2007)ロミオとジュリエット,研究社シェイクスピア選集5,p.171,研究社.
4) ゴーリキイ著,中村白葉訳(1936)どん底,p.88,岩波文庫.

2　小児がん医療における子どもの生と死
情報共有がもたらすもの

戈木クレイグヒル 滋子

　医療現場における子どもの生と死を考えるときに，少なくとも，家族側からみた子どもの生と死，家族以外の大人（医療者など）からみた子どもの生と死，子ども自身からみた生と死という三つの視点があると思います．はじめの二つについては，筆者もふくめていろいろな人たちが研究を行っていますが，最後にあげた，子ども自身からみた生と死にかかわる研究には，『On Children and Death（死ぬ瞬間の子供たち）』[1]，『The Private Worlds of Dying Children（死にゆく子どもの世界）』[2]，『They Never Want to Tell You』[3] などの名著があるものの，それ以外には研究の蓄積が少ないと言えるでしょう．

　その一番の理由は，子どもの生と死とが取り組みにくいテーマだからです．とくに日本においてはそれが顕著です．最近，生命の大切さを教えるための教育が注目されていますが[4]，病院では子どもに死を隠そうとする努力が続いています．そして，それが子どもの死に関する研究の実施自体を難しくしています．

　本稿では，母親や周囲の大人の語りを通して，小児がん医療の中の子どもの生と死について考えてみたいと思います．このテーマには，子どもが置かれた環境，とりわけ大人とのコミュニケーションの状況が大きく影響しますから，まず，小児がん医療の場で多くの子どもが置かれている状況を説明します．そして，そのあと，情報を共有することによって，子どもの状況がどう変じるのかについて検討したいと思います．

I．コミュニケーションの現状

　治療法の急速な進歩によって小児がんの治癒率は高くなり，7割くらいの子どもが治癒できるようになったといわれています[5]．小児がんの多くの疾病にはプロトコール（治療計画）がつくられ，基本的にはどこの病院

に行っても同じ治療が受けられるようになりました．しかし，このように治療が標準化された一方で，子どもとの関係づくりやコミュニケーションに関しては，それぞれの医師任せの状態が続き，何をどのようにいつまでに説明するのが適切で，そうするためにはどのような支援が必要なのかというような事柄については，十分に検討されないままで放置されています[6]．

以下，子どもとの情報共有が乏しい現状と，それによって生じる死のタブー視，病状が悪化した子どもの隔離，死の話をしない子どもについて話を進めます．

情報の少なさ

小児がんは1歳から19歳未満の子どもの病気による死亡原因の1位であり[7]，治った場合にもいろいろな障害を残すことが多い病気です．家族や医療者が子どもに病名や予後を隠したがる気持ちもわからないではありません．しかし，子どもから質問が表出されたときやリスクの高い治療を行うとき，あるいはターミナル期にも子ども本人への病気や治療についての説明が不十分なままで放置されているのは問題ではないでしょうか．この状況については，10年前に指摘しましたが[8]，残念ながらその後も目立った改善はありません．

「子どもの不安を最小限にしたい」という思いから，家族と医療者は子どもへの情報を制限します．例えば，次に紹介するのは，白血病で12歳の子どもを亡くした母親の語りです．

> もちろん先生も（病名は）言わない方がいいというお考えだったんですが，私も主人もあの子の性格をよく知ってますから，言えばあの子はすごいショックを受けてしまう．だから，最後の最後まで「治るんだよ」ってそうやって貫いてきたんです．だから，あの子も治るんだって信じてがんばってこれたんです．…でも，亡くなる2，3カ月前には（治らないことに）だんだん気がついてきて「私の病気なんなの？」ってかなり聞いてましたね．はぐらかすのが大変だった．　　　（ある母親）

子どもに病気や治療に関する情報を伝えるべきだという強い意見をもっ

た家族は別として，担当する医師が子どもに情報を提供することに消極的だった場合，ほとんどの家族はこの語りのように医師の判断に従います．医師は専門家で，多くの事例を経験しているので，正しい判断ができると考えるためです．

　一方，医師が子どもとの情報共有をすすめた場合には，ほとんどの家族は無条件にではなく，医師のすすめ方の強さによって，医師に子どもを治す自信があるのか，もしも話したことがマイナスに転んでもサポートしてくれそうかを評価し，子どもへの説明を許可するかどうかを決めます[9]．つまり，多くの両親は，医師が子どもとの情報共有をすすめなければ従い，すすめればリスクがどうかを評価するわけです．どちらにしても，両親は医師の意見に大きく影響されます．

　日本で小児がんの子どもに病名を伝えている医師は多数派ではありません．1993年の全国調査で，全体（371人）の10%未満にすぎなかった状況[10]は，2003年の全国の小児がん専門医（363人）を対象にした調査でもほとんど変わっておらず，診断時に子どもに病名を話す医師は9.5%にすぎません[11]．病名抜きで病気や治療について説明する施設は増えているようですが，それではすべての情報を共有していることにはなりませんから，本当に知りたいことを伝えてもらえない子どもがいる可能性は高いと言えるでしょう．結果的に，子どもが知らないうちに治療が決定されてしまったり，状況を把握できないために不安に陥ってしまうようなこともあるのです．

病院でこそタブーな死の話

　子どもに十分な情報が伝えられないという状況は，病状が悪化するとさらに強化されます．子どもが不安になりそうな情報を，それまで以上に大人が隠そうとするためです．子どもから「治らないの？」とか「死ぬの？」などといった質問が出ることを恐れる家族は多いものですが，子どもからそういう質問をされたときに，家族が否定して安心させようとしたために，子どもが二度と質問しなくなってしまうということもよくあります．

　そのような質問を発するのは，子どもが病状が悪くなっていると気づいたときですから，たとえ家族が否定したとしても，簡単には納得しないだ

ろうと考えた方が自然です。子どもは,嘘をついてまで自分を安心させようとした家族の気持ちを思いやるか,または問いただしても仕方がないとあきらめて,それ以上聞かなくなるのではないでしょうか.

医師の中にも,子どもから死について尋ねられたときに,「大丈夫」だと答えたり,さりげなくはぐらかしたり,死の可能性を否定することによって,子どもに希望を与えようとする人が少なくありません.

> 病室に行くときは,そういうふうな暗い会話にならないように心がけて話すわけでしょ,はじめっから.少しでも楽しくなるように心がけて接するわけですから,そういう「死ぬの?」とかいうの(質問)は出ない雰囲気をつくる.それが,子どもを一時的にせよ苦しみから解き放つんですから. (ある医師)

この医師は,自分が「子どもを一時的にせよ苦しみから解き放つ」対応をしていると考えていますが,果たしてそうでしょうか.それによって,子どもが不安に思っても表出できない状況をつくってしまう危険性はないのでしょうか.

通常,病院は日常の場より,死に遭遇する可能性が高いところです.ところが,大人は子どもに対して,「この病棟で死ぬ子どもはいない」という幻想をもたせようとします[12].そして,次のように感じるのです.

> あの病棟で亡くなる子も多いんですけど,子どもたちが亡くなることを目の当たりにすることはないんですよ.ICUや個室に運ばれたり,とりあえず退院して再発して亡くなることが多いから.だから,みんな元気になって帰ったと思ってる.全然,気づいていないんですよ.
> (ある母親)

しかし,子どもたちは本当に気づいていないのでしょうか.次に紹介する院内学級の教師の話は,子どもたちが病院での死にどう対応すべきだと考えているのかを示している点で興味深いものです.

2 小児がん医療における子どもの生と死

　院内学級の部屋の前に，全部の子どもの名札がマグネットで張ってあるんですけど，あるお子さんが亡くなったときに，同級生の小5の男の子が「これ，もういらないんだよ」って，教員にカマかけるような感じで「知ってるでしょ，これいらないんだよ」って言ったときに，中学生の男の子が「そういうことは，ここでは言わないんだよ」って制したんです．そしたらその男の子も「あっ，そうだった」みたいな感じになって．やっぱり他の子が亡くなったこととかって，すごいチェックしてるから，多分気づいてて，それをだれかに確認したかったのかなと思って． 　　　　　　　　　　　　　　　　　　　　（ある教師）

　この話の中では中学生の男の子が死の話を制止しましたが，そうでなければ，自分が「話をはぐらかそうとした」と，この教師は話していました．「病院の中では，死と病気の話は私たちの管轄外」だからという理由です．しかし，死の話を自分の管轄だととらえて受け持つ人が病院の中にいるかどうかは，はなはだ疑問です．

病状悪化に伴う隔離

　病院で死がタブー視されることにより，病状の悪化した子どもたちが周囲から隔離されてしまうような状況も生じます．例えば，Mちゃんのお母さんは，病院内の騒がしさの中にいながら，孤立してしまったように感じたそうです．

　意識がなくなってからは，もう診察もなにもないんですよね．（先生は）ほんの1，2分もいないで出て行かれちゃうことが多かった．Mを診るわけでもないんです．状態を聞いても「わかんないですね」だけ．看護婦（師）さんも，機械的に扱うだけっていうか，もう（Mの）名前も呼んでくれず，黙ってぱっぱと仕事をかたづけて出て行っちゃうんです．子どもが死ぬって言われると，親はどんどん不安になりますよね．そういうとき，もっと（病室に）来てほしいのに，なにか遠ざかっているような感じになって，不安でね．なんかMと二人で孤立しちゃったような疎外感がありましたね． 　　　　　　（ある母親）

さらに，子どもが隔離されてしまったと感じる家族も少なくありません．

> 死んでゆく子っていうのは，隔離されて，元気な子どもの目に入んないように，個室とかに移されちゃいますよね．でも，本当は，だれかと話したいし，周りの子の話し声が聞こえていたりとか，そういうのがうれしいっていうか．やっぱり死んでいく子も，体は弱ってるけど，心が病気なわけじゃないし，普通に扱われたい．最後まで「子ども」として．　　　　　　　　　　　　　　　　　　　　　　（ある母親）

子どもがよい死を迎えるためには，子どもと看病をする家族が安定した精神状態を保つことのできる環境が必要です．しかし，隔離されたと感じるような状況の中で，家族が安定した気持ちを維持して子どもの看病にあたることを期待できるでしょうか．さらに，もしも隔離されたと感じるうえに，家族の気持ちの揺れを察知したとしたら，子どもはどんな思いで時間を過ごしているのでしょうか．

死の話をしない子ども

このように，情報が不十分で，死がタブー視される状況の中で，子どもたちは生活しています．多くの家族は，どんなときにも，子どもが不安にならず楽しく過ごせるための努力を続けます．例えば，手術が不安な子どもを「手術が終わればよくなるだけだよ．そのあと何するか考えよう」と励ましたり，ターミナル期に入った子どもに「これからは楽しいことだけ考えよう」と通学をすすめたり，症状の悪化に気づいた子どもに「治療の副作用だから，しばらく続くけどがんばろうね」と伝えたりと，思いつく限りの方法を使って元気づけようとします．加えて，子どもの不安を排除するために，家族や医療者からは決して死の話をしないのが普通です．

そういう状況ですから，子どもから死の話が出ることは少ないようです．子どもを喪失した家族のアンケート調査では，95人の回答者のうち，子どもが死の不安を表現したと答えた人は1割にすぎません[13]．ターミナル期の子ども24人（3〜17歳児）の医療記録を調べた調査[14]でも，死の不安や予感を表現したと記載された子どもは3割だけでした．しかし，

子どもたちは，体調が悪くなっても死を意識しないものなのでしょうか．

　Aちゃん（13歳）のお母さんは，Aちゃんに不安をもってほしくないと考え，症状の悪化を「治療の副作用のため」だと説明し，励まし続けました．Aちゃんの痛みはどんどん強くなり，亡くなる1週間前には「もう，がんばれない」と訴えるほどでしたが，お母さんが励ますと，「うん，がんばる」とうなずいたそうです．

　お母さんはAちゃんが最後まで治ると信じていたと思っていました．ところが，Aちゃんが亡くなったあと，「もうだめだと思う．でも，お母さんには言えない」と他の子どもに話していたことを知り，愕然としたそうです．Aちゃんのように，子どもが大人を思いやり，相手を選んで死の話をすることは少なくないのかもしれません．

Ⅱ．情報が共有されるとき

　ここまでは，情報が少なく，死の話がタブーで，孤立感さえ抱くような中で，死に向かう子どもの状況を検討してきました．現時点では，これが多くの子どもが亡くなるまでに経験する道筋です．どう死ぬかに限らず，どう闘病するかについてさえ，いろいろな選択肢の中から自分の考えで選ぶという状況からはほど遠いことがわかります．

　当然のことながら，今後は，それぞれの子どもがどうしたいのかを選択できるように変えていくことが必要です．なぜなら，死に方を選ぶということは，逆に死に至るまでの生き方を選ぶことでもあるからです．

　何が突破口になるのかを探るために，以下，十分な情報提供が行われて，治療の選択に子どもがかかわり，大人と死の話を共有できたFちゃん（12歳）の体験を母親の語りを通してみていきます．

大人との会話

　Fちゃんは，発病したときに病名をふくめた病気や治療に関する情報を伝えられ，治療の選択にも参加していたくらいでしたから，自分の病状をよく理解していました．ターミナル期に入り，自分の死が近いことを知ってからは，両親や周囲の大人たち（例えば，医療者，院内学級の先生，ボランティアの人たち）に質問を投げかけて，死について話そうとしました．

「死んだらどうなると思う？」「死ぬのって怖いの？」などというストレートな問いかけをはぐらかしてしまう人もいたようですが，両親は，しっかりとFちゃんに向き合おうとしました．そしてその中で，「一生懸命生きてたこととか，がんばってたことが忘れ去られてしまうのがつらい」というFちゃんの一番大きな不安に対して，「お父さんとお母さんは絶対に忘れない」「みんなもきっとおぼえててくれる」と伝えることができたそうです．

　もちろん，何でも伝えればよいということではありません．先に，子どもの不安を最小限にしたいという思いから，子どもへの情報提供を制限する大人が多いと述べましたが，情報を制限しなかったFちゃんの場合には，不安になってしまうような情報が提供されることもありました．

　　まだ，治療が順調にいってたときなんですけど，隣の部屋に具合が悪そうにしてた子がいて，それであるときいなくなったんで，「どうしたの？」って，Fが看護師さんに聞いたらしいんですね．そしたら，「あの子は肺ががん細胞でいっぱいになって，呼吸ができなくなって死んだ」って言ったんですって．その後，それがすごい頭にこびりついてたんですね．だから，自分が実際苦しくなったときに「同じだ」って不安になったみたいで…．「亡くなった」って言ってくれたら，それでよかったんで，必要以上の情報を与えることもないわけで．残りの時間をフルに楽しんでほしいのに，恐怖に取りつかれて「恐い，恐い」になってしまったら，楽しむことさえできなくなってしまうじゃないですか．
　　　　　　　　　　　　　　　　　　　　　　（Fちゃんの母親）

　とはいえ，Fちゃんの場合には，不安を表出できる環境だったために，適切な対応ができたわけです．子どもとの会話をオープンにしておくことは重要で，コミュニケーション能力は周囲の大人たちにとって必須の技術だろうと思います．この技術を身につけるためには，基本を学んだうえで，一人ひとりの子どもとの対話を大切にしながら，自分の技術を高めていく努力が必要でしょう．

死と向き合う中での成長

　子どもの成長には，環境からの影響が大きいものです．小児がんのように身体的にも精神的にも大変な治療を長期にわたって経験する子どもの場合には，つねに治療や苦痛がともなう検査を受け入れるか否かという選択を迫られます．そのために，同じ年ごろの子どもよりも精神的に成熟しているように見えるという感想をもつ医療者が多いのだと思います．

　病気や治療について十分に知らされていなくてもそうなのですから，自分の状態を理解していたり，治療選択にかかわっていれば，なおさらのこと，子どもたちは主体的な闘病を通して成長します[15]．Ｆちゃんも大人と情報を共有し，主体的に闘病していましたから，自分の生と死について考える機会が多く，精神的な発達が促されたようです．

> 　あるとき，「お母さん，Ｆはね，病気になって，入院してよかったと思うよ」と言いました．足も不自由になったし，つらい治療もしてきているのにと疑問に思い，「どうしてそう思うの？」と聞くと，「病気をしなければ，狭い世界しか知らなかったけど，入院して，いろいろな人と知り合えて，友達になれて，世界が広がったから」と答えました．つらい経験を差し引いても，この子は，得たものの方が大きいと思っているのだと驚きました．　　　　　　　　　　（母親の手記より）

　最後に外泊したときに，体調の悪い中で，Ｆちゃんはまもなく小学生になる弟の上履きに絵を描き，生まれたばかりの妹が小学校に入学するときのために，筆箱を準備したそうです．自分の生きた証と弟妹への思いを，それらに託したのではないかとお母さんは考えています．Ｆちゃんが亡くなってから見つかった手帳には，一度書いて消された次の文章の跡が残されていたそうです．

> 　神様へ
> 　本当に私は死ななければならないの
> 　どうして足が治ってそのままにしておいてくれなかったの
> 　もし本当に死ぬのなら約束してください

家族には病気やケガや苦しいことは
ぜったいにしないでください
おねがいします　　　　　　　　　　　　　　　（Fちゃんの手記）

　Fちゃんは，大人と情報を共有して闘病することによって，苦しい中でも家族のことを思いやれるほどまでに成長したようです．

　死に向かう子どもの多くは，病気と治療，そして死に関する情報が制限され，死の話がタブーで，病院の喧噪の中で孤立さえ感じる状況の中で過ごしています．これもひとつのあり方かもしれませんが，最後に紹介したFちゃんのように，十分な情報が共有されることによって，子どもが主体的に闘病し，成長することのできる環境に近づくこともできそうです．そう考えたときに，子どもを守るという名目で，情報から遠ざけようとする現況が，子どもから「よりよく生きる」機会を奪うことにつながっていないのかを問う必要がありそうです．

[引用文献]

1) Kübler-Ross, E. (1981) *On Children and Death*, Macmillan Pub Co. (エリザベス・キューブラー・ロス著，川口正吉訳 (1982) 死ぬ瞬間の子供たち，読売新聞社.)
2) Bluebond-Langner, M. (1978) *The Private Worlds of Dying Children*, Princeton University Press. (マイラ・ブルーボンド・ランガー著，死と子供たち研究会訳 (1994) 死にゆく子どもの世界，日本看護協会出版会.)
3) Bearison, D. J. (1991) *They Never Want to Tell You: Children talk about cancer*, Harvard University Press.
4) 袖井孝子編，竹田久美子 (2007) 幼い子どもに命の大切さをどう教えるか——アンケート調査の結果から，誕生から死までの人間発達科学〈6〉死の人間学，pp.161-183, 金子書房.
5) 月本一郎編著 (2003) 小児白血病ハンドブック，中外医学社.
6) 戈木クレイグヒル滋子 (1998) 小児がん専門医の truth-telling に対する姿勢——第1報：日米の比較，小児保健研究，57, pp.598-604.
7) 厚生統計協会編 (2009) 国民衛生の動向．56 (9)，巻末統計表第12表.
8) 戈木クレイグヒル滋子 (2000) 小児がん医療の中の子ども：子どもの権利

は尊重されているか，現代思想，29，pp.264-277.
9) 戈木クレイグヒル滋子，寺澤捷子，迫正広（2006）病名告知のゲートを開ける：子どものがん告知に関する両親の選択，日本保健行動科会年報，21，pp.78-93.
10) 金子安比古，松下竹次（1995）小児がんにおける病名告知，インフォームド・コンセント，サポーティブケアの現状，日本小児科学会雑誌，99，pp.534-539.
11) 戈木クレイグヒル滋子，中川薫，岩田洋子，原純一，Mayer, D. K., Terrin, N. C., Tighiouart, H., Jeruss, S., Parsons, S. K.（2005）小児がん専門医の子どもへの truth-telling に関する意識と実態：病名告知の状況，小児がん，42，pp.29-35.
12) 田代順（2003）小児がん病棟の子どもたち：医療人類学の視点から，青弓社．
13) 田原幸子，高橋泉，平井るり，本間照子（1995）母親が体験した小児のターミナルケアの実態　第2報，日本小児看護研究学会誌，4（2），pp.69-76.
14) 藤井裕治，渡邉千英子，岡田周一，山田さゆり，本郷輝明，大関武彦，井上紀子，矢島周平（2002）終末期の小児がんの子どもたちに認められた死の予感と不安，日本小児科学会雑誌，106，pp.394-400.
15) やまだようこ編，戈木クレイグヒル滋子（2008）小児がんの子どもの闘病体験—研究という名の長距離走，質的心理学講座〈2〉人生と病の語り，pp.103-130，東京大学出版会．

3 生活習慣病を抱えて生きる
透析患者に寄り添って

白石 純子

　筆者が勤務する横浜第一病院は民間の腎疾患専門病院であり，神奈川県下にある外来透析クリニック（26 施設）の基幹病院です．透析導入前の保存期治療から，透析導入，社会復帰までのトータルケアを行っており，当グループの透析患者は約 2,300 人（2007 年 12 月 31 日現在）います．透析治療は生命維持に必要な治療であり，患者がどのような身体，心理，生活状況であっても，その患者の生命の灯が消えるまで治療は継続されなければなりません．そのため，患者は好むと好まざるとにかかわらず，いままでの生活スタイルを透析を伴った生活に変更することを余儀なくされ，また，透析治療の継続は患者本人のみならず家族の生活にも多大な影響を及ぼすことになります．

　筆者は透析の医療現場で働くソーシャルワーカーとして社会福祉の専門的視点をもって院内スタッフや地域の関係機関・関係職種との連携を図りながら，患者，家族の療養上の生活問題の相談，解決のための支援を業務としています．日常業務を通じて患者や家族の人生と向き合い，一人ひとりの生きざま，死にざまを垣間見るにつけ，ソーシャルワーカーの価値観，人生観，死生観がつねに問われることを実感しています．

　本稿では，透析医療の実情，透析患者の抱える生活問題について簡単に説明し，事例も報告しながら透析医療現場でケアするスタッフが直面している問題について述べることにします．

Ⅰ．透析医療現場の実情

　日本で透析医療が導入されたのは約 40 年前であり，当初は手術室で行われ，その日生きて帰れるかどうかわからないという治療法でした．当時は透析設備が少ないため，多くの尿毒症患者が透析を受けられず，高齢患者が若い患者に透析の機会を譲って逝った歴史，また莫大な費用がかかり，

医療費が払えないためやむなく透析を中断して死亡していった患者がいたというつらい歴史があります．その後，透析医療の進歩や透析機械が少しずつ改良・改善されていきましたが，透析治療は機械による腎不全の代替医療のために，24時間活動している腎臓にはそぐわないことがあります．患者は腎臓機能の状況により週2～3回の通院で，1回3～4時間，太い2本の穿刺針の痛みに耐え，決められたベッドで集団で治療を受け，また，飲水制限や食事・服薬管理が求められます．また，そのような拘束される透析生活を受け入れていく心理的なストレスも加わります．腎移植（献体・生体）の機会も日本では極端に少ないのが現状です．

現在，透析医療の現場では，介護を必要とする高齢者の透析導入，透析の長期化に伴う患者の高齢化，透析合併症に苦悩し，生と死の不安にさらされているまさにターミナルケアが必要な長期透析患者の増加，糖尿病性腎症をはじめとする他の障害や心理的葛藤を併せもつ重複障害者の増加があり，透析スタッフは，透析医療や看護の知識と技術の提供だけに終わらず，多種多様な問題を抱える患者の生死に深くかかわらざるを得ません．最近では，透析非導入や透析中止を希望する患者や家族に対応する倫理的な問題までも突きつけられています．また，永続的に続く患者との特殊な人間関係に疲弊し，バーンアウトして透析医療の現場を去っていくスタッフも多いのです．

日本透析医学会統計調査委員会の「わが国の慢性透析療法の現況　2007年12月31日現在」によると，透析人口は27万5,242人で，その約8割が昼間の時間帯で透析医療を受けています．最長透析歴は39年8カ月で，10年以上透析を継続している患者は6万7,572人であり，透析患者の4人に1人が10年以上の透析歴です．

透析患者の平均年齢は64.9歳で，導入患者の平均年齢は66.8歳．高齢化が顕著です．透析導入患者の原疾患では糖尿病性腎症が43.4％，慢性糸球体腎炎が23.8％です．死亡原因は心不全が24.0％，感染症が18.9％で，自殺，透析拒否による死亡は212人，0.9％にも及んでいます．毎年，透析導入する患者と死亡する患者がいて，1万人の透析患者が増えています．いまに透析患者が30万人を超える時代が到来するでしょう．その意味では透析患者はまれな存在ではなくなり，広く世間に知られる患者群になっ

てきています．

Ⅱ．重複障害があるが在宅生活が可能となった患者

　Aさんは76歳の男性で，70歳になる妻との二人暮らし．昭和一桁生まれで思春期に戦争を体験，大学卒業後は広告会社の設計を担当し，日本の高度経済成長を支えてきた世代です．50歳のときに糖尿病と診断されますが，仕事が面白く，気の合う仲間と熱く語りながら毎晩のようにお酒を飲んでいました．60歳で定年退職し，嘱託で数年勤務し，70歳の声を聞くころには脳梗塞で軽い言語障害と半身麻痺が障害として残り，そのうえ慢性腎不全を指摘され，74歳で透析導入となりました．

　Aさんは，物静かで，はにかみやで，言葉少ない人で，言語障害を伴ったため，なおさら寡黙になってしまいました．しかし長年連れ添った妻には，甘え，わがままを言う昔かたぎの人です．外来透析生活2年後，Aさんは両足の糖尿病性壊疽の治療目的で入院し，両膝下からの切断という大きな手術を乗り越えて車椅子生活となり，切断部の傷が癒えるまでの間にAさんの気力もADLもどんどん低下していき，入院生活は半年にも及び，Aさんはすっかり病人になって，病院の生活に完全に慣れ，ホスピタリズムになってしまいました．

　妻は「自分の体力に自信がない」「本当に主人を看ていけるだろうか」「でもあんなに家にいることが好きな人が一生家に帰れないのはかわいそう」「でも家に帰って大丈夫だろうか」と「在宅か」「長期入院か」でずいぶん悩み苦しんでいました．

　今後の療養の場を決めるため家族は外泊を試み，スタッフはベッドから車椅子への移乗，オムツの交換，シャワー浴の仕方など妻に介護訓練を実施し，家族には言わない本人の在宅の意志や希望の確認をするなど，妻を精神的に支えながら対応していきました．

　ソーシャルワーカーである筆者はケアマネジャーと家族との連絡調整や長期入院先の見学調整を行いました．母親の体を気づかって在宅生活を反対していた娘夫婦は母親の思いに根負けした形で退院を了解しました．妻は「あとどれぐらい家での生活ができるかどうかわからないけれど，何とか続けてみます．だめだったら，この間見学した病院に長期入院もできる

から」と言い，長期入院予定先の病院を決めたことで安心感を得たようでした．Ａさんは活気は戻ってきたものの「家に帰りたい」とはひとことも言わずに退院していきました．

　高齢で透析導入し，そして両足切断という状況で，老夫婦二人で，「要介護度5」の人が在宅生活を送るにはかなりの苦労が伴うことです．Ａさんが退院し在宅生活ができている要因は，住宅がすでにバリアフリーであることや必要な介護保険のサービスが利用できる経済的なゆとりがあること，妻の長年にわたる夫の世話の歴史があることもあげられます．外来透析クリニックでのスタッフの「家がいいですか？」の問いにＡさんはこっくりとうなずき，笑顔で返事が返ってきたといいます．入院中は妻に食事を食べさせてもらっていたＡさんでしたが，クリニックではしっかり自分で食べているとのことでした．

　患者の今後の療養先について「在宅か」「長期入院か」という決定をするとき，本人の意思確認をすることは鉄則ですが，高齢患者の場合はどのようにして本人の意志，希望，要望を確認するか，かかわる側に患者の心の真意を感じ取る力や面接力が要求されます．

　以前，何を聞いても「そうねえ」と答える高齢の患者がいました．しかしよく観察してみると，同じように聞こえる「そうねえ」でも，「わたしゃ，それはいやだね」と「そうしたいんだよ」と言い分けていることが何となくわかりました．今の70歳代，80歳代の「以心伝心」「察する」という世界を見た気がします．認知症症状のある患者の真意をキャッチするには，身近に暮らしている家族からの情報収集も必要です．この事例は，妻の「主人は家に帰りたいに決まっている」という確信に満ちた言葉がキーワードでした．

　また，患者の自己決定をはかるときには「時間」についての意識も重要となり，本人が意思決定をするために必要な時間と，家族に必要な時間と，病院が確保できる時間は異なります．時間をかけて本人のペースに合わせようとすると患者は体力，気力，ADLの低下，認知症などの症状進行をきたし，本人の意向に添うことができなくなったり，時間切れとなってしまうことがあります．家族が早くに長期入院を決めても患者が納得しない場合もあります．病院は診療報酬の問題を抱え，入院期間についてひっ迫

しています．
　高齢透析患者へのかかわりは時間を意識する必要があり，機会をつかんだタイムリーな支援が必要です．かといって速いスピードで結論を急ぐと安易な方向に流れてしまいます．そのあんばいがとても大切であり，あんばいについては高齢透析患者から学ぶことが多いのです．

Ⅲ．「透析非導入」の選択ができなかった患者

　高齢患者の中には，主治医から透析導入の話が出ると「こんな年になって透析なんて，痛いことはこりごり」「ここまで生きてきたから，もう命は惜しくない」「このうえ家族に迷惑をかけたくない」「透析をしてまで生きていたくはない．透析をするぐらいなら死んだほうがまし」という発言があり，医療スタッフはその患者の対応に苦慮することがあります．
　Bさんも同様で，体調不良で入院した他院の主治医から突然「慢性腎不全で透析が必要です」と言われ，困惑したBさんは「透析は受けたくない．これ以上痛い思いやつらいことはごめんだ」という返事を返しました．しかし主治医は「受けることのできる治療があるのに，みすみす命を落とすことはない」「透析をすれば楽になる」と言い，他家へ嫁いだ娘二人の「生きていてほしい」という懇願にも負けてしぶしぶ透析導入を了解し，透析患者となりました．
　Bさんは経過をみて退院となり，当グループの外来透析クリニックに転院してきました．しかし，数カ月後に食事がとれなくなり，透析後半には血圧が下がり，帰宅困難となって入院となりました．一人暮らしをしていたBさんは，何かにつけ娘たちに迷惑をかけてしまうことを申し訳なく思っていたようです．「楽になるどころか，透析をするたびにどんどん体調が悪くなる」「『透析をしない』と一筆書くから，透析を中止してほしい」と訴えていました．不眠の訴えもあるため精神科受診となり，うつ病との診断がつき，服薬治療が開始されました．その後，食欲も出て体調がよくなると，「透析をやめてくれ」という訴えはなくなり，介護保険のサービスを活用して在宅生活が継続されることになりました．
　人生，山あり谷ありで歳月を重ねて生き抜いてきた人たちが，人生の黄昏時に透析との付き合いが始まると「普通のおじいちゃん，おばあちゃん

ではいられなくなり，「がんばるおじいちゃん」「がんばるおばあちゃん」の姿勢が求められます．透析をいやがっている高齢者も身体症状の改善がはかられればすべてが解決する場合もあります．

透析医療の現場では最近，インフォームドコンセントに基づいて主体的に患者さん家族に透析導入の意思確認を行っています．80歳代でも90歳代でも透析生活の状況を本人や家族に情報提供し，「導入する」という意思表示があった場合には透析は導入されています．透析を開始したらなかなか中止することは困難となります．

他の疾患もあって，血圧低下などで身体的に透析継続が困難な場合には必然的に透析は中断・中止されています．透析非導入や透析中止は法的・倫理的な問題で，微妙な問題をはらんでいるため，日本透析医学会においても慎重に検討が行われています．医療に携わる者としては，生命が助かる治療があるにもかかわらず，それを選択しない患者がいた場合，医療の使命とは違う価値観にとまどい，揺り動かされ，不安定となります．何とか医療を受けてもらうように説得をはかります．その姿勢は間違っているとは思いません．根底に「生きていてほしい」という価値観がなければ医療は成立しません．双方（患者・家族側と医療側）が安易に透析中止・非導入の選択をしないよう十分な検討が必要です．医療スタッフ以外の第三者の参加も必要です．これには双方の信頼関係を基礎とした十分な情報提供，十分なコミュニケーションが前提条件となります．

Ⅳ．在宅生活が困難になった患者

Cさん（85歳）は小柄で物静かな女性で，70歳のときに腎硬化症で透析導入しました．2歳年上の夫の介護を受けながらも特に日常生活に支障はなく，透析の通院と家事をこなしていました．透析生活も夫が病に倒れるまでは順調でしたが，透析歴が7年目に入ったころ介護が必要となった夫のために，長女がCさん夫婦を引き取るという話が出ました．Cさんは「慣れた透析病院に通いたい」と頑としてその申し出を断り，夫は仕方なく長女の家で暮らし，Cさんは透析のために今まで通りの生活を選んだのです．夫婦離れ離れの生活が丸三年も続きました．Cさんはだんだん透析に一人で通うことが困難になりました．特に透析終了後は血圧低下と倦怠

感のために電車で 30 分はかかる距離にいる娘がよく呼び出されるようになりました．スタッフのすすめもあって介護保険を申請し，「要介護度 2」と認定され，透析の行き帰りにヘルパーがつくようになったのです．

　その後Cさんは体重測定を忘れたり，透析クリニックにいることがわからなくなる見当識障害が出現し，脳梗塞の疑いで入院となりました．入院してしばらくすると，認知症症状が著明となり夜間の徘徊が始まりました．家族は，「家に帰りたい」と言いつつ荷物を持って歩き回る母親の姿に，母親の希望をかなえる対応策を考えるため外泊を試みました．病院にいるときは夢うつつで会話が成立しなかったCさんが，外泊中はシャキッとしている様子を見て，家族はCさんをできるだけ入院させないで家につれて帰ろうという決断をしたのです．ただし日中一人にできないため，Cさんが住み慣れた自宅ではなく，長女の家に引き取られることになりました．夫との同居がやっとかなったのです．ケアマネジャーとヘルパーを変更し，通院先も娘の家から近いクリニックを選び，転院，転居がまとまりました．家族は 85 歳になって転院，転居と環境が大きく変わることでCさんのレベル低下を一番心配していました．しかし「家に帰りたい」というCさんの思いをひしひしと感じ，リスクも十分理解したうえで結論を出したようでした．

　転院して 1 週間後に訃報が届きました．脳内出血でCさんは突然亡くなりました．Cさんの「帰りたい」という思いをかなえるための転院であり，転居でしたが，Cさんの住み慣れた自宅への退院ではなかったぶんだけ家族の悔やむ気持ちは計り知れないものがありました．こうなることがわかっていれば，対処の方法が他にもあったかもしれず，家族はつらい決断をした結果となりました．85 歳という高齢であれば，遅かれ早かれ，いずれこの日が来ることを家族は覚悟していたでしょうが，1 週間というあまりにも早い結末に長女の打ちひしがれている様子が想像されました．

　高齢透析患者や家族のなかには「わが家で死に水を取ってもらいたい」「看取りたい」と思う人たちは多いのですが，透析通院がネックとなってそれがかなわない場合が多いのです．「在宅で最期まで」がかなわないのです．今後も本人や家族が在宅を希望したとき，何とかその希望を一緒にかなえる努力をしていきたいと思っています．

V．透析が長期化し，合併症に苦悩した患者

　Ｄさんは53歳の女性で，22歳の妊娠時に腎臓を悪くし，出産は断念せざるを得ず，その後32歳で透析導入となりました．貧しい家庭に生まれたＤさんは中学を卒業していろいろな職業につきました．負けん気が強く，それでいて人なつっこくて，自分の母親と夫の父親を看取り，一息ついたときに透析導入となったのです．Ｄさんにとって透析は予期せぬ出来事で，夜に飲食店で仕事をしていたＤさんは「働かなきゃ生きていけないんだから．水分管理が悪いと言われても，付き合いのお酒は飲むしかないのよ」と管理不良を注意するスタッフに食ってかかっていました．

　透析が15年を過ぎるころから原因不明の腹痛，耳鳴り，めまい，聴力障害，高血圧脳症，脳梗塞，過換気症候群，動脈硬化に伴う血流障害で下肢の痛みを訴え，歩行困難となり，熱傷による難治性の潰瘍を2年間もわずらい，身震いするほどの傷口の神経的な痛みが継続し，気分が沈み，頻回に相談室に寄るようになりました．そのころからＤさんは月1回，リエゾン精神科医のコンサルテーションを受診するようになり，1年ぐらいはまるで「怒り」をぶつけるように多くのことを語りました．

　透析医療については「透析はありがたいよ．ここまで生かしてくれたんだから．本当に感謝している．つらいなんて言ったらバチがあたるよ．でもね，そう思わなくっちゃ，ここまでやってこれなかったのよ」と医療スタッフに本心ものぞかせました．「導入したころの透析室では先生がよく話しかけてくれたし，話をよく聴いてくれた．シャントの音を聞いてくれたり，スキンシップがあって，体のことをよく診てくれた」「週3回病院に通っているわけだから，異常があったらすぐに判断をして，医者なんだから治してほしい」「『原因がわからない』なんて言わないでほしい．『一緒に原因を突きとめよう』という姿勢で対応してほしい」「管理ができなかった私がいけないんだけど，『骨の痛みや歩きづらいのも仕方がない，透析が長いんだし，管理をちゃんとしなかったあなたが悪いんじゃないの』と私を責めないでほしい」「悪いことは重々承知のうえで，『何をしてくれ』と言っているわけではなく，『痛い』『つらい』ということをわかってほしいだけ．痛みを訴えたら，痛み止めやシップ薬をくれるのではなく，耳をかたむけて聴いてほしいだけ．泣きたいほどつらい，痛い気持ちをわかっ

てほしいのよ」

　自分自身に対しては,「20年というここまでくるには本当にいろいろなことがあった. 次から次にこれでもか, これでもかと私を試すように事が起きる. もういやになってくるぐらい. 私を鍛えるために, 私を育てるために, 物事が起こってくる. もうひとがんばり, もうひとがんばりと思ってやってきた. ここまで乗り越えてきた私にごほうびをあげたい気がする. 拍手をしてあげたい. 最近はがんばりがきかなくなってきた. 自分より透析歴の長い患者さんが亡くなるのが一番つらい. どうしょうもなく不安になって暗い気持ちになって, 気分が沈んでしまう. でも透析の長い患者さんが元気で通っているのを見ると自分も元気になってくる.『私もがんばらなくっちゃ』と思えてくる」と語ります.

　現在, 透析歴30年を迎えている患者さんは透析導入当時に「2年から3年, よくて4, 5年しか生きられない」と言われた患者群です. 透析という高度医療の「なしえたこと」と「なしえなかったこと」の結果が長期透析患者の存在そのものであると言えます. 慢性腎不全と診断されても, 透析医療はその後の生命を30年以上も保障し続けました. 一方で医療の限界もあり, 合併症に苦しんでいる患者が現実に存在しています.

　原疾患の違いや人によって多少の差異が見られますが, 骨の問題, アミロイド沈着の問題, 全身にわたる痛みの問題, 血管の問題（心臓疾患, 脳梗塞, 脳出血）など, 医学ではまだ解明されていない症状もあると考えられます. それゆえに, 長期透析患者には, 症状を訴えても医療者に「理解してもらえない」「わかってもらえない」という苦しみが存在します. 医療スタッフもいまの医療・看護レベルで対処できない訴えには, どのように対応してよいのかわからずに気持ちが引いてしまったり, 話題をすり替えたり, はぐらかしたりしがちです. また, それさえも気づかずに終わってしまっている状況もあるかもしれません. 医療スタッフ側に患者の気持ちをくみ取ったり,「つらい」という患者の声に耳を傾け, つらい状況にじっと添い続ける辛抱が必要となります. 患者の気持ちに添うことの困難さがあり, 教育・訓練された態度と姿勢が必要となります.

　人間だれしも限られた命であり, 百パーセント死にゆく存在ですが, 長期透析患者には日常生活の折々に「あとどれくらい生きられるだろうか」

と，生命の不安，死の不安が襲いかかります．自分なきあとの家族の生活への気づかいや内面の葛藤は計り知れないものがあります．生命の重さを知り尽くしている患者だからこそ，あとに続く患者やスタッフへのメッセージには熱い思いが含まれています．それに静かに耳を傾け，聴く姿勢が求められ，深い洞察力と究極のターミナルケアの視点が求められます．

長く透析医療に携わったソーシャルワーカーが「透析患者はまさに在野の哲人である」と言ったことがあります．長期透析患者は自分の生や死について深く感じ，考え，極限状態を何度も経験し，人としてのあり方についても一家言もっており，哲学的な思想があるように思えます．長期透析患者とのかかわりではスタッフにも種々の力量が問われます．だからこそ，いろいろな面で長期透析患者は宝であり，財産です．私たちはその財産を豊かに活用する道を考えることが大切です．

Ⅵ. 出会いと別れ

先日当院の最長透析歴患者が亡くなりました．37年間の透析生活でした．長く勤務する医師にとってはともに慢性腎不全と闘ってきた戦友または同志のような存在でした．

筆者も何人もの患者との別れがありました．睡眠薬を多量に飲んでお別れの電話をしてきた患者を看護師とともに救急車で迎えに行き，いやがっていた透析で助かった患者から「どうして助けたの？　あのまま死なせてくれたらよかったのに」という言葉に，小さな声で「生きていれば『よかったな』と思うこともありますよ」としか答えられなかった苦い経験があります．あのとき，もっと他の言葉はなかったものだろうか，と今でも考え込んでしまいます．数年後に自宅で冷たくなったその患者を発見しました．大量の吐血で死亡していました．透析10年の手作り記念誌を発行した後のことでした．「人には出会いがあって別れがあり，人は限りある生命なのだ」ということを教えてくれた患者の一人でした．

[参考文献]
1. 日本透析医学会ホームページ，図説わが国の慢性透析療法の現況　2007年12月31日現在，日本透析医学会統計調査委員会．

2. 全国腎臓病協議会編（1999）透析を生きる―透析患者の心理的プロセス―，全腎協 1998 年全国大会記念講演，全腎協情報　全腎協ブックレット 15.
3. 特集　透析患者のターミナルケア，透析ケア，2001 年 7 月号．
4. 春木繁一（2002）特集　サイコネフロロジー：長期透析患者の精神，心理，腎と透析，53（6）．
5. 斎藤明編（2003）透析合併症の基礎知識，透析ケア夏季増刊号．
6. 山中康裕（2000）こころに添う，金剛出版．
7. 小澤勲編著（2006）ケアってなんだろう，医学書院．
8. 小澤勲（2003）痴呆を生きるということ，岩波新書．
9. 村瀬嘉代子・黒川由紀子編（2005）老いを生きる，老いに学ぶこころ，創元社．

4　出生前診断と産む／産まないの選択

玉井 真理子

死ぬということはどういうことなのでしょうか．
死ぬためには生きなければなりません．
生きるということはどういうことなのでしょうか．
生きるためには生まれてこなければなりません．
生まれてくるということはどういうことなのでしょうか．
生まれてくるためには産む存在がなければなりません．

本稿では，生まれてくる前のことを主に取り上げます．生まれてくるということはどういうことなのか，産むこと，産まないこと，とりわけ（子どもを）選んで産む／産まないということはどういうことなのか，読者諸氏と一緒に考えてみたいと思います．

その前に，次項では，ALSという病気の話をします．

I. ALS患者について

生き続けるための人工呼吸器

ALSの日本名は，筋萎縮性側索硬化症です．英語名のamyotrophic lateral sclerosisの頭文字をとって，通称ALSがもっとも一般的な呼称のようです．ALSはまた，ルー・ゲーリック病ともいわれ，医療および保健・福祉関係者の間では比較的よく知られた病気です．ルー・ゲーリックは，アメリカのメジャーリーグで活躍した有名な野球選手で，彼がかかった病気としてALSという病気も世に知られるようになり，病気の別名（俗称）にもなりました．ALSという病気そのものについては，すぐれた総説（例えば，『ALS治療ガイドライン』など）が出ているのでそちらを参照していただきたいと思います．

ALSは，神経がおかされる進行性の病気です．きわめて少数の例外をのぞけば，成人，とくに中年・壮年期になってから発症します．病気が進行してくると呼吸苦という状態になりますので，生き続けるためには人工

呼吸器が必要になります．人工呼吸器をつければ，たいていの場合はその後何年も生きていることができます．人工呼吸器というと，一般には終末期，すなわち死ぬ間際，間際とまではいわないまでも余命わずか，というイメージがあるかもしれませんが，必ずしもそうではないのです．

　人工呼吸器は，それをつけて何年も，ときには何十年も生きていくための道具です．ALS患者が人工呼吸器をつけて何十年も生きていたことが実際にあるのかどうか，私は詳しく知らないのですが，少なくとも余命うんぬんではないくらい長い期間，つまり何年という単位で生きていくことができることを多くの例が教えてくれます．例えば私が直接知っている人で，人工呼吸器をつけた人生をおくっているALS患者の橋本みさおさんがいます[1]．

呼吸器を「つけない」と「外す」は同じか

　私は，このALS患者の呼吸器装着に関して，本書の編者の一人でもある清水哲郎氏とかつて論争をしたことがあります．そのころ私は，（契機や経緯は省略するとして）ALS患者の呼吸器装着問題をテーマに，患者および家族を対象とした聞き取り調査をはじめていました．私がひとりでやっていたわけではなく，私の発案でもないのですが，ひょんなきっかけで調査の最初からかかわるようになり，後に『人工呼吸器をつけますか？――ALS・告知・選択』という単行本を分担執筆しました．そのときの調査メンバーを中心にしたメーリングリストでのやりとりが，論争のような格好になったのです．

　人工呼吸器をつける／つけないという選択があるなら，（つけたあとで）外すという選択もあっていいのではないか，と主張する清水氏に対して，私がそのとき反論したのは，ALS患者にはつける自由さえ保障されているとは言えないのに，なぜ外すことを議論しようとするのか，という点についてでした．

　つけないという選択も外すという選択も，それによって間もなくおとずれる自分自身の死を選択するということです．したがって，両者の間に倫理的な差異を見出すことは原理的に難しい，というのが清水氏の主張でした．そう言われてみればそんな気もしてきてしまうのですが，私の中には

なんとも形容しがたい違和感がありました．そんな自分自身でもあつかいに困ってしまうような，すっきりしない感覚だけをたよりに，私はメーリングリストの中で意見を述べました．

　私は，つけない選択と外す選択は同じではないと主張したのです．人工呼吸器をつけることは，多かれ少なかれ家族への負担を強いることになります．介護で疲弊したり，疲弊しそうな家族を見て，一度つけた人工呼吸器を外したいと患者が望んだとしたら，それは外す自由ではなく，呼吸器をつけてもだれかに負担をかけずに生きていくことができる自由について論じるべきだと反論したのです．2002年秋のことでした．

　同じ年の12月，厚生労働省が研究費を助成しているある研究グループの会議で，私は前述のようなALS患者における呼吸器装着問題について発表しました．論争の相手である清水氏があえて誘ってくださった機会であり，同氏が司会をつとめるセッションでした．司会者席に座っている研究者と発表者（私）の意見が真っ向から対立するわけですから，人文社会系の研究者ならずとも（⁉），ひとつの思考実験として興味をもってもらえるかと思いきや，期待通りにはいかないものです．ほとんどが医療関係である参加者は，どう反応してよいものかとまどったのか，司会者と発表者のどちらかに与する意見は出されませんでした．

　ALS患者が，ある程度病気が進行し呼吸苦があらわれた段階で，それでも呼吸器をつけなければ，それは「間もなく」おとずれる死を覚悟するということにほかなりません．呼吸器をつけないことによってもたらされる「間もなくの死」は，つけない選択をどのタイミングでするかにもよりますが，少なくとも外すという選択によっておとずれる「間もなくの死」よりは緩徐であろうと思います．他方，いったん装着した呼吸器を外す選択によっておとずれる「間もなくの死」は，ALS患者にとってはかなり切迫したものでしょう．しかも，「外す」というはっきりとした他者の手が加えられています．本人が望んだことであっても，また，そして本人が望んで他者に依頼したことであっても，他者の手が加えられたこと——それを「作為」と言うなら，その「作為」——と明らかな因果関係があるような状況で本人の死がおとずれるなら，それは法的に問題になるのではないか，という疑問もありました．もうすこし平たく言えば，他者の手が加

えられたことと直結するようなかたちで死がやってくるなら，それは，殺人とか，嘱託殺人とか呼ばれるものにあたるのではないか，という素人ながらの法感覚でした．

　ところで，「緩徐」を英語に訳すと「gentle and quiet」になるようです．ALS患者が呼吸器をつけないことによっておとずれる死は比較的「緩徐」だと先に述べましたが，その状況を「やさしい，そして静かな」死がおとずれる，と言ってしまうと幻想を抱かせることになるでしょう．呼吸器をつけない選択をしたALS患者にとっての「やさしい，そして静かな」死のためには，周囲の相当の努力が必要で，それをもたらすためには，決して「やさしく」もなく，そしておそらく「静か」でもありえない医療上の創意工夫がなされていると聞いているからです．

　繰り返しになりますが，つけない選択と外す選択は同じではないと私は考えます．呼吸器をつけても家族の負担にならずに暮らしていける状況があるならともかく——否，そのような状況が仮にあったとしても——介護で疲弊した家族を理由に，あるいは実際に疲れた家族の姿がそこになくてもそれを想像してしまうことの苦痛を理由に，一度つけた呼吸器を外してくれと患者が望むのであれば，それは外す自由の問題ではなく，むしろ，呼吸器をつけて生きていく自由の問題です．

　ALSの話が前置きにしては長くなってしまいました．そろそろ出生前診断の話題に入っていきましょう．

II．出生前診断

障害児を「つくらない」と「産まない（中絶する）」は同じか

　子どもをつくる／つくらない，という選択と，妊娠したあとで産む／産まない，裏返しに表現すれば，中絶する／中絶しないという選択は，ALS患者の呼吸器装着問題と対比させて考えることができると私は考えています．こじつけのように見えるかもしれませんが，私の中ではつながっているのです．

　ここでは，もっと条件を狭めておく必要があるでしょう．子どもをつくらない理由は，子どものいわゆる病気・障害である場合だけを考えます．他方，産まない方については，妊娠後に胎児の病気・障害について確認し

たうえで，つまり子どもをその属性によって選んで産む／産まない，という状況を想定します．これに深くかかわっているのが出生前診断（検査）という医療技術です．

　病気・障害を恐れて最初から子どもをつくらないことと，同じ理由で産まない，すなわち中絶する（妊娠を人為的に中断する）こと，とりわけ子どもの病気・障害の有無を確認したうえで産まない選択をすることは，はたして同じでしょうか．両者の間には，確かに，病気・障害の子どもをわが子として迎えることを回避したいという親の側の希望をかなえるという点において，差異はないのかもしれません．しかし私には，つくらないことと産まないことは，やはり同じこととは思えないのです．つくらないことには産まれてくる子（生命）への人為的な介入はありませんが，産まないことには，明らかに人為的な介入がそこにあります．

　上記のような倫理的問題は，つくらないにせよ，産まない（中絶する）にせよ，病気や障害を理由にしてそのようなことをすることは善いことか／悪いことか，ということに集約されるでしょう．しかし，産まないことを個人やカップルの自由に任せていいかと論じる前に，産み育てる自由が保障されていないことの問題の大きさ，深さ，複雑さを論じなければなりません．

　病気や障害をもって生きていくことを，少なくとも病気や障害をもたずに生きていくことと同程度には肯定してもらえる，という状況は今あるでしょうか．それがない限り，呼吸器を外して自らの死を選ぶこと，出生前診断の結果で産まない（中絶を選ぶ）こと，どちらの選択についても，それらをめぐる是非を論じる前に，それらの対極にある生存のあり方（呼吸器をつけて生きていくことの自由，障害児を産み育てる自由）を肯定する議論を先にしなければならないと考えます．

胎児診断から出生前診断へ

　順序が逆になってしまった感もありますが，この項では，本稿のキーワードである出生前診断について少し説明します．

　生殖技術には，産むため，産まないため，選んで産む／産まないため，という三つの側面があります（柘植，1999）[2]．産む・産まない・選んで

産む／産まない，と並べてみると，1970年代は女性の中絶の権利をめぐって産まないことが話題となり，続く1980年代は1982年の国内初の体外受精児誕生など，むしろ産むことが話題となり，そして1990年代は選んで産む／産まないための技術として出生前診断が話題になりました．
　出生前診断とは，生まれてくる前の子ども（胎児）の健康状態についての情報をさまざまな検査を用いて収集し，それらの情報をもとにして診断するという，一連の医療行為の総称として用いられています．厳密には，出生前の検査と診断を分けて考え，「検査」「診断」という用語も両者の差異に従ってそれぞれ使い分ける必要があるのかもしれませんが，現在医療関係者の間では厳密に区別されることなく，出生前検査よりもどちらかというと出生前診断という言葉の方がよく用いられているようです．本稿でも，出生前検査／診断を合わせて，「出生前診断」を使うことにします．
　ここで関連する用語について触れておきます．以前は，「胎児診断」という用語がしばしば使われていましたが，現在はあまり使われなくなっているという印象が私にはあります．例えば，1991年に制作され，出生前診断を扱った先駆的なテレビ番組で，私も授業で毎年のように利用させていただいているものがあります．そのタイトルは「あなたは生命を選べますか──ここまできた胎児診断」（プライム10，NHK総合，1992年1月17日放映）です．
　「胎児診断」があまり使われなくなった理由に関しては，以下のような推察をしています．
　ひとつには，着床前診断という新しい技術の登場によって，診断の対象になるのは胎児とは限らなくなってきたということです．着床前診断は，体外受精によってつくられた受精卵がおよそ8分割卵になった段階でそのうちの1個の細胞（割球）を取り出し，これを検体として遺伝学的な検査を行うというものです．別名を受精卵診断といいます．一般にはこの名称の方が検査の実態をイメージしやすいのかもしれませんが，厳密には受精卵よりも胚という用語をあてるほうが適切なようです．どこまでが胚でどこからが胎児なのか，厳密に線は引けないようですが，少なくとも受精後数日経ただけの8分割卵に胎児という用語をあてることはできませんので，着床前診断も含めると「出生前診断」と総称する方がよいということ

になるのでしょう．
　もうひとつの理由は，母体血清マーカー検査という新しい技術が利用されはじめたことです．これも「出生前診断」とは言うことはできても，「胎児診断」とは言えない検査です．母体血清マーカー検査では，妊婦の血液（血清）中に存在する特定のたんぱく質やホルモンの値を指標（マーカー）とし，これらの指標をいくつか組み合わせることによって，胎児が特定の疾患をもっているかどうかが確率として算出されます．焦点があてられているのは，胎児の疾患であって母体の疾患ではないので，「胎児診断」と言っても大間違いではないと思うのですが，検体（検査のために使われる生体試料）となるのは母体の血液であることから，この母体血清マーカー検査を射程に入れて論じる場合，「胎児診断」よりも「出生前診断」の方が適切ということになるのでしょう．
　少々用語の説明が長くなりましたが，複数の関連用語が存在するため，不要な混乱や誤解が起きないように整理してみました．次に，出生前診断の早期化と大衆化というふたつの動きについて，この機会に指摘しておきたいと思います．

出生前診断の早期化と大衆化
　着床前診断の登場によって，出生前診断は胎児以前の存在を検査の対象にすることができるようになりました．いわば前倒しでの検査ということになり，こちらを早期化と呼ぶことにします．妊娠の比較的早い段階で実施できる検査として絨毛検査と羊水検査があります．羊水検査は，羊水の量が一定程度にならないと羊水中に浮遊している胎児由来の（皮膚などからはがれおちた）細胞を安全にかつ十分な量を採取することができないなどの理由から，妊娠15週から18週に実施されます．これに対し，絨毛検査はより妊娠週数が少ない段階で実施できます．
　絨毛検査は，日本に紹介された当初，より早期に実施できる検査手技として歓迎されたようですが，胎盤の組織の一部である絨毛を採取するので技術的に難しく，熟練を要するともいわれており，結局は羊水検査にとって代わるという状況にはなりませんでした．しかしそこに，早い時期に実施できるのであればそれにこしたことはない，という早期化志向を見てと

ることは難しくありません．

　他方，母体血清マーカー検査によってもたらされるのは大衆化です．日本の厚生省（現厚生労働省），そして専門家集団がこの検査に対してきわめて慎重な態度をとったことで，結果的には妊婦一般に広く浸透するという事態には至りませんでしたが，妊婦からの採血だけで済むという手軽さを利用して大衆化が目指されていたことは事実です．

診断を前に悩む女性たち

　私は，ある医療機関の遺伝相談の外来で臨床心理士として仕事をしています．出生前診断を求めている，あるいはそれを受けようかどうしようかと迷っている女性やカップルの相談場面に同席しつつ，心理的な支援を行っています．遺伝相談は，医師や看護師など他の専門職との連携が前提で，チーム医療として展開されているひとつの医療相談のかたちです．

　ここで，私が出会ったある女性Aさんについて述べましょう．出会ったといっても，実際にかかわった複数のケースをシャッフルして創作した架空の女性であることをお断りしておきます．

　Aさんには2人の子ども（娘）がいます．3人目を妊娠して私たちの外来を受診しました．出生前診断を受けるためです．Aさんには弟が2人いたのですが，いずれも10代で亡くなっています．Aさんの弟の病気は，X連鎖性劣性遺伝（伴性劣性遺伝）という形式をとる遺伝性の病気で，女性を介して病気の原因となる遺伝子変異が伝わり，男性のみが発症するというタイプの病気でした．2人の子どもの妊娠出産のとき，Aさんは親に言われるままに病院に行き，さらにそこの医師にすすめられるままに羊水検査を受けたようです．そういうものだと思って深く考えることはしなかった，とAさんは振り返っていました．3人目を妊娠したAさんは，今度も当然そうするものと思っていたのですが，以前の病院ではもう羊水検査を実施していないと言われ，紹介されて私たちの外来にやって来ました．Aさんはあらためて羊水検査についての詳しい説明を受け，流産や感染のリスクがあることなどを知ると，それらについて十分認識することなく過去2回受けた羊水検査のことを後悔するようになりました．

　Aさんは，迷いながらも出生前診断を受け，胎児が自分の弟たちと同

じ病気であることが判明し，結局は妊娠継続を断念しました．妊娠21週になっていました．満期産で生まれる赤ちゃんよりもずっと小さいので新生児用の産着もサイズが合わず，Aさんはタオルにくるんで赤ちゃんを家に連れて帰りました．満足に産んでやれなかったうえに，満足におくってやることもできないと，亡くなった子を抱いているのがやっとのAさんでした．

　しかしその後は，次は出生前診断を受けずに産むと決めて妊娠し，あらたにもう1人女の子を授かっています．Aさんは，もし男の子で将来病気を発症することになっても，そのときは受けとめていくつもりであることを私たち医療スタッフとの話し合いの中で何度か語っていました．たしかに弟2人を亡くした経験はつらかったけれど，病気を理由に妊娠継続を断念した経験は自分にとってはもっとつらく重いものだったと振り返っています．

　Aさん以外にもさまざまな選択をする人がいます．出生前診断を受け胎児異常が判明して中絶を選び，次の妊娠のときにもまた同じように出生前診断を受けた人．出生前診断を受け，結果次第では中絶すると決意していたにもかかわらず，胎動を感じたとたんに気持ちが変わり，妊娠を継続した人．遺伝を恐れて子どもを産まないという選択をしたくないと考え，自分の病気が子どもに遺伝することを承知のうえで子どもを産んだ人．

　選択的中絶をしたBさんは，選択的中絶なら健常ではない子をあきらめるだけなので罪悪感が少なくて済むのかもしれないと思っていたそうです．ところが実際は中絶の場合と同様に罪悪感を感じていると話していました．私は，選択的中絶なら罪悪感は少ないという価値観もあるのかと，むしろその感じ方の方に少なからぬ違和感を禁じえなかったのですが，さて世の多数派はどちらなのでしょうか．

Ⅲ．ケア従事者とともに考えたいこと
出生前診断についての現状
　出生前診断について，坂井律子氏による貴重なルポルタージュ[3]があります．坂井氏は，出生前診断をテーマにした番組を制作しているNHKのディレクターです．このルポは「生命誕生の現場に何が起きているの

か？」という副題が示す通り，番組作りのために行った取材をベースとして，出生前診断の技術開発の歴史などにも光があてられており，大変興味深い内容になっています．

坂井氏は，どちらかというと出生前診断を批判的に検討しようとします．そんな彼女に対し，それとなく，そして時にはあからさまに，疑問をぶつける人がいたようです．取材をはじめた当初，「だれだって子どもは健康で生まれてきてほしいと思っている，病気や障害の子どもを最初から望む人はいない，だから本当はみんな出生前診断を受けたがっているはずだ，なのにそれを，障害者の存在を否定するのか，などときれいごとを言って批判するのはおかしい」と言われ，とっさに反論できなかったエピソードが紹介されています．彼女は「できるなら赤ちゃんは健康で生まれてほしいという思いと，検査があれば受けて調べたいという気持ちはストレートに結びつくのだろうか」[4]という「もやもや」[4]をかかえながら，「生命誕生の現場」に果敢に挑んでいきます．

私にも，坂井氏と同様の「もやもや」がかつてはありました．しかし，その後多くの女性やカップルとの対話を繰り返すうち，子どもの健康を素朴に願う気持ちと，中絶という手段を使ってでも障害児を回避したい，そのために出生前診断を受けたいと思う気持ちとの間には，相当な距離があることにじわじわと気づいていきました．そうでなければ，実際に出生前診断を受ける人の少なさを説明できません．私の知る限りもっとも大規模な調査の結果でも，日本ではおよそ1パーセント（約100人に1人）の妊婦しか羊水検査を受けていないのが実態です[5]．

世の中には，障害者差別に凝り固まっていて障害のある子どもを徹底的に排除したいと考える人，逆に博愛の精神に満ち満ちていてどんな子どもでも育てられると自信をもっている人，この二種類の人間だけがいるわけではありません．障害児を育てる自信はないけれど，かといって，出生前診断・選択的中絶という手段を使ってでも障害児を排除しようと思うかというとそれも違う，というあたりで右往左往しているのです．子どもはできれば健康であってほしいと素朴に願い，障害児を育てる自信があるかと問われれば胸を張ってイエスとは言えない，けれども，障害児の出生を回避するために出生前診断・選択的中絶という手段にまで頼ろうとは，多く

の日本の女性やカップルは考えていない，と見てよいと思います．

選んで産むことの問題
　最後に少々難しい問題提起をしておきましょう．出生前診断は，障害児の出生回避，すなわちいわゆる障害をもった人間存在を排除する，という文脈で批判にさらされてきました．しかし，回避の対象になるのは，障害児だけではありません．次のような例があります．
　イギリスのレズビアンカップルが，第三者からの精子提供を受け人工授精で子どもをもとうとしました．彼女たちはいずれも聴覚障害者で，理由の詳細は明らかにはなっていませんが，自分たちと同じように聴覚障害のある子どもを希望しました．そこで五世代前までさかのぼっても聴覚障害者が大半を占めているという家系の男性の精子を使って人工授精を試み，首尾よく聴覚障害のある子どもに恵まれたというのです．日本国内では報道されなかったようですが，イギリスのBBCはじめ海外のメディアでは取り上げられ，専門雑誌のなかでもコメントが寄せられました．読者の皆さんは，この例についてどう思われるでしょうか？
　出生前診断は，個々の女性やカップルが病気や障害，しかもどちらかと言うと「重い」それらをもった子どもの出生を回避したいと考えたときに，その希望をかなえるというだけだったのが，必ずしも「重い」とは言えないような病気や障害——例として適切かどうかわかりませんが，日本の医療関係者の間では，かつては「色盲」と呼ばれた色覚異常がしばしば引き合いに出されます——までもが選択（選好）の対象になっていくのはいかがなものか，という批判はこれまでにもありました．あるいは，重篤さの程度うんぬん以前にそもそも病気とも障害とも言えないような，例えば背の高さ，肌の色，目の色，俗に言うアタマのよさ，といったような属性までもが選り好みの対象になっていく状況——まるでアメリカ映画『ガタカ』が描くような近未来——に対する問題提起もなされてきました．上述のイギリスのカップルの例は，そのような批判や問題提起の射程を超えて，私たちの価値観を揺さぶります．出生前診断は，病気や障害がない（蓋然性が低い）から産む，それらがあるから産まない，という単純な構図だけでは語れなくなってきているのです．

Ⅳ. まとめに代えて

　ここでは,病気や障害をもつ身としてこの世にあることの悲喜こもごも,泣き笑い,そして最高ではないけれど最悪でもないと思える,といったあたりの当事者にとっての微妙な感覚などについては言及しませんでした.「ケア従事者のための」と銘打ってある本書なので,「ケア従事者」,すなわち病気や障害とつきあいながら暮らしている人々と,「ケア」の営みを通してつきあいながら暮らしている読者が多いと思ったからです.したがって,病気や障害イコール不幸ではないということに関しては,決して言い古されたと思っているわけではないのですが,前提として共有されているものとして話をすすめてきました.

　本稿では,ALSという病気の話からはじまり,病気や障害を理由に子どもを産んだり産まなかったりすることについて,それを可能にしている医療としての出生前診断を紹介しつつ考えてきました.「生まれてくるということはどういうことなのか」と冒頭で投げかけもしました.しかし,「生まれてくるということはどういうことなのか」という問いはあまりにも漠然としているので,何と答えていいかわからず頭を抱えたままで稿を終え,読者を迷わせてしまっているかもしれません.私とて,格言集に出てくるようなシンプルで含蓄ある短い言葉で答えることはできません.

　ただし私は,生まれてくるということはそれだけで大変貴重なことであり,ありがたくも病気や障害をもたずに生まれてきたのだから命や健康を大切にしよう,と言うつもりはありません.本稿を読んでそのような感想をもってほしくもありません.ひとつだけ言えることがあるとすれば,生まれてくるということは,病気や障害をもった子どもも一定程度必ず生まれてくるものなのだ,という事実とセットになっているということです.「生まれてくるということはどういうことなのか」に対して言葉という輪郭を与える作業を,答えが出ないことを恐れずに,休み休みでもいいから続けてみようと思われる読者の方がいるならば,本稿がその一助になれば望外の幸せです.

[引用文献]
1) 山崎摩耶 (2006) マドンナの首飾り―橋本みさお,ALSという生き方,中

央法規出版.
2) 柘植あづみ（1999）文化としての生殖技術―不妊治療にたずさわる医師の語り，松籟社.
3) 坂井律子（1999）ルポルタージュ出生前診断―生命誕生の現場に何が起きているのか?，日本放送出版協会.
4) 前掲書3），p.11.
5) 佐合治彦ほか（2005）わが国における出生前診断の動向（1998-2002）日本周産期・新生児医学会雑誌，41（3），pp.561-564.

［参考文献］
1. ALS治療ガイドライン作成小委員会（2002）ALS治療ガイドライン2002，日本神経学会ホームページ：http://www.neurology-jp.org/guidelinem/neuro/als/als_index.html
2. 植竹日奈ほか編集・執筆（2004）人工呼吸器をつけますか？― ALS・告知・選択，メディカ出版.
3. 北村弥生，土屋葉，田中恵美子，玉井真理子，清水哲郎（2002）医師から提供された人工呼吸器に関する情報に対する筋萎縮性側索硬化症（ALS）患者による評価，日本公衆衛生雑誌，49，pp.959-966.
4. 玉井真理子（2006）遺伝医療とこころのケア―臨床心理士として，日本放送出版協会.

5　日常のなかで死にゆくために

在宅死・在宅看取りを超えて

山崎　浩司

I．「自宅で死にたい」とは

　在宅死や在宅看取りは望ましい――本稿では，これで話が終わってしまってはまずいのではないか，という話をしたいと思います．

　最近，在宅死や在宅看取りに関する出版物，あるいはニュース報道やドキュメンタリーをよく見るようになりました．これらの多くは，在宅における死や看取りを，おおよそ望ましいものとしてとらえているようです．なぜ望ましいかの根拠としてしばしば引き合いに出されるのが，高齢者の9割が自宅で死にたいと希望しながら，実際には3割ほどしかその望みはかなえられていないという報告です[1]．つまり，在宅における死や看取りを可能にする在宅ホスピスを推進するのは，それが高齢者の願いを実現させることになるから，ということです[*1]．

　こうした高齢者の在宅死の希望と，その実現を支援する一部の医療・行政・マスメディアの意図が一つの流れとしてまとまるのは，過度な医療化による死のタブー化[*2]に歯止めをかけたいという世論の高まりを背景にもつからでしょう．よくいわれるように，日本では1977年に病院死が在宅死の数を上回って以来，死はどんどんと日常生活の場である自宅を離れ，いまでは約8割の人が病院で亡くなるようになりました[2]．こうして，死にゆく者は病院という非日常的な空間・組織の中に閉じ込められ，日本は死をタブー視する社会になってしまい，結果的に日本人は死を迎えたり看取ったりする技を失ってしまった．この死のタブー化に抗い，死を日常生活者である自分たちの手に取り戻すには，以前のように，在宅における死

---

*1　実際には，病院医療だけですべてを担うことの限界が，人的・設備的・経済的観点から見えてきて，より安価に効率よく労働力を確保できる家庭や地域に，これまで以上にケアを担わせようとする動きが出てきたことも，在宅ホスピス推進の一背景として考えられる．

*2　死のタブー化論については，アリエスやゴーラーの著作を参照のこと．

や看取りを可能にすべきだというのが，在宅ホスピスを推進する心情的な基盤になっているというわけです．

この心情はよくわかるのですが，こうした潮流に対して私は違和感もおぼえます．自宅で死ぬことは，そんなにも皆に望まれていることなのでしょうか．というより，病院で死ぬことはそんなにも望ましくないことなのでしょうか．

例えば自分の場合を考えると，私の自宅は都心にある小さなマンションで，妻と住み始めて数年経つのですが，快適さの面でも思い出の蓄積の面でも愛着を持てていないので，ここで死にたいとは思いません．また，ここで人生の最期の時間を過ごすとすれば，末期ケアの負担は唯一の同居人である妻の両肩に重くのしかかる可能性があります．ただ，この点は介護保険や訪問看護・診療などの活用で克服できるかもしれません．

ですが，私には家族に限定されないさまざまな人びとの息づかいや交わりを感じられる社会的日常のなかで死んでいきたい，という希望があります．そうした人生最期の日々は，世帯を単位として基本的に閉じた構造になっている都心のマンションの一室では，実現されるとは思えません．それはむしろ，病院や福祉施設という公の場所の方が実現可能性があると思われるのです．

人が「自宅で死にたい」と言うとき，それはいったいどういう意味なのでしょうか．それは文字通り，いま自分が住んでいる所で死にたいということなのでしょうか．私は，必ずしもそうではなく，それは自分がいままで生きてきた日常が展開する場の中で死にたいという意味であり，そうした場の中心が「自宅」という場所であったということではないか，と考えます．つまり，人によっては「自分がいままで生きてきた日常が展開する場」の中心が，自宅以外の場所である人もいるかもしれません．さらに，そうした場の中心を特定の場所に限定せず，自分が生活してきた地域や社会に置く人もいるでしょう[*3]．

そこで本稿では，死にゆく者や看取る人びとにケア従事者が提供すべき

[*3] この意味で大変興味深い事例に，長く地元の寺の檀家総代を務めた元大学教授が，人生最期の日々をその寺で迎えたいと希望し，それを実現したというものがある[3]．

は，特定の「場所」よりも「場」であり，そこで重視されるべきは，医療的視点に立脚した心身のケア以上に，それさえ包含する死にゆく者や看取る人びとを中心とした日常性の維持であると主張します．そして，こうした日常性の維持を中心にすえた場の整備は，病院や福祉施設といった場所でも十分に築くことができるはずである，いや，誤解を恐れずに言えば，むしろ病院や福祉施設のような場所こそ，多様なかたちで死にゆく現代人の日常性を，最期まで支える場を提供できる可能性をもっていることを示したいと思います．

II．在宅死と病院死をめぐる言説

〔最期についに家に戻った〕彼は家族のだれも気がつかぬほど静かに，5月の明るい朝が始まるころ，窓の隙間からやさしく流れ込んできたさわやかな風に包まれたまま，58年間の人生の最後を迎えたのだ．それはほんとうは家に帰りたかったのに，家族の迷惑になるからと，息苦しいほど狭い殺風景な病室で肩で息をしながら頑張っていた，心やさしい彼にふさわしい最期であったような気がする．[4]

これは，ホスピスケアを広く社会一般に広めるきっかけとなった山崎章郎医師の著書『病院で死ぬということ』からの一節です．紆余曲折がありながら，最期に自分が望んだ自宅に戻り，家族と同じ屋根の下で静かに亡くなっていった「彼」のライフストーリーは，「彼」の希望がかなってよかったと，読む者に切なさの混じった感動をおぼえさせることでしょう．

ところで，「彼」にとって「家」とはどのような場所だったのでしょうか．それは恐らく人生の多くの時間を過ごしてきた所であり，その歴史の中で家族とともに「生の履歴[5]」を刻んできた場所だったはずです．そして，生の履歴には良いものも悪いものもあるので，最期に家で死にたいと言えた「彼」は，おそらく良い生の履歴（良い想い出）のほうが多く，それらを家族とともに蓄積できてきたからこそ，愛着を築いた家と家族のもとで死んでいきたかったのです．

ここで考えてみたいのは，家という場所が，「彼」に良い生の履歴を刻むことを自動的に保障したのか，という点です．上で確認したように，「彼」

の家への愛着は，長年を過ごした空間に対する親しみだけでなく，良好であったと思われる家族とのかかわりが基盤にあったわけです．極端な言い方をすれば，「息苦しいほど狭い殺風景な病室」のような家であったとしても，気の置けない近親者との日常的なかかわりがあれば，「彼」は恐らくそこで死にたいと思ったかもしれません．つまり，良い生の履歴を刻むには場所さえあればよいのではなく，そこに本人にとって人との良好なかかわりの歴史がなくてはならないのです．

　昨今，在宅死が話題になり，それが病院死よりも良いものとして表象されるのは，在宅死を推進する側が，死にゆく本人にとって人との良好なかかわりを病院という場所は奪ってしまう，という論理をもっているからだと私は考えます．この論理は，いまのところ残念ながら半ば間違っていません．自宅で良い生の履歴を刻んできた人びとが，病院で自宅と同じかそれ以上に良い生の履歴を刻み続けられることは，おそらく多くないでしょう．

　しかし，長らく独居であったからそこに人とのかかわりがなかったとか，家族と暮らしてきたけれども良好な関係を築いてこられなかったなどの理由で，そもそも自宅で必ずしも良い生の履歴を刻んでこられなかった人びとにとって，在宅死は病院死よりも望ましいという論理はおそらく当てはまりません[*4]．

　これに対して，上述の報告にあったように9割の高齢者は自宅で死にたいと考えているのだから，在宅死を望ましくないと考える人は少数派であり，まずは多数派に該当する論理をもとにトレンドを形成すべきだ，という反論が考えられます．ですが，この反論には難点があります．まず，そもそも本当に現在の多数派は在宅死を病院死よりも理想としているのかは，その根拠となっている調査結果を慎重に検討する必要があります[*5]．

　また，仮に多数派が本当に在宅死を病院死よりも理想としていたとして

[*4] 筆者は独居であれば在宅死は望ましくないなどとは思っていない．独居であっても，好みの物がそろっている住空間として，または人目を気にせずいられる空間として，愛着ある自宅で死にたいと思う人は少なくないであろう．

[*5] コンテクストが異なるが，核家族化や都市化による居住スペースの狭小化が家族の介護機能を低下させたために，自宅から死を追いやり病院死を増大させたという論拠について，医療社会学者の黒田は統計データの検討を行い，それは「社会科学的実証性のレベルでは根拠のない」「神話」であることを示している[6]．このように，社会調査の結果としての統計データは，それが本当に現実を反映しているのか，往々にして慎重な検討が必要になる．

も，その論理がマスターナラティブ化してしまうことは，少数派の声をかき消してしまいかねないという意味で，やはり問題が残ります．病院という場所では良い死を目指せる可能性は低いとのイメージが広く流通すれば，在宅死よりも病院死を望む人，在宅死は現実的に難しく病院死しか実質的に選択肢がない人は，人生の最期に希望をもちえなくなってしまいます．

　つまり，重要なのは自宅で死ぬこと，病院で死ぬこと，それ以外の場所で死ぬことといった多様な死に場所の選択肢を保障することであり，病院死よりも在宅死のほうが良い（あるいはその逆）といった，二者択一的な価値判断を流布することではないのです．そして，場所がどこであれ，そこに死にゆく人を中心に，その人を心身両面について気にかける人びとが出入りし，全員にとってできる限り「良い死」を実現しようとする場を構築することこそが，目指されるべきことなのだと思います．

III．病院で死にゆくことの何が問題なのか

　しかし，そもそもこうした形で「良い死」を実現しようとする場として病院が機能せず，まだ自宅の方が実現可能性を有していると考えるからこそ，在宅死に期待がかけられているのではなかったでしょうか．少なくとも自宅に強い愛着がないのに在宅死を希望する人にとって，病院が人生最期の日々を送るうえで快適な場所ではないのは，そこで自分を主人として自由に主体的な日々が過ごせない，そしてそこに普段いるはずの人たちが気兼ねなく時間を過ごしたり立ち寄ったりできない，といったことが問題になっていると考えられます．

　この点に関する病院の問題点の一つは，それが往々にして「全制的施設（total institution）」であることに由来します．全制的施設とは，社会学者のアーヴィン・ゴフマンによる概念で，「多数の類似の環境にある個々人が，一緒に，相当期間にわたって包括社会から遮断されて，閉鎖的で形式的に管理された日常生活を送る居住と仕事の場所」を意味します．ゴフマンは，もともとこの概念を精神病院でのフィールドワークをもとに生み出したのですが，ここで示されている特徴は精神病院以外の病院にも当てはまります[7]．

　全制的施設としての病院は，入院に際して，患者の名前や洋服といった個別のアイデンティティ（その人らしさ）を支えていたものをはく奪し，

例えば規格品の寝巻きを着せたり番号をつけたりして，患者の自己イメージの無力化・再編成を強要してしまうポテンシャルをもっています．このように患者の個別性や主体性がはく奪され，施設の規則や職員の方針に適合的な態度と行動が形成されて，従順な人間が生み出される——これを「施設化」といいます．

もちろん，すべての入院患者が一方的に施設化されてしまうわけではありません．しかし，病院という場所においてだれが主人であり，だれの都合がもっとも優先されているのかを考えると，それは患者ではなく，ましてや患者の近親者でもなく，医療者であることを施設化は如実に示しています．もし，患者の入院が短期間ですぐに社会生活に復帰できるのであるならば，医療者が管理する側，患者が管理される側になるといった関係性は，必ずしも問題にならないかもしれません．というのも，いまは主体性を放棄してとにかく頼りたいが，こうした役回りは一時的なものであり，じきに自分が主人である社会生活に復帰できると，患者が考えられるからです．

しかし，その入院が人生最期の日々を過ごすためのものであるならば，患者は自分があとわずかで終わる日常の主人公であり続けたいでしょう．また，近親者や医療者は，その患者のまさにかけがえのない日常を，できる限り患者の希望するように維持することをとにかく第一に考えるべきでしょう．

何を当たり前のことを言っているのかと思われるかもしれませんが，では，医療者・ケア従事者として，次のことを自問してみてください——担当している患者・クライアントの「日常」について，自分はどれだけ知っているだろうか，彼（女）はいままでどんな日々を送ってきたのだろうか……．そして，病院という自分の「職場」を改めて見回して考えてみてください——この環境は，死にゆく彼（女）がこれまでの「日常」を維持し，日々の主人公であり続けるのを可能にする場であろうか，と．

ここで留意すべきは，ケア従事者・医療者として自分たちの「職場」を働きやすくすることと，患者・クライアントの「日常」の維持を可能にすることとが矛盾する可能性についてです．職業集団としての合理化や効率化は，往々にして画一化や規格化という方向での実現が目指されます．例

えば，患者に，同じ種類の寝巻き，ベッド，部屋をあてがったり，同じ時間に起床，食事，消灯，就寝したりしてもらう，といったように．しかし，私たちの「日常」は，画一化や規格化の影響を受けながらも，それを変則的にしたり覆したりすることで多分に個別化されています．したがって，患者・クライアントの「日常」を維持するということは，そうした個別性に逐一対応することの連続を意味するのです．

　病院全体を患者の個別的な日常の維持を可能にする場にするのは，理想的ではあるものの現実的ではありません．ですので，せめて患者が亡くなることが多い病棟は，患者の個別性を尊重する場としてすべてが編成されていることが望ましいと思われます．ただ，こんな面倒なことをするくらいなら，もっと簡単に患者が自分の日常を維持できる自宅でのケアを，やはり推進した方がよいのではないか，という考え方もあります．しかし，現時点の在宅ホスピスケアの問題点は，それが無償の家族ケアを基本としている点にあります．

　もちろん，介護保険の導入や訪問看護ステーション・訪問診療の増大により，家族のケア負担は減少されてきている側面はあります．ですが，私はこの問題の本質がそうしたケア資源や制度の不足にあるとは思いません．むしろ，日本の場合，在宅死・在宅看取りが家単位で閉じており，家族・親族の出来事としてとらえられていて，それ以外の社会的かかわりから切断されていることにあると考えます．家のプライベートな空間は，家族・親族でなければ，ケアの専門家であるケア従事者しか立ち入れない領域になっており，死にゆくことと死はその空間に閉じ込められる．こうした閉塞性への打開は，実は病院や福祉施設のように多様な人びとが集いうる公の場の方が，可能性を秘めていると思うのです．

IV. 近代家屋と病院との共通問題

　社会思想家のイヴァン・イリイチは，「住まいとガレージ——住人と居住者をどう区別するか」という論考のなかで，画一的な近代家屋を「ガレージ」と呼び，近代以前の「住まい（ホーム）」と対比させ，ガレージとしての近代建築が，人びとの生活者としての自主性をいかにはく奪するものかを力説しています．イリイチによれば，以前の社会では人は居住者

(resident) ではなく住人（inhabitant）であったといいます．そして，近代以前の「住む（inhabit）」ということの意味を，次のように説明します．

> 当時は，住むということは，自分の残した痕跡のなかに住むということでした．つまり，日常生活が営まれて，生活のさまざまな糸目が，風景のなかに書き込まれることでした．……習慣 habit と住環境 habitat とは，ほとんど同じことを意味しています．（人類学者の用語を使うと）その土地に根ざした建築〔土着建築〕は，その土地のことばと同じくらいユニークです．生活する技術の全体，すなわち，愛する技術，夢みる技術，苦しむ技術，そして，死にゆく技術といった，生活する技術の全体が，それぞれの生活様式をユニークなものにしているのです．[8]

イリイチは，こうした論拠で集合住宅や建売住宅のような近代家屋を批判し，それらはそこで生活する者の主体性を奪い，住人ではなく単なる居住者あるいはホモ・カストレンシス（homo castransis：収営される人間）にしてしまうと主張しました．また，イリイチは，これと同じ方向性をもった主張を病院についても展開しており，近代病院医療の体制が医療に人びとを依存させ，自分の健康について主体的であることを自ら放棄させてしまう病にかからせたと痛烈に批判して，「脱病院化社会」を唱えています[9]．

病院はいらないというイリイチのこの主張は極端なものであり，病院死も選択肢の一つとして保障されるべきとする私の考えにそぐいません．そして，先のホモ・カストレンシスの議論からすると，そこに生活する者の主体性を奪うという問題は，病院だけでなく画一的な近代家屋（特に私が居住しているような集合住宅など）にもあるわけですから，病院よりも自宅がよいと片づけられる話ではありません．さらに，イリイチ自身も主張しているように，近代家屋はそこで日常を送ろうとする人たちを「秩序や清潔さや安全や上品さなどの名のもとに」区画し，「隣人たちがとり結んでいたさまざまな諸関係を切り裂い」てしまっていると言えるので，病院と同様の構造的問題を抱えていることになります．

であるならば，やはり焦点化すべきは場所なのではなく，いかにそこで

生をまっとうしようとする人びとが主体的に日常を送れる場を整え続けられるか，ということのように思われます．では，在宅死・在宅看取りを希望しない（できない）人が，それまでの日常を維持しながら病院で最期の日々を過ごしたいと希望するとき，ケア従事者には何ができるのでしょうか．選択肢としての病院死・病院看取りを仕方なく選ぶのではなく，希望する人が喜んで選べるようにするためには，どのような工夫が考えられるのでしょうか．

V．日常的相互作用の場の創出

　日常を相互作用という視点からとらえるとき，そこには人と人との相互作用と人と空間との相互作用が考えられます．人は特定の他者と家や職場や学校などの特定空間で交流します．しかし，そうした比較的親密な他者と空間が日常の大半の相互作用にかかわってくるとしても，やはりそれらにとどまらない他者（街を歩く人びと，コンビニの店員など）と空間（お気に入りのカフェ，時おり訪れる図書館など）も日常的相互作用を構成する要素になっています．

　都市部で地縁が解体した地域における在宅死・在宅看取りの一つの限界は，患者の日常的相互作用が同居人（家族など），訪問看護師・医師，介護士などに限定されがちであることにあります．もちろん，「ご近所」といった地縁的関係性が比較的濃密に維持されているところでは，上記の限定を超えた相互作用や日常性を土壌とする非専門職によるケア（インフォーマルケア）が期待できます．しかし，地縁の解体が進行した地域においては，こうした相互作用やインフォーマルケアの展開は，地縁とは異なる新たな関係性を他者と構築しない限り獲得できません．

　一方，病院をはじめとする保健医療施設に入院・入所している末期患者の相互作用に目を向けると，患者は医療者やその他の病院関係者とかかわり合うほか，家族を含む近親者が訪れてくれる者は彼らと，さらに相部屋であれば同室者やその近親者などと相互作用をもつことになります．加えて，自力で動けたり車イスなどで移動できたりする場合は，外来診療に来た患者や付き添いの人，食堂や売店の職員や客などとの相互作用があり得ます．病院という場所はそもそも家庭よりも大きな組織であり，より多様

な人びとが行きかい交わり合う場所です。

　こうした本来の特性のうえに，近年では病院ボランティアが散見されるようになってきて，病院は一般社会における日常のように，さらに多様な人びとが出入りする場所になってきています。病院ボランティアの存在は，最期の日々を過ごす患者や慢性疾患のために長期にわたって入院せざるを得ない患者にとって，日常性を維持するうえで少なからぬ役割を果たしています。もちろん，医療者にとっても病院ボランティアは，患者や付き添い者の精神的な支えになったり細やかな雑用などを請け負ってくれたりと，マンパワーとして戦力になる存在と言えます。しかし，社会学者の田代が言うように，病院ボランティアの存在意義は「マンパワー」よりもむしろ「社交」を活発化させる潜在力にあるのです。

　　ボランティアは定められた職員の業務に携わらないがゆえに，相手を「ケアされる人」ではなく固有名詞を持った人として，ごく普通に付き合うことが可能となる。ボランティアのミッションの中心が，業務とは関係のないところで，患者の「思い」をかたちにしていくことにあるとすれば，この活動の基盤になっているのは，まさにこうした「社交」の可能性にあるのではないだろうか。[10]

　在宅ホスピスケアにおいても，ボランティアがかかわるという試みが始められていますが，プライベートな場所としての家には，ウチの人間か医療・介護専門職者でないとなかなか入り込めない現状があるでしょう。この点，病院は本来が公的な性格をもつ場所なので，病院がボランティアに対して門戸を閉ざさない限り，家庭よりも比較的容易に入り込め，患者などと新たな日常的相互作用の関係を築くことができます。ケア従事者は，病院ボランティアのこうした潜在力が，人生最期の日々を病院で過ごす人たちの日常を維持していこうとするうえで，大きな力となることを意識する必要があるでしょう。

　ところで，気づきにくいですが，相互作用において人と並んで大きな存在として空間があります。空間は非日常的なもの（ハレ）と日常的なもの（ケ）とに分けられますが，病院という空間はどちらに分類されるのでしょ

うか．若いうちに治療可能な急性疾患にかかって入院した場合，病院は一時的に特別な生活を送る場所としてハレとみなされるでしょう．そこでは日常的なことが起こらないので，空間が日常的でなくてもかまわず，そのうちに自分は日常に戻っていくと考えるわけです．

しかし，人生末期の相当期間を過ごす場所としての病院は，死にゆく人びとにとって，やはりケの空間であってほしいでしょう．毎日を送る場所として，空間そのものが日常的でなじみのあるものであってほしいと思うのではないでしょうか．

こうした希望を実現するには，最期の日々を過ごす病棟は短期間療養するためではなく，長期間生活するために設計されたものである必要があります．高齢者施設の建築計画の専門家である三浦は，「人は空間の影響を受ける客体であるが，逆に空間に働きかける主体でもあり，究極的にはケアの空間にも，こうした空間的関係性がきちんと結ばれることが求められる」と述べ，こうした空間との関係性を築くには，自分が生の履歴を刻んできた「思い出の品や家具といったモノを置き，人が主人公としてその空間をコントロールできること」や「空間も豊かに人に語りかけるよう，素材・色に表情を与える必要がある」と主張しています[11]．要するに，入院前に築いてきた日常生活空間がそうであったように，そこには自分が主体的に相互作用できる空間が担保されているべきなのです．

この点について，近年の日本の病院やホスピスを見て気になるのは，非常に清潔感はあるが生活感があるものが少ないという印象です．もちろん，清潔感と生活感は必ずしも相反するものではなく，日常生活の蓄積の結果として清潔な空間となっていることはあります．しかし，ここでいう清潔感はあるが生活感のない空間とはそういった類のものではなく，美しいのだけれど画一的で融通がなく，どこか人をはねつけるような「無口な空間」のことです．こうした空間は「無口」であるからこそ相互作用を拒み，そこに生きる人びとから日常性を奪ってしまう，彼らをホモ・カストレンシスにしてしまう側面をもちます．

ただし，例えば木製の梁を天井に付けるなどのちょっとした工夫を建物の内装に加えることで，無機質な医療施設に木造家屋の雰囲気を出すことが可能になり，「無口な空間」が「語る空間」へと変化して，日常的相互

作用を取り戻しうると三浦は言います．むろん環境決定論を支持するつもりは毛頭ありませんが，環境は寡黙ながらもやはり私たちに語りかけてくるものではあるのです．そして，私たちの心身はそれに応答します．ならば，死生にかかわるケア従事者は，病院やホスピスで人生最期の日々において展開する人と空間との相互作用から日常性を奪わないために，空間構成上の具体的な工夫をしていく必要がやはりあるのではないでしょうか．三浦はこの重要性を次のようにまとめています．

> ケアという行為に人と人との関係性が含まれるように，空間と人の相互作用にも，そこに介護だけの機能や役割しか込められていないのであれば，人と空間の関係はいびつになる．設計者に介護や安全に関する知識が必要なのは事実だとしても，それを中心に空間を作ると，人と空間の関係がおかしくなってしまう．老いて障害や不自由を抱えて生きる姿を，介護の客体や弱者と位置づけるのでなく，生きる主体として受け止め，人が本来空間と持つべき関係性を豊かに作り上げること，その思想がケアの空間に求められる．[11]

Ⅵ. 最期まで主人公であり続けるために

これまでの議論からわかるように，どんな場所であれ，そこに日常的相互作用の場を創出するには，人が主体性を奪われて一方的にケアの対象にされないような空間や人間関係の整備が必要です．そしてこの条件整備は，もともと多様な人びとが行きかい交じり合う公的性格をもつ場所であり，個別家庭よりも集合的な資源を動員する力をもつ病院などの医療福祉施設の方が，実現可能性は高いと考えられます．従って，以上の条件が整った施設では，人は日常のなかで自分らしく死に向かい最期まで生きていける可能性が高まります．

こうした可能性が高いにもかかわらず，在宅死や在宅看取りこそが目指されるべきとの論調が強まりすぎると，病院での死や看取りに携わるケア従事者は，その場所でできるはずの工夫を考えようとしなかったり，考えても実施する資源を十分に確保できなかったりしかねず，結果的に死にゆく患者にとっても，病院死という選択は日常性の犠牲を代償にしてしか成

り立たないものとなってしまいます．

　これではあまりにもったいないので，病院を，患者が家族と医療者とだけしかかかわり合えないのではなく，ボランティアをはじめとする多様な人びととも交流できるような，新たな交わりを日常的に生み出していく拠点（イメージとしては，ヨーロッパの町の中心に見られるスクエアやパルケ）としてとらえなおし，地域にしっかりと根づかせる——そうすることで，結果的に病院死が地域の中での死となる——こうした可能性を問い直すべきだ，というのが本稿の結論です．

　最後に，本稿では日常のなかで死んでゆくことを是とし，それを前提として論を展開しましたが，非日常のなかで死んでゆくことこそが望ましいという価値観も，もちろん尊重されるべきだと私は考えます．人生最期の日々だからこそ，それは非日常的な空間における非日常的な人間関係に彩られていてほしい——例えば，日常的な生活感はなくていいので一流ホテルのような高級感と清潔感のあるホスピスで（あるいはディズニーランドのようなおとぎの国で！），ケアのプロにまったく受け身な至れり尽くせりのケアをされて死んでいきたい，という希望も，現実的な資源の制約が許す限り，その実現が目指されるべきだと思います．

　本稿における日常性の強調は，あくまでも死にゆく人が他者や空間との相互作用のなかで，最期まで主人公であり続けられることの重要性を示すための切り口の一つなのです．

[引用文献]
1) 厚生省編（1998）厚生白書（平成9年版）．
2) 厚生労働省ホームページ，平成20年人口動態統計上巻，死亡．
3) 読売新聞社（2009）長寿革命　死生観（3），読売新聞（11月20日付），1面，34面．
4) 山崎章郎（1996）病院で死ぬということ，文藝春秋社．
5) 清水哲郎監修，岡部健・竹之内裕文編，竹ノ内裕文（2009）どう生き　どう死ぬか——現場から考える死生学，pp.95-118，弓箭書院．
6) 佐藤純一・黒田浩一郎編，黒田浩一郎（1998）医療神話の社会学，pp.191-216，世界思想社．

7) E・ゴッフマン著，石黒毅訳（1984）アサイラム―施設被収容者の日常世界，誠信書房．
8) イバン・イリイチ著，桜井直文監訳（1999）生きる思想―反＝教育／技術／生命，pp.17-38，藤原書店．
9) イヴァン・イリッチ著，金子嗣郎訳（1998）脱病院化社会―医療の限界，晶文社．
10) 清水哲郎編，田代志門（2007）高齢社会を生きる―老いる人／看取るシステム，pp.117-138，東信堂．
11) 上野千鶴子，大熊由紀子，大沢真理，神野直彦，副田義也編，三浦研（2008）ケアを実践するしかけ，pp.219-238，岩波書店．

[参考文献]
1. フィリップ・アリエス著，伊藤晃，成瀬駒男訳（2006）死と歴史―西欧中世から現代へ，みすず書房．
2. ジェフリー・ゴーラー著，宇都宮輝夫訳（1986）死と悲しみの社会学，ヨルダン社．
3. 谷岡一郎（2000）「社会調査」のウソ―リサーチ・リテラシーのすすめ，文藝春秋社．

Ⅲ章　介護現場における生と死

障害は本当にない方がよいのか，死んだ方がましということはあるのか．ALS患者の立場，家族の立場からの発言．在宅緩和ケアの実践にもとづく，看取り文化の立て直しの提言．高齢者が誇りと輝きをもって生きられることを目指すパイオニア的活動．

1　障　害——どれほどのもの？

立岩 真也

I．まえおき

　原稿を依頼されたときに提案してもらったのは，「障碍を友として生きる」という題でした．このテーマが「死生学」と関係があるのかどうか，よくわかりません．その前に，死生学というものがよくわからないので，やはりよくわかりません．ただ，障害が死に関係させられてしまっているということはあります．そのことが一つ．そして，当初もらった題の「友として」生きることについて．これらについては，話し出せば長い話がたくさんあります．そしてこれまで私はいくらかのことを考えてきました．ですから，おもに，これまでこんなことを考え，こんなことがここに書いてありますという紹介のような文章になることをお断りしておきます．

　その前に言葉について．本稿では「障害」という語を使います．「碍」という字は「さまたげ」という意味のようです．「害する」の「害」の字を使うより，暮らしていくうえでの「さまたげ」という語を使う方がよいようにも思います．ただ難しい字でもあり，二つがものすごく違うかというとそうでもないかなと思います．また「しょうがい」とひらがなにすればよいとも思えないので，そのままにします．さらに加えると，「害」であることを認めてしまってもよいではないか，それでも，あるいはそのままでも，その身体の状態も人も肯定されるはずであると思うところがあり，そんなことも以下で述べようと思います．

　「友として」という言葉を使わないとしても，似たようなことが言われることはあります．あるものはあるのだからそれを前提にやっていこう，嫌がっていてもよいことはないのだから，それなら仲良くしていこう．そんなところだろうと思います．またわざわざそんなことを考えなくても，障害との生活が長くなっていけば，なんとはなしに馴染みになっていくとか，そんなこともあるはずです．

　しかし意地の悪い学者は，「障害がもしなくなるのであれば，だれもが

その方がよいだろう」と言ったりします．だから「友として」なんて嘘だというわけです．そう言われると困ってしまう．はっきりと「いやこれでよいのです，このままでよいのです」と言う人も実際にいて，「だれもが」という主張はそこで崩れてはいます．それでも，多くの人はそうは言わないかもしれません．さてどう考えるか．

　ただ，繰り返しになりますが，とにかくあるものはあるのですから，たいがいはそんなことを考えても仕方がない，意味がないということ，そのことは押さえておいたうえで，ということになります．そして次に必要なのは，おおざっぱに「障害」ととらえない方がよいということ，そこにはいくつかの面があることを見ようということです．一つ，教科書などでは「機能（的な障害）」がもっぱら取り上げられますが，そしてそれがたしかに障害（disability）の本義ではありますが，障害者であることについて現れることは，それだけではありません．一つに，身体の形状が異なる，身体の動きが他の人と比べて違うということがあります．一つに，例えば視覚・聴覚障害により知的障害・発達障害により世界の受け取り方，人との交信や関係の仕方の異なりがあります．他に一つ，不調・苦痛がある場合があります．また一つ，死に至ることもあります．後者二つは，一般には病を特徴づけるものであり，病の否定性を示すものですが，障害にかかわってこの契機が存在する場合もあります．またこの二つは基本的には否定的なものであるとされるとして，二つは障害を特徴づけるものではないのだから，障害を否定的なものとあらかじめ見ることもないということでもあります．

Ⅱ．肯定が罠になることがある

　まず一つ，自分や自分が有するものを肯定すること，肯定しようとすることが，「罠」として作用することがあると思います．1990年に私たちは『生の技法』という本を出してもらいました．そこに次のように書きました．

> 基本的な問題は，障害がことさらに取り出され，否定され，障害を持つ人に結びつけられ，その人全体が否定されてしまうことである．それに対して，その否定性を受け入れ，改善に向かう，あるいは他の部

分を探す方向があるのだが，それは述べた通り不完全なものだ．そこで逆に否定されたものを肯定すると言わざるを得ない．こうして分岐が生じてしまうのだが，実はこういう選択を生じさせているものが問題なのであり，それを無力にすることがあくまで第一のことなのである．障害を肯定する，障害以外のものを肯定する，部分を肯定する，全体を肯定するということ自体が問題なのではない．否定性を受け入れる必要はないということなのである．[1]

　この文章の前に書き並べてきたことの要約のような部分なので，いろんなことが書いてある堅い文章ですが，言っていることは単純なことです．
　「われながらいけてる」とか「こんな私をほめてあげたい」とか思うことはあるにしても，それはなにか特別の場合で，いつもはそんなことについて考えたりはしないのだろうと思います．ただ，それこそがまったく幸運で幸福なことで，自らが肯定されているということであるかもしれません．いろいろと責められて，つらくなってしまうことはあって，そうした場合に，それに対する抵抗として，自分（たち）を肯定しようと思い，そのことを言うこと，呼びかけることはあるだろうと，あってよいだろうとは思います．そして，それがうまくいくことがあって，それで楽になったり，楽しくなったりすることもあるでしょう．
　けれどもそれはそう簡単にいかないこともあるでしょう．となると，やっぱりだめかも，ということになるかもしれない．いくらかひねくれている人だと，否定に抗するために肯定する，そのわざとらしさにしらけてしまうかもしれません．
　そもそもなぜ肯定しなければならないということになったのか，そう思ったかと考えてみましょう．するとそれは，他人たちから否定されていたから，それが自分にはつらくてなんとかならないかと思ったからだろうと思います．そんな状況で自己肯定が求められること，それに効果があることがあることを否定しません．しかしやはり，その手前で，その否定がよくないことであるなら，それをなくしてしまうのが先決ではないでしょうか．否定している側はそのままで，自分は「自分のことが好きになる」ために苦労しなければならないことになります．とすれば，それは不当な

ことだと言うほかありません．そしてそう考えるなら，自己肯定のための方法がいろいろと書いてあるような本が出され，そして売れる時代・社会というのはよい時代・社会ではないのだろうということにもなります．むろん，何を言われようと，美しいとかすばらしいと思うのであれば，それはそれでよいのでしょう．ただ無理して，障害がある方がよいとか，言わない方がよい．このことをふまえておいた方がよいと思います．

Ⅲ．死よりわるいものとされることについて

次によしあしを考えたり言うとして，何と比べるかです．障害があって，それはうれしいものではないことは，いくらか認めてよいとして，ただ，何と比べてよいとかわるいとか言うのかということです．生きているよりわるいとされることがあります．それが「安楽死」と呼ばれているものです．別の言葉として「尊厳死」とか「延命処置の停止」という言葉もあります．この二つ，三つに違いがあるのかないのか．それはここではあまりこだわらないことにしましょう．（このことが気になる人は，参考文献にあげた『唯の生』第6章「より苦痛な生／苦痛な生／安楽な死」を見てください．）

苦痛，身体的苦痛のために死を望むということがあります．たしかに痛いのはつらい．しかし，すくなくとも多くの場合にはなんとかなります．なるようになってきてはいます．死ぬことを恐れて死ぬのではないのなら，また，痛みのゆえに死ぬということでもないのであれば，そしてその人は障害を有している——だから自分の力で死ぬことができなくなっている——のであれば，できなくなったこと，できなくなることが大きく作用していると考えるしかありません．できなくなることが生きていることよりもつらいというのです．私は，できる／できないについて，能力，能力主義について，考えてきました．できないことが死につながるとなると，能力（の欠如）が最も深刻なかたちで現れているということですから，このことは気になってきました．

死にたいほどつらいことが障害をめぐってほんとうにあるのだろうか．ないような気もしますが，やはりあるかもしれない．ALS（筋萎縮性側索硬化症）という病・障害は，そのうち身体の随意に動く部分のどこも動か

なくなってしまうことがあります。身体の障害としては最も徹底したものですから、それに即して見ていったらよいかもしれない。『ALS――不動の身体と息する機械』という本はそんなことが気になって書いた本でもあります。すると、たしかにさまざまにつらいことはある、しかしどうやらなんとかなるようであるらしいのです。

　障害がない場合よりもある場合の方がよくないことがあるからといって、死ぬことはなかろうということです。こう言うと、多くの人が認めてくれるはずです。しかし実際には死のうとするのは、またそれが認められてよいとされるのは、できる／できないにかかわる困難・価値によっています。このことについてどんなことが言えるだろうか。二つの本『良い死』、『唯の生』で、考えられるだけのことはひとまず書いてみたので、それを見てもらったらと思います。

　その世界がおおいに生きづらいということはたくさんあるでしょう。しかし死ぬほどのことではない。人が身にまとっているさまざまから逃れることはできないのではあるけれども、生きていることは、それらと別のところにあるということを自分で知ったり、人が知ったりすることがあります。できる／できないと別のところに生はある。形のさまざまともまた別のところに生がある。そして生の方が強い。

　まず生きている本人において、身体のそんなこんなは別に、生きていたいと思うということがあります。これはまったくもっともなことだろうと思います。そして、何かができるということは、基本的には、生のために必要なこと、生のための手段を提供できるということです。生のための手段が生に優位するというのは、まったく倒錯しています。

　それでも、実際に生のための手段がなくなり、あるいはなくなることが予測され、またその手段を提供する人たち（多くは家族）の負担を心配して死のうとする人はいます。けれどそれに対しては、手段を提供し、負担の偏りをただすことはできます。「少子高齢化社会」だからそれも大変だと言う人が多いのですが、そんなことはない、それは誤解です（『良い死』3章「犠牲と不足について」）。

　安楽死を問題にした障害者たちはこのことを言ってきました。それを認めたなら、早めに死んでしまうことになるからです。自分たちは生きてい

る価値がないということになってしまうからです．（ではこのことを生まれる／生まれないという選別について考えたらどんなことが言えるでしょう．これは略します．「出生前診断」について『私的所有論』の第9章「正しい優生学とつきあう」で考えてみています．）

　このことだけを言うとまったく当たり前のことを言っているだけのようでしょう．単純なことです．わかってもらえるはずです．けれどもそうはならない．私と違う立場の人たちは，それは個々人の価値判断の問題であり，個々人がその価値判断に基づいて決定することであると言います．その際，例えば医療従事者には「中立」が求められると言われることがあります．正確な情報は提供するが価値判断はするべきでない，それは「本人」のことだと言われます．「自律」「自己決定」が大切だというわけです．

　私も自己決定全般は大切なことだと思います．しかしそのうえで，この場面では，本人の言うとおりにするべきだというのは違うと言います．そのことの説明にはかなりの分量が必要になります．『良い死』の第1章「私の死」でこのことを説明してあります．それなりに理屈っぽい話にはなります．ただこのことは直感的にもわかるはずだと思います．

　とくに「あなた方に迷惑がかかると私は思うから私は死ぬ」と言われたとき，そのあなた方（である私たち）は「はいどうぞ」とは言わないできたはずだ，「どうかやめてください」と言ってきたはずだということです．「このようになった私に生きる価値はない」などと言われたら「そんなことはないですよ」と言ってきたということです．そして，これからもそのように言うべきであるはずです．

IV．ないにこしたことはないか

　ここまでに述べたのは，生きている限り，さまざまがあっても死んでしまうよりはよかろう，それだけのことです．比べる対象が極端なものであったのです．では，障害があるのとないのと比べてどうか．最初に述べたように，これはほとんどの場合どうでもよい問いです．またその次に述べたように，罠として作用することのある問いです．そのうえで少し記すことにします．

　病の何が困るのか．あるいは病とはどんなものか．とても単純にすると，

痛いこと，そして死に至ることがあることだろうと思います．病がつらいものであるのは，あるいは病が病であるのは，痛いから，また死に至ることがあるからだと，だれもが知っていることを確認しておきましょう．他方，不如意であること，できないことがあること，そして姿・形が違っていること，これらがあります．

　ここでは単純に，苦痛はない方がよい，減らせるものなら減らした方がよい，死なずにすむならその方がよい，だから病気は治った方がよいということにしましょう．このことを別に言えば，死に至るのでも，また痛みがあるわけでもない場合には，それはいけないということにはならないのではないかということでもあります．障害という場合にはまったく痛みというほどのものは存在しないこともあります．とすると，障害の何がいけないのかということにもなるわけです．

　機能・能力の方はどうでしょうか．できないことはよくはないのか．そうと決まったものではないと書いたことがあります．「ないにこしたことはない，か・1」という題のもので，『障害学の主張』に収録されています．「1」となっているのは，姿・形のことも含めて続きを後で書こうと思ったからですが，まだ書かれていません．そこでは，自分にできないことがあることがその人にとってどのぐらいよくないのかについて考えてみました．

　身体の働きも分けられます．一つに，他で代替可能なものです．一つに，代替は不可能あるいは難しいと思われるものがあります．後者については，物理的に難しいこともあるし，差恥心などが絡んで，人に代わってやってもらうことがなかなか難しいことがあります．ただ代替可能なもの，容易なものについてはどうでしょう．生きていくために，生きていくための手段としての行為ができることは必要なことだから，その意味でできることはよいことです．けれども，そのことは，その人本人ができることがよいことであることを意味しません．だれもできないのであればそれは困ります．けれども，そうでなく自分でないだれかがするならよい．自分はできないから，自分はしない．そしてなにかをすることは苦労でもあります．となれば，このことだけをとってみれば，自分でできないことはわるいことではないということになります．

　自分のことは自分でするのが当然だと言うかもしれません．しかし，な

んでそれが当然なのかとたずねられたらどう答えるでしょう．自分の身体は自分の近くにあるので，自分の身の回りのことは自分でというのはたしかに合理的ではあります．社会の総負担としては，すくなくとも，身の回りのことについては各自が自分のことをという方が多くの場合に少なくなる，面倒でないということは言えるでしょう．しかし，ここでは障害があることが「本人」にとって不幸なことであるという主張を検討していたのでした．その問いについては，つねにそうとは言えないというのが答になります．他方，その周りの人間たちにとっては，その人ができず，自分たちがその分を補うのは面倒です．とするとそれは，本人というよりむしろ周囲の人々の都合にかかわることなのです．（自由や義務や平等については『自由の平等——簡単で別な姿の世界』で論じています．）

V．姿・形のこと

　動きの異なりも含めた姿・形の異なりについてはどうでしょう．ここでも問題は，それが他人たちにとっての関心事であるために，本人にとっても気になってしまうことだということです．なぜだか人は，人の顔や姿にかかわる好悪・価値を有しているようです．その好みは時代や社会によってずいぶんと異なりもするし，人それぞれでもありますが，それでもいくらか共通する傾向もあるようです．その中には「生物」としての反応という部分もあるかもしれません．例えば腐臭を腐臭として感じてしまうことは生命維持とかかわっているように思います．そして，ほめられたり，もてたり，もてなかったり，損得があることはたしかにあります．そのことにかかわって，その人がなにかわるいことをしたわけでもないし，なにかよいことをしたわけでもない．それで損得が生じるのですから，それは不当なことであるとも言えます．ではそんな「差別」は禁止すればよいでしょうか．そんなことはできそうにないし，またしない方がよいようにも思えます．ではどうしたものか．『良い死』の第2章の第3節「好き嫌いのこと」，第4節「会ってしまうこと」，第5節「思いを超えてあるとよいという思い」でこのことを考えてみています．

　好悪の対象になるものについてこちらとしては変更ができない，すくなくとも容易でないということがまずあります．能力にしたって，「努力」

でどうなるものでもないというところはおおいにありますが，こちらはなおそうです．そして，好きだの嫌いだの言う側もその好みを随意に変更できない，すくなくともそのように思われています．そのことを全面的に否定することはできないし，また否定しようとする必要もないでしょう．恐れや嫌悪の感情を押し殺してないものにしてしまおうとすることはない．そんな感情を抱くことはあってしまって，否定することには無理があります．

ただまず一つ，一人の人の中にも欲望は複数あり，そして受け取り方は変化していくこともあるということ．人は人に会ってしまって，そして慣れてしまうことがあります．そういったことが不自然な苦しまぎれのことであると考える必要はないのだろうというのが一つ述べたかったことです．慣れてしまうことがある．慣れることには怖いところもたくさんあるけれど，しかし慣れて，それでよいと思うことがあります．

次に一つ，これは他人がその人を評価するということです．もちろん好き嫌いというのはみなそういうものです．自分や他人の人生が，そういったものによっておおいに左右されていることを知っています．しかしそれでもなお，基本的には，好みによって他の人の人生を決めてはならないという価値があります．その価値は「人権」といったことが言われるようになった時代の後に現れたのでしょうか．そうとは思えません．どれだけ実現されているかどうかはともかく，この価値は基底的なものとしてあってきたと思います．

そしてもう一つ，例えば「異形」の身体になにか肯定的，かどうかわからないけれども力強いもの，あるいは繊細なものを感じてしまうことがあります．これはなんだろうという問いがあります．

妙な価値観を取り除きさえすればよいということもあるでしょう．「黒は美しい」という言葉は，黒人，今どきの言葉ではアフリカン・アメリカンによる従来の価値の反転，自らの肯定のスローガンですが，見田宗介（真木悠介）という社会学の先生が演習で「でもほんとに黒の方がきれいだよね」といったことを言われたのを，文脈も何もかも忘れ，そこのところだけおぼえています．

次に，すくなくともこの社会では，よい身体はできる身体とかなり重なっ

ています．そしてたしかに一方で，私たちは高機能の身体を好んでいる，偏愛していると言ってもよいのだけれども，どうやらそれだけのことでもない．ここでも単純でそして大切だと思うのは，欲望が複数あるということです．例えば脳性麻痺の人で身体が反り返ったり，ぶるぶる震えている人がいる．本人的にはたんにそうなってしまっていてそれだけのことであったり，不便で困ることがあるということであるかもしれない．しかし，他人たちにとって，すくなくともある部分に訴えるものはたしかにあるように思います．それがなんであるのか，考えて言えるようなことであるのかどうかわかりません．身体が存在していること，重力に抗して存在していることを実感するといったことを言う人もいます．人が生きていること，生きてきたことが伝わると言う人もいます．言われるとそんな気もします．

Ⅵ．死の前の生を見ること

　もう一度，できる／できないについて．さきに述べたのは，他人が代わりにしてくれるなら，自分ができずしないことは楽でよいということだってあるではないかということでした．ただそれだけのことを述べました．それだけでしょうか．異なった姿・形に，なにか深さや力が感じられることがあると前項で述べたのですが，できないことについてはどうでしょうか．

　生が有限であることは自明であるとして，身体が最初から不如意であることがあり，不如意になることがゆっくりとあるいは突然人に訪れる．そのことを本人が知ったり周囲の人たちが知ったりする．たいがいの場合，そうなった人とそうでない人と格別の違いはなく，なにか格別のものをもっているわけではないのでしょう．美化することはないだろうと思います．しかしそうではあるのですが，その人は不動であり，不如意の状態にあります．これは仕方のないということだけであるのか．それだけでなく，それは生を肯定する方に作用することがあるのだろうと考えます．

　人は，人が制御できないあるいはしないものから多くを受け取っていると，『私的所有論』に書いたことがあります（第 4 章「他者」）．そしてある人々は身体にかかわる事情で，受け取る側の時間をより多く過ごすことがあります．どちらかいえば受け取る側にいる人たちがいます．もちろん，能動の快があることを認めましょう．ただその快以外には，人の行為・営

みの意義は，生きる手段であることです．それはたしかに必要なことですが，それだけだとも言える．そして，どうしても自分がしなければならないことではないとさきに述べました．他方，必ず世界は，人々によって不幸な世界にされているのでなければ，私よりも大きくて豊かです．その世界は，私においてさまざまに感受されている．明らかに私たちは多くのことが思うようになってほしいと思っていますし，そうなったら喜びます．けれども，それが実現するにつれて，世界は自分の色の付いたものになり，つまらないものになってしまう．とすれば，より受動的な存在として世界に対している人は，肯定的な存在であるということになります．そしてこの場合には，肯定は，微弱ではあるとしてもあるいは衰弱しつつあるとしても継続し世界を受容している生の方に向けられることになります．生が肯定されることになります．死は，その訪れまで，遠ざけられることになります．死はたしかに訪れるものとしての他者であるとして，私に受容されていた世界がそこで終わる．私の後にも世界が残ることはうれしいことではありますが，自らにおいてある世界の終わりは惜しまれるでしょう．このことを『良い死』の第2章「自然な死，の代わりの自然の受領としての生」に書きました．

　そこから死が肯定されることはないでしょう．死が肯定されるものとして存在することになるのは，人間のなすことのすべてが，すべてでないとしても基本が，悪事であるといった場合です．障害のある人がときに「無垢」の存在として表象され肯定されることがあるのはそんなことがかかわっています．無垢であるとは多くの場合にたんなる誤解であり，当人たちにとっては迷惑なことですが，それでも，まったく当たっていないということはないでしょう．人のなすことが，あるいは人すべてではないとしても私のなすことが，例えば他の生物を殺して生きていることにおいて基本的によくないことであるから，死は肯定される．これが死が肯定されるまっとうな理由として残るのだろうと思います．この思想は考えるに値するだろうと思います．そして私はこのことについてよく考えられていません．ただ，苦界にあって，生きている間の節制や修行によるものであれ，あるいは死によるものであれ，その世界を脱しようとすることは，その世界に生き続けていくものたちに対する優位を示すなにか特権的な行ないで

あるようにも思えます．しかし，いやそうではないのだと返されれば，私が思うことの方が間違っているのかしれません．さらに考えてみようかと思います．

ダウン症の娘さんがいて，『星子が居る——言葉なく語りかける重複障害者の娘との 20 年』などの著作のある最首悟氏が，「殺して食う自分」からものごとを考えていくのだというようなことを言います．2008 年 7 月，慶応義塾大学で私と彼は，高草木光一氏に呼ばれ，順番に話をしてそしてその後対話のごときをするという企画で話をしたのですが，そのときにも彼はそのことを言っていた（『連続講義「いのち」から現代世界を考える』に収録）．その先の話がどうなるのか，それはよくわかりません．そのときもよくわかりませんでした．私も，大切かもしれないが，どう考えたらよいのかわからないと応じています．いずれ，もうすこし考えてみるかもしれません．

Ⅶ．違うのではないか

それにしても，こうして考えてみると，死についていまよくなされる言論は不思議です．まず死が観念されるものであることは明らかです．としたときに，死を観念できることが，観念できないこと，できないからしないことより，どのようによいことであるのか，私にはわからない．死を観念し，死を恐れる者は，恐れることにおいてかわいそうであるから，その恐れを汲み取ってあげて，あまり怖がらせないようにしてあげるべきであるということについては同意します．それは人を殺してはならない，とくに殺されることを予期させたうえで殺すこと——例えば死刑——をしてならない理由の大きな一つだと思います．しかしこのことは，意識を有し観念を有する存在を優れた存在とすることではない．むしろ反対のことを言ってもよいはずです．けれども，実際には，そのような存在を優位において，しかも「脱・人間中心主義」などと称しているのだから，それはとても不思議に思います（このことについては『唯の生』第 1 章「人命の特別を言わず／言う」）．

そしてさらに不思議なのは，意識を有し観念を有するその人たち，有能なその人たちがあっさりと死を肯定するその仕草です．なぜそうはっきり

しているのか，しょうじき私にはよくわからない．来世を信じているわけでもないようです．特定の生に大きな価値を与えているために，それが失われることを「死ぬほど」怖がっている，あるいは死よりも怖がっている，そこでその人たちは死を肯定しているというのがひとまずの答になります．そのことをこの文章で述べました．他の答を思いつかないのですが，しかし，そんなことを本気で信じているのだろうかとさえ思えてしまうところがあります．

そして不思議な感じを抱いてしまうのは，「英米」の「バイオエシックス」の人たちの言うことに対してと限りません．まじめに死のことを考えてまいりましょうという人たちの言葉に無理を感じることがあります．

苦痛を減らそうにも減らせないこともあります．また死は必然です．とすると，そのことにどのように向かっていくか，それとどのように付き合っていくか，ということにはなりそうです．であるのに，今の時代は苦痛を回避しようとしている時代で，それはよくないとも言われます．あるいは，この社会は死を避けている社会，遠ざけている社会であってそれはよくないと言われます．代わりに，人間における「受苦」という契機を大切に考えねばならないなどと言われます．また死を直視せねばならないとも言われます．

そう言われると，そんな気もします．けれども，どうしてもわからないところが私には残ります．人が死ぬことは，わかりたくなくてもわかることで，すると人は自らの「有限性」をどうしたって感じてしまう．自らの生をはかないものだとも思ってしまう．その有限性を知っている私たちは，そのことがある程度は具体的に見えてしまっている．すると，例えば「残された時間」で何をするのかしないのかを考えねばならないことはある．実際にそんなことをすることがあります．

しかしそのように考えてしまうことは，なんにもそんなことを考えないことより，どのようによいことであるのか，私にはよくわかりません．有限であることをわかっていることによって，無駄なことをせず，その意味でよりまともな人生を生きようとするということはあるのかもしれません．きっとそれはわるいことではないでしょう．しかしそれだけのことであれば，そんなに真面目にならず，その日その日を生きていてそれだけと

いうのよりもどれほどよいことであるのか．どうせ死んでしまうのだから，ではないにしても，そう大きな違いはないようにも思います．

　私は，「死に対する」ということがいったいどんなことであるのか，また，それがどのような意味でよいことであるのかをよくわからないまま，そのことをあらかじめよいことであるように言うのが御時世であるなら，むしろ，それがどんなことであるのかわからないと言い，そのうえで，そのような態度を否定するものでないけれども——どんなものであるのかわからないので，否定のしようもないのですが——，すくなくともそれが死を早めることにつなげられるのは違うだろうと考え，そのことを言ってきました．

　やがて死ぬことがわかっている．よくわかったとして，それは「死を受けいれる」ことにつながるでしょうか．つながるとしてどのようにしてつながるのでしょうか．死後の生を信じることができるなら違ってくるかもしれません．しかし，そうでもなければやはりわからないとしか言いようがないように思います．しかし，そうであるにもかかわらず，つながれる．これが不思議だと思います．

　時間が有限であるなら，それをうまく使って，うまく予定を調整して，うまく人生をやりおおせようとする．それはすこしもわるいことではない．ただ，そんなことをしたって大したことができるわけではない．それを知っているのだが知らないでいようと，生を統制しようとする．その予定通りの進行の果てが自分の望んだ通りの死ということになるのでしょうか．しかしそれは，自らの身体に裏切られて失敗するか，あるいは成功したとして，どれほどのことなのかと思うのです．

　身体と生命の実相を見ないことが，そこにある衰弱や無能力や不如意の肯定性を見ないことが，生の統制と律儀な死の方に人を向かわせているように思えます．そうでない方がよい．知りようのない死を知ろうとするのでなく，死の前の生を見ることがよい．そう思います．

［引用文献］
1) 安積純子，岡原正幸，尾中文哉，立岩真也（1995）生の技法——家と施設を

出て暮らす障害者の社会学，増補改訂版，p.162，藤原書店.

[参考文献]
1. 立岩真也（1997）私的所有論，勁草書房.
2. 石川准・倉本智明編，立岩真也（2002）障害学の主張，明石書店.
3. 立岩真也（2004）ALS―不動の身体と息する機械，医学書院.
4. 立岩真也（2004）自由の平等―簡単で別な姿の世界，岩波書店.
5. 立岩真也（2008）良い死，筑摩書房.
6. 立岩真也（2009）唯の生，筑摩書房.
7. 高草木光一編，最首悟，立岩真也ほか（2009）連続講義「いのち」から現代世界を考える，岩波書店.

2　ALS患者　私の死生観

橋本　操

I．面白きかな，わが命

　はじめに書いておきましょう．

　私は無宗教で55年生きてきました．そしてたぶん，このまま小さく死ぬことでしょう．苦楽や禍福には，見事なほど鈍感に暮らしてきたし，今も暮らしているスーパーポジ子です．

　芸術としての讃美歌や仏像や禅の庭は好きですが，背景には思いの至らない浅い人であります．広隆寺弥勒菩薩半伽思惟像，常照皇寺御車返しの桜，瑞泉寺の庭，曼殊院門跡の枯山水など，機会を見つけては訪れて，人の世のはかなさ，歴史のパーツとしての命の置かれた位置を再確認しています．ジグソーパズルは好きなほうです．あっ，あまり関係ありませんか？

　ALS（筋萎縮性側索硬化症）を発症してから，いくつかの衝撃に遭遇しています．

　はじめは縄文杉の映像でした．本当にこれは衝撃映像．歩いて見に行く努力はしませんでした．生まれつき浅い人（思慮のない）なので，花を見ても「あっ綺麗じゃん．何科の何？」までは調べるけれど，原産地や嗜好や，どんな偶然で生まれどんな歴史を経て今に至っているかなどは考えもしませんでした．ALSになって初めて，古木がそこに生きて在る意味に思いを寄せた次第です．長い歴史をもつ木々の前に立つとき，人の命のはかないことや今を一所懸命生きることの大切さを実感するのです．樹齢千年の常照皇寺の枝垂れ桜は，今も春には平安の世と同じ花を咲かせています．牛車を引き返してまで大宮人が讃えた桜を，平成の時代に車椅子に呼吸器を積んだ私が眺めるロマン．何代もの人が桜の下に集い行き交い，悲喜こもごもに泣き笑い，ときに病に倒れ果てていったのだろうと思うと，やはり面白きかな吾が命，であります．

　この瞬間を取りあえず生きてみよう．それだけのことです．たぶん桜の下にはALS患者も住んでいたと思うのだけれども，この病が発見されて

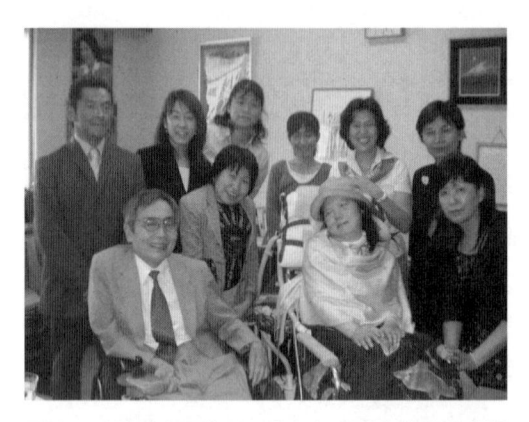

図Ⅲ-1　障害者団体の一員として国会議員を訪問

130年あまりなので，憑き物とかキツネ憑きで片付けられていたことでしょう．現代でも医療の未成熟な地域では変わっていません．未だ原因不明であります．

　ALS患者には何と言葉をかけたらよいものかと思いますが，この瞬間はアナタのものなので，必死に善く生きてほしいとだけ思います．

Ⅱ. そんなに大変なことなのか

　ALS当事者のくくりは複雑です．そこに遠近感まで考慮すると，当事者の裾野が広がり過ぎるので，橋本みさお的な患者系目線で書いてみようと思います．なぜ患者ではなく患者系かと言えば，ALS患者のもつウジウジ思考がよくわからないのです．もしかして自分こそが世の中で一番不幸だと思い込んでる系の発想は，同じALS患者からみても痛いのだから一般社会ではドン引きだろうなと思う．およそ人には病の一つや二つはあるもので，それらを受け入れ理解して共生しているのです．では何故ALS患者・家族は，疾患と共生できないのだろうかと思うのです．

　わが身に置き換えてみると，ほとんどの患者にない「死の受容の条件」のようなものが私の周囲にはそろっていたと思います．生家は漁業をなりわい（生業）としていました．今もそうです．漁師は，古くから「板子一枚，下は地獄」ともいわれ，死とともに生きている民族と言えます．これは戦国の世に限ったことではなく，平成の今も浦（津々浦々の浦）中で年

に1人は死者が出ていることから，逃れられない宿命とも言えるでしょう．

　少なくとも私は，死を日常的な出来事としてとらえることができていました．2008年2月，故郷の漁協に所属する漁船がイージス艦に当て逃げされ消えたのですが，それ系の事故は，日常茶飯事だと兄は教えてくれました．この時期，外房の漁船は黒潮を越えて八丈島あたりまで，初鰹を追いかけていくのです．黒潮が海流であることはだれでも知っていることだけれども，太平洋に激流のように流れていることは小船の主にしか実感できません．

　ちなみにイージス艦は1500億円，兄の舟は3000万円でまさにケタ違い．そして海上自衛隊は海の約束を守らないと漁師は言っていました．海猿は海上保安庁で，海の安全を守ることが任務であるが，防衛省の海自には任務がない．まさに戦争ごっこに高価な道具を使っているのだけれど，実戦よりはナンボかましだ．漁船側はいわゆる殴られっぱなしなので，かなり危険でストレスフルだと思う．誤解を恐れずに言えば，浦賀水道を航行する米海軍の戦艦は美しいです．何度か空母にも出遭いましたが，言葉を失う存在感でした．海上自衛隊が，なぜ演習のためにのみ高価な艦船を保有し，あまつさえ仕事中の漁師を殺して恥じないことは謎だ．彼らは迎撃が法で禁じられているのに，無駄な航行を続けて昨年の事故では2人も殺しています．洋上に万能の楯などありえないのだ．海を甘く見ては困る．と私が言うかな？　とも思うけれど．

　私はバリバリの海洋民族，漂流民族だと思っています．椰子の実のようなもので，名も知らぬ遠き島より流れ着いたに決まっている．祖先をたどれば，阿波や紀伊の落武者だろうと思います．先祖は御参りしていますが，私を護っているのは私自身であることは言うまでもない．とか言いながら，どうせなら長宗我部元親の立ち位置も捨て難い．彼が生き延びて舟で流れ着いて，鯛でも釣ってたら面白くもあるね．ご先祖様ならなお愉快．

　それはそれとして，ALS以前も以後も私は私でしかなかったし，そんなに大変なのかな？　ALSって？　とは思う．みさおさんちの愛犬ポンちゃんの方が，よほどつらいと思うけれど耐えている．食べたいだけ食べることもできずに耐えている．それを見ている私は相当に切ないです．

　私がALS患者で人工呼吸器使用者であることは現実で真実なのですが，

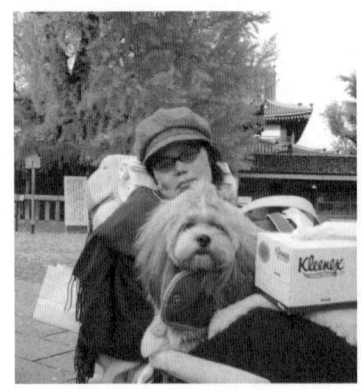

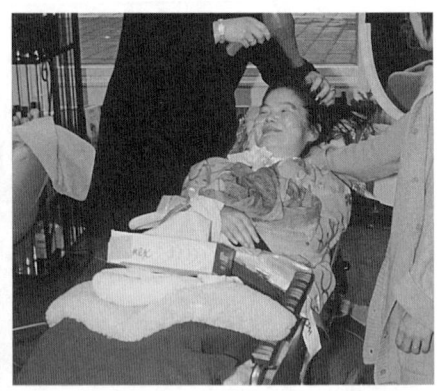

図Ⅲ-2 愛犬のポンちゃんと散歩　図Ⅲ-3 旅先でのシャンプーはヘアサロンで

私の中のALS率は極めて低い場所にありました．本当にALSが大変なのか，すら理解していない．

死は，生は極めて普通のことなのに，ALS患者だけが人の生死について語るのでしょうか？

Ⅲ．あさはかなマスコミ報道

「私の呼吸器を外してください」と題したNHKの番組が2009年2月に放映されました．前年に続いて，2度目のニュース特集であります．ALS患者の主張が，せめて「いますぐに，私の呼吸器を外してください」であれば，チョットは手伝えるのだけれど，しょせん「たら？れば？」の話であります．

「私のコミュニケーションがとれなくなったら人工呼吸器を外し，自然に任せて『勇気ある撤退？』をしたい」とのことであるそうだ．「勇気ある」については触れられない．何故ならば，私の「勇気レベル」は信じられなく低くて，とてもとても一般の人々と勇気について語れない．資質と言われれば返す言葉もないが，普通に根性なしであります．

そもそも人工呼吸器は，いともたやすく外れてしまうものです．かくいう私も何度か"偶発的な撤退"をさせられかけてきました．それはかなり苦しいことをお知らせしておきましょう．せめて安楽死メニューの選択をしておかないと，呼吸器を外して2分後の断末魔が待っている．その瞬間

発症からの経過・活動内容と地域の療養支援体制
- 1985年（昭和60年）：発症，翌年ALSとの診断（32歳）．実家（千葉県）に戻り，両親や家族の支えを受けながら療養
- 1989年8月：東京都練馬区に転居，すぐ24時間介護体制を申請・許可
- 1990年：保健師を要にチームで日中独居の在宅ケアを支援
  訪問指導員（看護師）の拡大利用
  重度脳性マヒ等介護人派遣事業の利用
- 1993年1月：人工呼吸器装着，同年5月から在宅療養再開始
  24時間他人介護が実現され，現在に至る
  ピアサポート開始（入院中の同病患者お見舞いを契機に）
- 1996年7月：訪問看護ステーションの利用開始
  訪問指導事業も併用，難病療養支援における保健の役割を訴え続けてきた

ピア・サポートの活動
- 1993年：「さくら会」発足，24時間介護態勢を構築
  「難病と在宅ケア」Vol. 5, No. 3に記事掲載
- 1996年：小冊子「ALSの基礎知識」発行
- 1998年2月：ALS友の会発足に向けて準備会開催（2回）〜東京都支部立ち上げを目指して〜
- 1998年4月：闘えALS！東京ALS友の会のための交流会主催
- 1998年12月：第2回ALS患者と家族のための交流会主催
- 1999年7月：介護保険課長招き「練馬ALS交流会」開催
- 2000年11月：ALS／MND国際同盟会議（デンマーク）
- 2001年3月：患者会交流会で報告「在宅介護支援さくら会」に改称
- 2002年2月：「ALSの在宅療養を考える会」開催 〜練馬区地域支援ネットワークの構築を目指して〜
- 2003年3月：「ピアサポート2003」発行
- 2003年9月：第1回「進化する介護」を練馬で開催
  支援費制度によるヘルパー資格「日常生活従業者養成研修」，以後も現場のニーズに応えるかたちで実施してきた
- 2006年：障害者自立支援法に移行後も「重度訪問介護従業者養成研修」を継続開催
- 2004年7月：NPO法人ALS／MNDサポートセンターさくら会代表
  研修開催，講演や研究事業など，政策提言する幅広い活動を積極的に展開中
- 2004年：日本ALS協会会長就任
- 2009年より同協会副会長

に立ち会ったすべての人にとって，幸福な死が訪れることを祈らずにはいられません．

　NHKを責める筋合いのものではないのですが，記者さんは，やり過ぎだと思うぞ．NHKの取材を受けて15年．いつもALS患者と家族の置かれている苛酷な療養環境に配慮し，乱暴な番組はつくらない放送局だったのに．日本ALS協会の松岡幸雄初代事務局長に紹介していただいた記者氏は「橋本みさおさんは一般的な患者に見えないので誤解されますね．今回は他の人にお願いしましょう」とおっしゃいました．そう言われればそうですね．当時から24時間他人介護で家族介護は嫌！！の家でした．障害者ヘルプサービスが応能負担の時代で，経済的な余裕は，楽しくなるほどありませんでしたが，東京都民だったから貧しさが楽しくもあったのです．都民は命が買えたのです．民間の看護派遣会社も医行為を任せられる介護事業所もありました．地方には今もありません．今を語る患者に取材してもいるのに，記者さんのこだわりは「私の呼吸器を外してください」なので，キラキラした患者の意見を排除し，初回は橋本みさお，今回は松本茂協会名誉会長でお茶を濁している．姑息！二人とも立場上，本音や個人の利益に帰する発言はできなーい！案の定，終末期医療検討会のお呼び出しっ．呼吸器は外れちゃうんだよ．

Ⅳ．死を他人にゆだねる無責任

　「たら？　れば？　でモノを言ってはいけません」は，父の残した貴重な遺産であります．もしも○○だったらは，○○の人が語るべきで私が語ってはいけないと思っている．ポンちゃんはシーズーとミニチュアダックスの雑種．犬です．私は犬のストレスに配慮して暮らしているつもりですが，配慮されているポンの求めるものとは大きなズレがあるようです．その関係は，介護する者と介護される者の思いのズレに似て，日々興味深く観察できます．難病をもつ重度重複障害者であるALS患者は，語彙の多い分コミュニケーションは困難なように思います．犬の理解できる人間語は20単語といわれていますが，同じように人工呼吸器使用者の発信は，ほとんどの場合，犬語並みで限られた単語しか受け止められていません．受け手にも技術と体力が必要なので，意思伝達をすべて受け止めることはム

リだと思います．いきおい，ポン語（愛犬ポンちゃんが発する言葉．意味をなさないが，何を言っているか程度はわかる）のような簡略化されて，なお必要最小限の単語で伝わる言語文化が生まれます．手話文化にも似ています．文字盤を利用する人々は，日本語を話す人々とは少し距離があります．

＊すべて伝わると思っていない．
＊受け手の能力を判別して発信する．
＊誤解を避けるために簡潔な単語のみを発信する．

この程度の覚悟は，発信する患者側がもっています．ところが，思うことと伝わることの表現力には個人差がありますので，なかなかに以心伝心とはいかないようです．例えば私は「思うこと」にのみこだわる人なので，伝える言葉はポン語並みです．言語は，最もわかりやすい個性ですが，共有できない分野ではないかと考えています．これは健常者でも同じではないかと思います．

とは言え私自身が，"六条の御息所な人"ですから，気や念ですべて乗り切れると思っていて，願ってかなわぬことなどないと思ったりもする．言語以外のコミュニケーションもありではないのだろうか？でも，しかし発声の力，声量のもつ力は大きい．

私が「思い通りにいかないなぁ」と思うことのほとんどは，自分以外の人類とのかかわりによって生まれます．決して対自己ではありません．対外的にも，呪殺さえ私には可能なので，自分が死にたいので法整備が必要との願望はにわかには理解できないのです．念じてかなわぬことなどないと思うし，自分の死を他人にゆだねるなんて，いささか無責任ではないのかとも思います．

現代の日本では化石にすらなれない個人の歴史なので，一所懸命に生きてほしい．

3　社会が決める「終末期」

川口 有美子

I．見て見ぬふり

　橋本操さんはALSを発症して四半世紀．現在は経管栄養に加えて人工呼吸器を使いながら，東京都練馬区のアパートで一人暮らしをしています．

　人工呼吸器といえば，皆さんは病院の集中治療室を思い浮かべるかもしれませんが，神経筋疾患の人の中にも呼吸の補助として，呼吸器を使いだす人がいます．その場合，日本では死ぬまで取り外さないことを前提に使いだします．病人が人工呼吸器を使う理由はさまざまですが，人生のうちの数年から数十年間を，呼吸器をつけて自宅で生活できる神経筋疾患のケースは，一般にはあまり知られていないようです．

　最近では終末期医療のひとつのあり方として，日本でも人工呼吸器取り外しができるよう，ルールを定めるべきではないかと議論されていますが，そこにALSのような神経筋疾患も巻き込まれてしまっています．彼らの命にかかわる呼吸器を「外す」ということは，呼吸器を「つけない」場合と違い，積極的な死を目的とした行為です．しかし，手順のマニュアル化により，「死を与える」このような行為も，医療の一環として行われるようになるかもしれません．

　でも，まず患者側から問うべきは，呼吸不全になっても呼吸器をつけない「不開始」が，「不作為」であるとして容認されていることのほうです．介護してくれる家族がいないALS患者には，呼吸器をつけないことがまかり通っていますし，転倒や窒息でも患者は孤独に死んでいきますが，これらの「不作為」，つまり「見て見ぬふり」はだれの罪にもならないばかりか，ときには「自然な死」「尊厳死」とさえ呼ばれています．

II．「難病」がもたらしたもの

　ALSは運動神経だけが溶けて，次いで筋肉も消失していくため，随意運動ができなくなる大変つらい病いと言われてきました．他の進行性疾患

と比較しても，障害が早期に重度化するのが特徴です．その経過はさまざまで，橋本さんのように進行が遅く長生きの患者さんもいますが，私の母のように非常に短期間のうちに麻痺が進む人もいます．ですから，診断も難しい．

ほんの3, 40年ほど前までは，患者・家族は診断ができる医師を求めて全国を転々としました．10万人に3, 4人の発症率の病気など，診たことがないという医師は今でも大勢いますが，当時は多くの患者が原因不明のまま亡くなるか，あるいは突然呼吸ができなくなり，気絶している間に病院に運ばれ呼吸器をつけられていました．「奇病」「祟り」などとも噂され，家族も人目に触れないよう患者を家の奥座敷に閉じ込め，食事介助もしなかったので，飢えて人生を終える患者もいました．

それが昭和46年（1971年），国が難病プロジェクトチームを組織して，難病の考え方と対策とすべき項目をまとめて定義し，翌年10月難病対策要綱として発表しました．ここから，日本の難病患者は長期生存のための独自路線を歩むことになったのです．

このとき，難病は二つの概念から定義されました．ひとつは，医学的見地から「原因不明，治療方法未確立であり，かつ後遺症を残すおそれが少なくない疾病」として．あとひとつは社会的見地から，「経過が慢性にわたり，たんに経済的な問題のみならず，介護等に著しく人手を要するために，家族の負担が重く，精神的にも負担の大きい疾病」として．

この二つの異なる概念にそって，国は難病支援策を計画し，医学研究のみならずケア研究も実施してきました．海外でもALSを含む神経疾患は，イギリスではMND（運動神経疾患）などというように，他疾患も含んだ総称として呼ばれていますが，日本の難病は，病気の社会的側面からも定義されていますから，今さらながら画期的だったと言えましょう．なぜなら，社会的な定義によって患者の生活向上のための支援も行われることになったからです．

現在，難病対策には下記の通り5本の柱があり（平成22年（2010年）4月現在），さまざまな事業を行っていますが，法律の根拠のない事業なので，予算も政局により変動しやすく不安定なところもあります．

①調査研究の推進，難治性疾患克服研究（130疾患）

②医療設備等の整備，重症難病患者拠点・協力病院整備
③医療費の自己負担の軽減，特定疾患治療研究事業（56 疾患），在宅人工呼吸器使用特定疾患患者訪問看護治療研究事業
④地域における保健医療福祉の充実・連携，難病特別対策推進事業，難病相談支援センター事業，特定疾患医療従事者研修事業，難病情報センター事業
⑤ QOL の向上を目指した福祉施策の推進，難病患者等居宅生活支援事業

Ⅲ．取り残された家族介護

　国が難病事業を予算化するのと並行して，神経筋疾患の患者も次々に患者会を設立しました．美濃部亮吉東京都知事（当時）は昭和 45 年（1970 年）に，全国スモンの会と東京進行性筋萎縮症協会の要請に従って専門病院の設置を約束し，昭和 55 年（1980 年）に，日本で初めての神経難病の専門病院，東京都立神経病院を設立しました．また各地の国立療養所にも特殊疾患療養病棟が置かれるようになり，こうして診断もケア技術も進んだので，嚥下障害には経管栄養を，呼吸筋麻痺には人工呼吸器が使われるようになり，患者の命は延びました．やがて，病棟のベッド不足を補うべく，自宅療養が主流になりました．

　しかし，家族介護の問題は後に残されてしまいました．

　難病施策で医療だけが保障されても，介護に関していえば日本ではまだ個人単位で保障されていません．最初，医者は救命だけを考えて ALS 患者に呼吸器をつけてきましたが，最近は，家族の介護力を見てから呼吸器をすすめない医師も多くいます．

　ALS 患者は旧国立病院（療養所）以外に長期入院できる病院も少ないので，多くは自宅に戻るのですが，そうなれば家族で昼夜なく介護するようになります．だから，家族がよほどの覚悟をしないと，患者が望んでも呼吸器はつけられないのです．

　居住地域の福祉事務所や保健所には，家族に仕事を辞めて介護に専念するように指導する職員もいます．介護は家族が行うのが当然だと言うのです．このような自治体では，重度障害者への税の分配を渋るので，国の定めた介護制度も満足に使えず，かといって介護家族への失業保障もないた

めに，一家の生活は困窮します．社会のこうした冷たい対応にこりてしまい，相談に行ける公共機関もなく，患者と家族は，地域で孤立していくのです．

Ⅳ．尊厳ある生

「尊厳生」とは橋本さんが「尊厳死」に対抗してよく使う言葉で，どんなに障害が重くても幸せを追求して生きられる，それは当たり前のことだと伝えようとしています．

長く病気と付き合ってきた病人は，それぞれが「生存の哲学」をもっていますが，ALS 患者に共通しているのは，治療薬を心待ちにする希望，自分を標準に世界を再構築できる唯我論，死の恐怖を遠ざける楽観主義などです．でも残念なことに，病院のベッドに身動きもできずに横たわっているその姿からは，何を考えているのか想像すらつきません．入院患者は人格をはぎ取られ，「患者」という仮面をかぶせられ，憐れみの視線にさらされています．だから，その内面の豊かさを知る人は，日々の診療やケアに携わっている人々の中でも，文字盤をかざして言葉を交わしてくれるほんのひと握りの人たちだけなのかもしれません．

今では楽観主義の橋本さんも，発病当初は涙が枯れるほど泣いたそうです．病気の進行に気持ちが追いつかず，経管栄養の管を入れることも拒否していました．ALS は病名が判明して経管栄養，気管切開，呼吸器と治療が進む間がもっともつらい時期で，不安で情けなくてたまりません．その時期に橋本さんは明るい人生観をもった主治医に出会うことができたから，治療を続けて受けられたのですが，医者の中には中立的なつもりでも，突き放すように病気の説明をする人もいますし，呼吸器を断るように「事前指示書」を書かせようと急かす人もいます．

Ⅴ．文化が決める？

オランダ，ベルギー，スイス，アメリカのオレゴン州などでは，患者が望む場合に限って，医師による自殺幇助や安楽死を法律で認めています．2008 年 11 月に開催された ALS ／ MND 国際シンポジウムでは，オランダの ALS 患者のおよそ 20％が進行のまだ早い段階から安楽死し，その割

合も定着してきたと紹介されました．報告を聞いた聴衆の多くは，会場のあるイギリス，バーミンガム空港近辺の病院関係者でしたが，神妙な面持ちでした．

次に，日本から参加した神経内科医が，日本ではきちんとインフォームドコンセントを行った結果，気管切開を伴う人工呼吸器を装着する人が20％近くいて，一度つけた呼吸器は外すことはできないと報告すると，会場は一瞬ざわつき，聴衆は信じられないという声をあげました．驚きを隠せないという反応です．

2000年にデンマークで同じシンポジウムが行われたときは，日本から呼吸器をつけた患者さんが3人参加して，自分の在宅療養について報告しました．終了後，会場にいたご婦人が近づいてきて，「そんな姿で，生かされていてつらくないの？」とたずねたそうです．そのご婦人には，呼吸器をつけた患者はみな「強制的に生かされている」という思い込みがあったので，日本の患者が呼吸器装着後初めての海外旅行に感動していても，そういう風には見えなかった．そしてこのような反応こそが，人工呼吸器にこびりついたスティグマのなせる黒い魔法なのです．この魔法を解くためには，人工呼吸器をつけた人たちが車椅子で商店街を闊歩している姿を見せて，在宅人工呼吸ケアの実際を知ってもらうしかないのです．

日本では，1994年に人工呼吸器のレンタルや訪問診療が医療保険でカバーできるようになり，自宅療養の体制が整ってきたところで，多くのALS患者が希望をもって人工呼吸器を使い始めました．そうして療養しながら地域医療の輪を築き上げ，自宅でなら最期まで個人として尊重されることを立証してきました．ですから人工呼吸療法をどう考えるかは人にもよるのでしょうが，社会との良好な関係が患者や家族の前向きな人生を後押ししていることは，間違いないのです．

いわゆるパーソン論で人間が人間を選別しているという事実は，選別される側から見れば，これ以上にあからさまな差別はないほどです．しかし，従来の欧米の生命倫理学領域では治療をやめる議論が主流で，病気の背後の支援が欠如した社会的状況は，病気の二次的・副次的なものということで，問題にさえしなかったようです．

VI. 「早く楽にしてあげたい」

いくら自己決定が大事だと言われても，最終的に意思表示できなくなれば，その人の「最善の利益」は，患者を診（見）ている人たちの主観に任されることになります．

特に重度障害や認知症などで意思表示ができないと，身近な者に治療方針は委任されます．もしかしたら患者は事前に過剰な医療を断る旨を書き，医者に託しているかもしれませんが，何が過剰かを判断するのは患者ではなく，やはり医者です．また気をつけなければならないのは，病気が進行すればだんだん考え方が違ってくることです．だから文章は何度か書き換える必要が出てきますが，家族や医者が書き換えを面倒くさがるかもしれません．

意思表示が困難な ALS 患者の在宅ケアをしてきた人たちは，「患者さんの苦痛は顔やバイタルサインから何となく伝わる．もしわからなくても，わかるまで探って，苦痛を取り除く努力なら最期までできます」と言います．介護が制度化されている環境では，看護師やヘルパーのほうが，家族よりも諦めないケースも見られます．他者との豊かな非言語的コミュニケーションを見て，「早く楽にしてあげたい」と考えていた家族も患者の尊厳が保たれていることに気づくということもあります．

このような，日本の難病の定義に基づいたケアの考え方では，現在の状態からの QOL の向上を目標にします．死を与えて楽にする，あるいは自然のまま，すなわち放置するという考え方にはなりません．

まして，その人が病気のせいで経済的困難や社会的疎外に遭遇していたとしたら，それはもう医療では太刀打ちできないはずなので，それこそ，専門性を問わず地域の人々が協力して挑まないと病人は救えないでしょう．このような病気は人類史上に置かれた踏み絵のようなもの．人類はその英知をどのように使って対処するのか，弱者との共存のために資源や財を分け合うことができるのか．それとも，彼らを切り捨てても心が痛まない生命倫理を開拓するのか．私たちは今，たんに終末期のあり方だけではなく，人としてのあり方が試されているのです．

平成 21 年（2009 年）2 月．厚労省における「終末期医療のあり方に関する懇談会」の参考人，橋本操は「4 年後に再度見直ししたい」という委

員らの言葉に反応して,「私は生きていない」とつぶやいていました.

　その口文字を読み取った学生も私も苦笑いをしましたが，4年後の見直しを前提に議論しているということからして，ここで話されていることは，いままさに終末期を迎えようとしている当事者以外の人のための理屈探しでしかない．特に呼吸器をつけたALS当事者，橋本さんの面前で行われた「ALS患者からの呼吸器取り外しのルール化」に関する討論は，ひたすら一発ギャグを狙って，終末期数十年間を精進してきた橋本さんには，満点近いブラックユーモアに映っているに違いないのです.

[参考文献]
1. 特集　難病と在宅ケア，保健の科学，51（2）（2009），杏林書院.
2. 川村佐和子，川口有美子（聞き手）(2008) 難病ケアの系譜—スモンから在宅人工呼吸療法まで，現代思想，36（3），pp.171-191，青土社.
3. 中島孝，川口有美子（聞き手）(2008) QOLと緩和ケアの奪還—医療カタストロフィ下の知的戦略，現代思想，36（2），pp.148-173，青土社.
4. 平成19年5月「終末期医療の決定プロセスに関するガイドライン解説編」.
5. David Oliver, Gian Domenico Borasio, Declan Walsh（2006）*Palliative Care in Amyotrophic Lateral Sclerosis From Diagnosis to Bereavement second edition.*
6. 難病情報センターホームページ　http://www.nanbyou.or.jp/top.html
7. 日本ALS協会ホームページ　http://www.alsjapan.org/
8. 厚生労働省ホームページ　厚生労働省関係審議会議事録等，その他（検討会，研究会等）「終末期医療のあり方に関する懇談会」http://www.mhlw.go.jp/shingi/other.html#isei

4　大量死時代を乗り越えるために

岡部　健　相澤　出

Ⅰ. 看取りの原体験

　山歩きが好きです．私（岡部）は学生時代から東北の低山をよく歩いていました．そのとき山々のなかで，不思議な近寄りがたい厳かさや，包み込まれるような穏やかさを感じることがよくあります．医師という職業柄，生と死の問題をつねに考えざるを得ないのですが，東北の山並みに遊ぶとき，このような穏やかさのなかで最期にいたる時間を送ることができたら，とよく思うことがありました．

　私が在宅ホスピスケアを名取市，岩沼市といった仙南地方で始めて，もう十数年たちます．この地域は都市近郊の農村部で，そこでの患者の生活には，まだ伝統的な農村共同体の姿，昔の死のかたちが残っていました．在宅ホスピスケアを始めたばかりの私にとって，その土地のお年寄りたちの看取りは，病院内での経験とはまた別な，自然な看取りの原体験を与えてくれるものでした．

　15，6年前の看取りの時期にあった当時の70歳代の患者たちは，戦前のうちに青年期に達した世代でした．かつてはいたる所にあった，伝統的な村落共同体のなかに生をつないできた人々です．戦争を体験し，そのなかで死生の問題を，若いときにわが身の問題として向き合ってきた世代でもありました．ご自宅に往診すると，昔ながらの生活や伝統が感じられる住まいが多くありました．先祖の位牌が並ぶ仏壇や，立派な神棚が必ずあり，家族はそこに水をあげ，手を合わせるなどのお世話を日々滞りなく行っています．昔から住み続けてきた家の敷地の一角には屋敷神の小さな祠がありました．庭畑があり，大きい農家ならイグネと呼ばれる屋敷林が，家を守るように屋敷の周りに茂っています．このような家々がある土地での在宅の看取りは，病院死とは異なるものでした．

　農家の高齢の患者たちは，自然の営みのなかで自然を相手に生活をし，年を重ねてきた人々とも言えます．幼いころから生活のなかで自然のサイ

クル，生と死の循環を見つめてきたとも言えるでしょう．こうした人の看取りにはある種の落ち着き，穏やかさが感じられることが多かったのです．

例えばこのような患者さんがいました．その方は肺炎の治療を終えて，病院から戻ってきたところでした．娘さんから往診の要請があり，そこでご自宅を訪問しました．そうしてお会いしたところ，患者さん本人に診療を断られました．その患者さんは，からだ自体が機能障害のために動かなくなっているわけではありませんでした．機能は維持されており，病院への入院によって生じた廃用性症候群でした．そのためリハビリをすれば，十分にベッドから起き上がれるようになる見込みがありました．精神的にも，うつ病でもありませんでした．そこで，茶の間に歩いていけるようになれば，さらに治療を受けたくなるようにお気持ちも変わると思い，患者さんにリハビリをすすめてみました．しかし，そこで返ってきたのは，苦笑いのような笑顔と「もうよい，十分生きたよ」との返事でした．「親しい人間はあの世にいるから，あっちにいく」と言うのです．それ以降も往診のたび，機能を回復するための手段をいろいろ提示はしましたが，どれも受け入れてはもらえませんでした．しばらくして，その方は自然に枯れるように亡くなっていきました．

このような死のかたちは病院のなかでは体験できない死でした．病院ならば強制的にリハビリテーションを唯一無二の選択肢として選択させたでしょうし，栄養補給という手段をも講じるためです．病院には自然に枯れるような死はありえませんでした．農村の患者の自宅での死を支え，その要求に応えるなかで得られた体験がこれでした．

病院ならば栄養が足りなくなれば中心静脈栄養，水分が足りなくなれば点滴というような治療方法が講じられます．しかしそれがなされていると，このように穏やかな，枯れるような最期の時間の過ごし方はありえません．そういうものなしの，自然に枯れるように亡くなるような穏やかな死があることは，在宅への往診のなかで，患者に教えられてきました．

II．生と死をつなぐ「お迎え」体験の語り

同じようなかたちで，自然な経過のなかで亡くなる人々の様子を見，言葉を交わすなかで，「お迎え」というものにも触れるようになりました．

医療者と終末期の患者とがつながりをもつうえで,語る言葉の選び方は重要です.死についても「死」ではなく,「あの世にいく」という言葉を使う方が,コミュニケーションは円滑なものとなりました.それというのも死という言葉は,この世との断絶感が強いからです.「あの世にいく」には,この世との連続性が感じられます.そこで往診の際には「あの世にいく」という言葉を使うようにしました.

そうして患者と「まだあの世にはいかんでしょう」「あの世にいくのが怖いかい?」などと語り合っていたところ,「じつはお迎えが来ているんだ」という返事を耳にするようになりました.「実は来ている,父ちゃん母ちゃんが『そろそろこっちこい』と来ているんだ」と.

「お迎えさんが来ているんだから,おそらく自分も2週間だな」と予後を自分で予測しながら,「お迎え」のことを語る人も多くいました.なかには「あと何日だな」と具体的に言うだけでなく,実際に当てた人もいました.なお余談ですが,観察を重ねると,女性の自ら行う予後予測は当たりますが,男性自身の予測は外れることが多く,これもまた不思議でした.

「お迎え」について具体例をあげてみましょう[*1].まだ私ががんセンターの勤務医で,そこから在宅への往診をしていたころのことです.その患者さんは夫婦とも肺がんを患っていました.先にご主人をご自宅でお見送りしました.その一例の経験を重ねたご家族から,半年後に奥さんが最期を迎えたときにも,「また同じようにお願いします」と往診の依頼を受けました.なお,このころの疼痛コントロールですが,過剰な点滴は行いませんでした.患者が自力で飲水できなくなったときには飲み薬の投与はできなくなります.その場合には座薬で鎮痛していました.

亡くなる数日前でした.奥さんの様子を診ていると,なにか人影が見えるようなしぐさをしていました.そこで「何か見えるのかい」とたずねると,小さくうなずきました.さらに「お父さんが見えるのかい」と問いかけたら,またも小さくうなずきました.その患者さんには,先に逝った夫が「お迎え」に来ていたようです.

[*1] 「お迎え」については,清藤大輔,板橋政子,岡部健(2002)仙台近郊圏における「お迎え」現象の示唆するもの,緩和医療学,4(1),pp.43-50を参照.

亡くなる直前の「せん妄」といわれるものは，終末期に至った場合，80％の人に見えるものといわれます．考え方を近代医学の視点からずらしてみるならば，これは自然に生じ，かつ生と死とをつなぎうる，大切な感覚変調というべきものではなかろうか，と思わされました．

Ⅲ．在宅緩和ケアに取り組む

　私自身が肺がんの研究，治療を専門としながら病院死を経験していたときには，死と生とがつながっているような死のあり方と触れることはありませんでした．看取りをせず，死亡診断，死の宣告ばかりしてきたような気がします．病院のなかでは，生をながらえさせる手立てばかりを講じていました．血圧が下がれば血圧を上げ，酸素が下がれば酸素を上げ，患者が苦痛を感じているかどうかは二の次で，心臓を1分1秒でも長く動き続けさせることを目指す治療をしてきました．こうした視点からすれば，すべての治療を受けつけなくなったものが死です．病院ではこのような死の受け取り方ばかりを経験してきました．

　しかし，自然死というものを体験させられると，それまで自分が病院のなかで死を準備させるのではなく，生を維持させ続けることにいかに腐心し続けてきたかもわかってきました．自然に徐々に枯れていく，医学的には脱水，低栄養化になりつつ死んでいくという経過は，実は人が死を迎えるための生理機序に則っています．穏やかな死というものを考えるとき，命のために，本当に必要な医療行為がどの程度のものであるかを，死の瞬間から逆算して考えてみましょう．このように考えると，死の瞬間あるいは心臓が止まりかけている直前に，点滴も強制栄養も必要とは到底いえないでしょう．亡くなる直前には点滴も，栄養もない状態が，苦痛も肉体的な負担も最も少ないと考えられます．こうしたときに，健康な人間が必要とするほどの水分量，栄養量が必要ではないのは明らかです．死から逆算して，終末期に必要な医療というものを考えたとき，私は改めて緩和ケアというものにたどり着きました．

　終末期ケアとしてなすべきことは何かを考え，欧米の緩和医療のテキストをひも解いたとき，そこにはナチュラルダイイングプロセスという一言がありました．このナチュラルダイイングプロセスに反する行為をしなが

ら，終末期医療に従事していた病院時代の自分などをふりかえると，終末期に何がなされるべきかを再考せずにはいられませんでした．

　こうした反省は，終末期の補液をどうすればよいか，という研究課題と結びつきました．この研究に着手した当時は，補液を減らすなどということは，医療界では異常な行為とみなされていました．しかし現在では，学問的にも精査がなされ，終末期補液のガイドラインという形となり，ようやく社会的に承認され，定着しました[*2]．

　この研究を進めるなかで，なぜ終末期の場合，医学的には脱水に陥っている患者の方が，十分に水分を摂っている患者よりも状態が穏やかなのかが，疑問として頭を離れませんでした．頭の片すみには，歴史上での釈迦やイエスに代表される類の，断食等の飢餓体験と宗教的原体験とが結びついた諸事例についての知識もありました．加えて，飢餓・脱水という状況が，快感に近い異常知覚を生じさせる，という生理学上確認されたデータも念頭にありました．こうして，脱水の補正という一般医学の常識は，終末期においては直ちに妥当するものではないということは，研究のなかでも確認されることとなりました．

　他方がんの場合，自然に枯れるというわけにはいきません．がん特有の疼痛，呼吸困難感，倦怠感といった諸症状の，在宅でのコントロールが不可欠です．しかし，こうした条件を確実にコントロールさえできれば，がんであっても一般の老衰の患者と同じく，穏やかな最期を迎えることができる，との展望は得られていました．そこで重要になるのは，24時間体制でのサポートと医療の高水準化を，病院以上に進める必要があるという点でした．がん特有の症状は，いつ突発的に起こるかわからないからです．そのためがんの場合，24時間体制での疼痛管理，症状コントロールが最低限必要な条件となります．その条件さえ整えば，がんであり在宅であっても，高齢者の自然死と何ら違いのない，穏やかな死を迎えることができる環境を提供できると思われました．

　在宅への往診のなかでは，介護の重要性を痛感させられました．名取や岩沼の場合，農村部であり，三世代同居の家族も多くありました．しかし，

[*2] 日本緩和医療学会（2007）終末期癌患者に対する輸液治療のガイドライン.

日中は独居という家も増えており，介護のサポートの必要は明らかでした．この時期はまだ介護保険成立以前でしたので，介護とそれを支援する体制づくりの重要性（その時点での制度の不備）を感じさせられました．

このように，在宅緩和ケアに取り組み始めたころに向き合った問題とその克服の方向性，患者から学んだこととWHOの緩和ケアの基準とは合致していました．身体だけでなく心理，社会性，霊性をも視野にいれ，全面的なケアを行うという緩和ケアの理念の実現を目指し，患者と家族をサポートすることの重要性は，つねに力説したいところです．

Ⅳ．死を受容できない団塊の世代

さて，在宅緩和ケアに着手して10年ほどたったころです．上で述べたような，穏やかな看取りが難しい事例が増えてきました．在宅緩和ケアのなかで，死を受けとめられない患者層が増加してきました．一番典型になるのが，いわゆる団塊の世代です．戦後高度経済成長期に，看取りの文化を破壊しながら，生の側の価値観のみで突き進んできた戦後派が，死亡年齢に突入し始めたことによる変化です．

この時期，ケアニーズの広がりから，われわれの診療圏は仙台市，いわば大都市へと中心を移していきました．以前の往診地域と対比的に描くならば，患者の自宅はマンション，個人史を一言でいえば仕事人間です．老いも忘れ，自分が病になったときにも死の準備もないまま頓死に近いような死に至る，そのような新しい死のかたちの登場でした．

最近あった患者さんの事例です．とにかく会社に通い続ける，在宅での闘病の目標が仕事,会社への復帰です．もっと休んだらよいのではないか，自然に触れるなど気持ちを落ち着けるのもよいのではないか，残る人生を心穏やかに生きるのもいいのではないか，などとすすめてみました．するときっぱり「ずっと仕事だけで生きてきた．家族より何より仕事を優先してきた自分に，他に何をすることがあるのか」との言葉が返ってきました．

まさに企業戦士の終末です．人に必ず訪れる死をまったく意識することなく，自らが病気になって死を迎える直前まで，死と直面せずに回避ばかりしてきた人たちです．死はもちろん病状についても受けとめられてはいませんでした．この患者さんは緩和ケア病棟を強く拒否しました．「緩和

とはただ死を待つものだ」と思っていたためです．

　大学生などの若い世代と接しても，身近な人の死を体験していない人がほとんどです．しかし，ごく少数ですが，近親者を亡くした学生の場合は，死に対する恐れは少ないようです．むしろ，大多数の看取り未経験の学生たちには，死への恐怖が大きいように見受けられます．企業戦士の多くは，これら現代の大多数の学生と同じく，死の原体験を喪失したまま，自らの死と向き合わざるをえない年代に来てしまったというべきでしょう．

　この患者さんへのケアのなかで力を入れたのは，今できることを評価することでした．そもそも医療は，マイナス（病気，けが）をゼロ（健康）に戻すものです．医療者も患者も，マイナスばかりを注視し，評価します．可能性の側，今何ができるかという点は，思いのほか見のがされがちなのです．

　この患者さんも，できないことやマイナスばかり考えていました．痛みが完璧にはとれない，会社に行けない，といったマイナスの現実にだけ迷い込んでしまっていました．しかし，そのようななかでもできることはある，とこちらは働きかけました．外出もできる，外に出ると気分も変わる，そのための協力はいくらでもする，と言ってみました．するとご本人も外出への意欲を示しました．「会社なんかに行けっこないよ」ではなく，「外出もできないと会社にも行けないよ」と考え方を変えるように働きかけ，本人の願望と，今できることとの接点をつくったとき，気分も変わったようです．この事例は可能性，未来への展望，それにつながる時間をもつことの大切さを示しています．

　「これはできる，これもできる」というように可能なことを探す，これが患者と家族にとって希望となります．医療者にはこのプラス評価をする習慣がありません．先ほど述べたように医療は病気，けが以前の健康な状態への，マイナスからのゼロ点復帰であるからです．

V．看取り文化の立て直しを

　この点を少し違う角度から掘り下げて考えてみましょう．本来，医師の専門性は身体や精神の異常現象に対して，それを治療するというかたちで発揮されます．そうであるならば，ナチュラルダイイングプロセスは自然

な状態，あるいは病理的で異常な状態のどちらに含まれるのでしょうか．自然な過程に伴って生じる現象，例えば「終末期せん妄」といわれる感覚変調は，実は病的なものではなく，医療の専門性のらち外の問題ではないでしょうか．それゆえに看取りには医療以外の専門職，即ち心理，社会性，霊性的な面を担当する専門職とのチームケアが必要になります．看取りは医療保険でカバーするものではなく，介護でカバーすべきものとなります．他の専門職との連携，介護の重要性が強調されるゆえんです．

　団塊の世代が大量死する時代は迫り来ています．言い換えれば，自分の死が初めて触れる死である，という人も少なくない世代が看取られる時代の到来です．こういった人々をこれからいかにして見送るか，という問題に現代は直面しています．ここにはどのようなケアのニーズがあるのでしょうか，WHOの基準に則したとき，具体的に何がなされるべきでしょうか．

　都市部の患者，団塊の世代の患者の共通項はいくつかあります．核家族化が進行し，家族の人数はごく少数です．加えて，地元から離れた人々の多さも見逃せません．郷里，地域社会からの遊離によって，親族の手伝いを期待できない，慣れ親しんだ近隣からの支援も得にくい，という事情が生じます．かつては伝統的な地域社会にあった，自宅で最期まで過ごす患者，家族を支えてきた諸要素は失われています．今日，自宅での看取りを可能にするには，介護要件の整備が不可欠です．

　死の現場への介護職の参入はこれから増えるでしょうし，増えざるを得ません．当爽秋会の例を見ても，介護力が低下している家庭への夜間ヘルパーの派遣，日中独居への対応のためのヘルパー派遣が増加しています．介護施設で最期を迎える人も増えています．ところが，介護職員にも死と触れたことがない人は多く，しかもそのような人々が現場に入らざるを得ない状況になっています．今まで医療によって独占的に囲い込まれていた死が，非医療者にも開放されるという点は，さまざまな点で大きな前進となります．しかし，看取り経験をもたない家族，介護職をはじめ多くの非医療者が，心のつらさと向き合う場面は間違いなく増えます．大量死時代を目前にして，死の現場への介護介入を本格的に支えるためにも，看取りの文化の継承，あるいは再構築の必要が痛感されます．

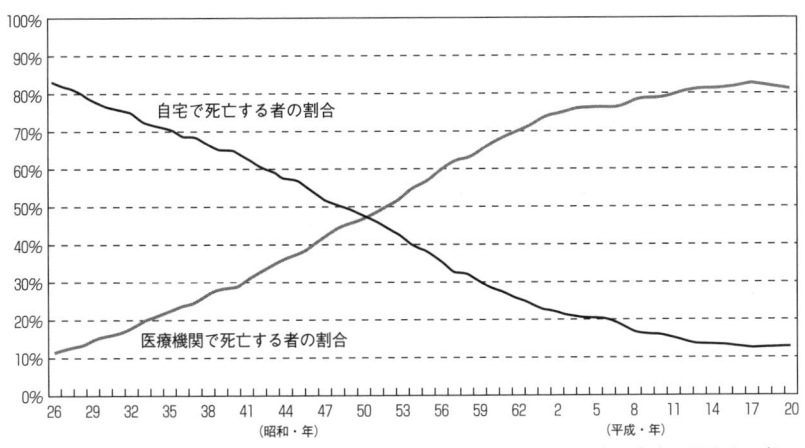

医療機関において死亡する者の割合は年々増加傾向にあり，昭和51年に自宅で死亡する者の割合を上回り，さらに近年では8割を超える水準となっている．

図Ⅲ-4　医療機関における死亡割合の年次推移
(厚生労働省ホームページ，平成20年人口動態統計 上巻，死亡の場所別にみた年次別死亡数百分率より作成)

　かつて死は非医療者にも共有されていましたが，今日では病院死が8割を占めています（図Ⅲ-4参照）．死を間近に経験するのは医療者だけ，という現代の死をとりまく特殊な環境は無視できません．これは現代の社会構造に由来する問題です．この構造上の問題によって，家族も介護も看取り体験をもたぬまま，死の現場に臨まねばならないのが現状です．
　実は医療者は，死の専門職ではありません．医療者は，死亡診断の専門家であっても，看取りの専門家ではありません．一方で医療者は看取りの専門性をもたず，他方で非医療者は，死が病院に囲い込まれている現状のなかで看取りに接することもできず，その経験ももちません．
　この難局は，看取りの現場の再建と，看取りの文化の再構築によって乗り越えられるものでしょう．では，看取りの文化を立て直すには，何が必要でしょうか．そのためには過去の再認識を進めつつ，同時に看取りの現場から遠ざかった現代人，若い世代にも意識されぬうちに潜在的に継承された文化というべきものへの注目が有意義であると考えられます．看取りを支えてきた伝統的な知恵，文化のすべてが失われてしまった感のある現状ですが，実は今も連綿と受け継がれているいくつかの文化的要素があり

ます．

　筆者らはこういった文化的要素を明らかにするべく研究を進めました[*3]．手がかりとしたのは「お迎え」体験の語りです．爽秋会の患者遺族を対象として質問紙調査を実施したところ，42.3％の遺族から，患者が「他人には見えない人の存在や風景」について見たり，聞いたり，感じているようだった，との回答が得られました．その内容は「すでに亡くなった家族や知り合い（複数回答可）」が最も多く 52.9％でした．内容の具体的内訳を見ると，すでに亡くなった両親，配偶者，兄弟姉妹，子どもが多くを占めました．患者にとって親しく，大切な死者があげられていました．この現象に対する患者本人の反応は，否定的なものよりも，肯定的なものの方が多くありました[*4]．これだけの患者と家族が看取りの現場のなかで，死を間近にしながら，「お迎え」を受けとめていました．「お迎え」には死を前にした本人，見守る家族に対して「あの世」の存在を感じさせ，死の不安をやわらげ，心を落ち着ける働きがあったと考えられます．この「お迎え」をめぐる語りは，宗教的に見るならば先祖祭祀的なものに由来するものであり，日本人の霊性の特徴をとらえるうえで無視できません．

　宗教学，民俗学等の領域では周知のことですが，日本人は「無宗教」的といいながらも，実際にはさまざまな宗教行動を行っています．2008年の読売新聞が実施した調査によれば，「宗教を信じている」との回答は 26.1％にとどまります．にもかかわらず，「墓参り」を 78.3％の人が，「しばしば家の仏壇，神棚などに手をあわせる」を 56.7％の人が行っています[*5]．これは先祖祭祀に関するものです．「お迎え」体験とその語りが死を前にした不安，スピリチュアルペインの緩和にとって，患者と家族の心を穏やかにするなど意義を有するわけは，先祖祭祀を重視する，日本社会のもつ宗教的側面を視野に入れたとき理解されます．

[*3] 爽秋会の遺族調査の結果を検討したものとして以下の論文がある．諸岡了介，相澤出，田代志門，岡部健（2008）現代の看取りにおける〈お迎え〉体験の語り―在宅ホスピス遺族アンケートから，死生学研究，9号，pp.205-223. 相澤出，諸岡了介，田代志門，岡部健（2007）現代の看取りと「家（イエ）」―在宅ホスピス遺族アンケートから―，文化，71巻，1・2号，pp.46-64.

[*4] 「お迎え」体験の語りの内容，これに対する患者の態度や遺族の評価等については，諸岡ほか（前掲，2008）が詳しい．

[*5] 読売新聞，2008年5月30日朝刊，日本人―宗教観を参照．

ここで危惧されるのは、こうした一般的な感覚と医療専門職のいだく感覚とのかい離です．言い換えれば、一般人と医療者との常識のギャップの存在、さらには科学への信仰に浸った医療者が、一般人の常識、そこに由来するニーズや語りを迷妄、誤りとして退ける危険性です．医療者の世界では、「あの世」「お迎え」のことなど口にしようものなら、失笑をかうだけです．この差異に気づかずに、患者や家族の気持ちを汲んだとは言えません．医療者が看取りの専門家ではなく、医療者のなかで共有されている感覚や常識も、世間と相当かけ離れている可能性があることには、絶えず留意する必要があるのです．

　話を戻しましょう．ではこの現代にあっても、看取りの文化に連なる要素が今もなお保たれているのはなぜでしょうか．ひとつには、いわゆる「イエ」に由来する、日本の家族の有する特徴によって媒介されていると考えられます．イエとは日本の伝統的な家族形態を指しますが、これには「家族」の枠には収まらないいくつかの特徴があります．その一つは、先祖を祭る宗教的な集団であるという点です．もちろん、現代の家族はイエ的な特徴をほとんどもちません．しかし、先祖を祭る集団という側面は、今日も多くの家族に見出されます．このことはお盆、お彼岸に人々が墓参りする姿に現れています．「お迎え」体験の語りの内容の多くを占め、かつ患者や家族の不安をやわらげるものも、すでに亡くなった近親者でした[6]．

　今日もなお患者と家族とが、こうした文化の一端を共有している点を見落としてはなりません．現代人のなかにも看取りを支える文化、宗教性は残っています．これは普段省みられなくなっているだけです．これを再評価することで、穏やかな看取りが可能になる余地が大きくなると考えられます．それゆえに臨床に根ざした死生学研究の意義を、医療・介護の現場にいる者として強調したいのです[7]．2038年以降予測される、大量死の時代の到来という事態に立ち向かうためにも．

---

[6]　この点については、相澤ほか（前掲，2007）を参照．
[7]　臨床死生学の試みのひとつとして、清水哲郎監修，岡部健・竹之内裕文編（2009）どう生き どう死ぬか，弓箭書院がある．

5　誇り・ぬくもり・輝き
それを支える想像力と度胸を

大熊　由紀子

Ⅰ．殺風景な病室が症状を悪化させる

　タイトルの「誇り・ぬくもり・輝き」は，ケアの現場で働く人たちにお話する機会があったときに強調する言葉です．

　私たちの日本では悲しいことに，非日常的な，ぬくもりのカケラもない空間で，誇りを踏みにじられ，個性の輝きをはぎ取られて，老い，世を去っていく人々が少なくないからです．恐ろしいのは，現場のスタッフが，この現状を，恥ずかしい，おかしいと思っていないことです．

　「写真を撮っていいですか」とたずねると，「どうぞ」と言い，「デイルームと寝室をわけてあります」と自慢するのですから．

　嘆かわしいことに，ジャーナリストの意識も同様です．図3-5の認知症病棟は，日本の精神医療界のリーダーが経営している精神病院です．ある新聞の連載の舞台になりました．

　「この老人たちは『徘徊』といって，わけもなくむやみに歩き回るので，回廊式の病棟になっています」と言うスタッフの説明に，記者は感心し，そのような「わけもなく歩き回る患者」のために「日夜，苦労しているナー

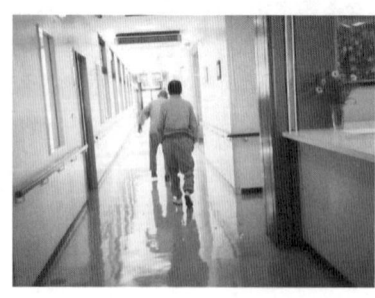

図 3-5　居場所を求めて，回廊式の廊下をあてどなく歩く

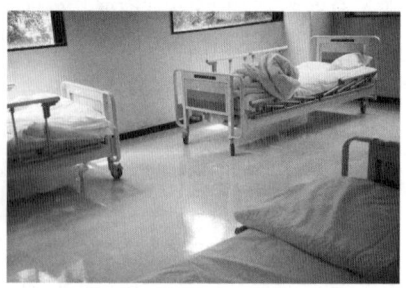

図 3-6　思い出の品のカケラもない認知症の病室

ス」の仕事を讃えていました．思い出の品が一つもない，殺風景な病室（図3-6）にも違和感を抱かなかったのです．記者には見せなかったらしいのですが，この精神病院にも「保護室」という日本独特の外から鍵がかかる部屋（図3-7）があり，お年寄りがうずくまっていました．暴れたりすると，ここに閉じ込められてしまうのです．

多くの場合，認知症の人には医学的診断をつけることはできます．例えば，多発性脳梗塞，アルツハイマー型認知症，ピック病，シャイ・ドレーガー症候群，ラムゼイ・ハント症候群，家族性大脳基底核石灰化症，レビー小体型認知症，ペラグラ脳症，クロイツフェルト・ヤコブ病，正常圧水頭症，慢性硬膜下血腫，ミトコンドリア・ミオパチー……というように．

けれど，だからといって，「病院」という場の「患者」として，お仕着せの寝間着を着せ，白衣の人々が世話をすることが幸せでしょうか？

それが，まったくの見当違いであることが各国でわかってきました．

図3-8は，そのことに気づいたデンマークのナース，ビエギッタ・ミケルセンさん（左）がリーダーを務める認知症専門のケアホームです．思い出の家具が持ち込まれています．好みの服を身につけている右の認知症の老婦人は県立病院の元看護部長，奇しくもビエギッタさんの元上司です．

デンマークでも，認知症の人を精神病院に亡くなるまで預かるという時代がありました．ビエギッタさんはその認知症病棟の婦長でした．ところが，彼女は「一見，異常に見える行動にはわけがあるに違いない」と考えるようになり，原因を推理し，それを一つずつ，取り除いていきました．

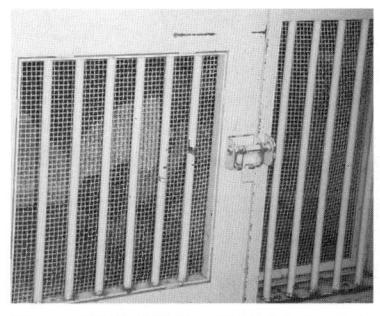

図3-7　精神病院独特の「保護室」という名の部屋にうずくまる認知症のお年寄り

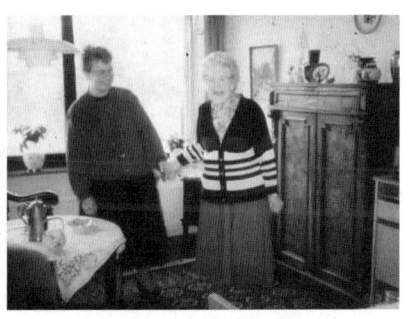

図3-8　思い出の家具を持ち込んだデンマークの認知症のケアホームで，安心した表情の認知症のお年寄り

するとお年寄りの表情は見違えるようにおだやかになっていきました.
　そして，症状を悪化させる最大の原因が「精神病院という環境」にあることに気づき，精神病院を出てケアホームに移ったのでした.
　ここで出会った認知症のお年寄りの歯がきれいなことに気づいて，そのことをほめると，ビエギッタさんは恥ずかしそうにこう言いました.
　「日本ではそんなことはないのでしょうが，デンマークでは昔，歯科保健が充実していなかったので入れ歯になっているお年寄りも多いのです」
　「けれど，歯は認知症のお年寄りにとって特に重要です．まず，鏡を見たときのご本人の自尊心のために，次に周囲の人がその方に敬意をはらうために，第三に食事を楽しめるように」
　日本の精神病院や施設では，その入れ歯を外されてしまうことがまれではないのです．でも，そんなこと恥ずかしくて言えませんでした.
　ここで，昼夜を過ごしてみました．それぞれが，お気に入りの服を着てゆったりと過ごしていました．訪れた家族と楽しそうに談笑していました．夜の9時にも楽しみごとがあり，強制的な消灯時間はありませんでした.
　お隣りのスウェーデンでは，認知症のお年寄りのケアの場としてグループホームが1980年代の後半から注目さるようになりました．図3-9のような居間と，それぞれの個室，そして専門的な知識を身につけてスタッフが24時間体制で付き添います.
　同じ時期，日本では，人里離れた日本独特の老人病院で，図3-10のような風景が展開されていました．家族が通される応接室には美しい絵が飾

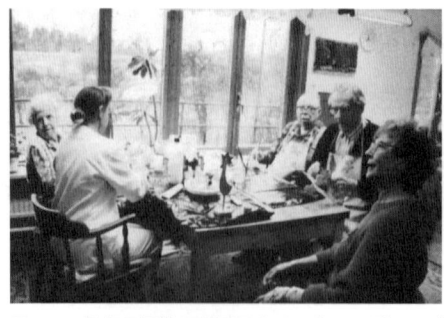

図3-9　個室と団欒の部屋があるスウェーデンのグループホームで（山井和則さん提供）

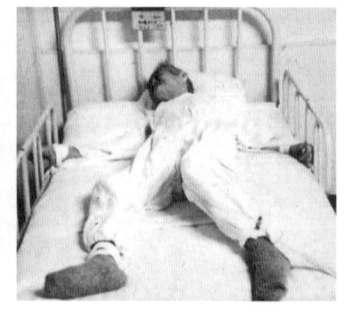

図3-10　日本の老人病院で横行してきた「抑制」という名の身体拘束
（大熊一夫『ルポ老人病棟』（朝日新聞）より）

られ，ソーシャルワーカーという名札をつけた白衣の男性が病院長の出身校を自慢して家族を安心させていました．

身体拘束は日本ではまだまだ続いています．一般病院で患者にも家族にも相談せずに行われた身体拘束の是非について争われた裁判で，最高裁は2010 年，患者側の賠償請求を退け，病院側を適法とする判決をくだしたのです．

認知症の人を縛ったり，精神病院でターミナルの時期を過ごさせることが過去のものになっている北欧では，人生の締めくくりの時期をどこで過ごすのでしょうか？

2002 年秋に訪ねたデンマークのオーフス市の場合はこうです．

図 3-11 の真ん中の女性は，夜勤専門のナースです．夜勤は時間あたりの報酬が高く，幼い子どもと昼を一緒に過ごせるので人気のある仕事なのだそうです．国民すべてが自分の選んだ家庭医をもつというこの国独特の制度も威力を発揮しています．ナースの右側に写っている女医さんは，「ターミナル期の患者さんには，『いつでも電話をどうぞ』とプライベートな電話も知らせています」と言いました．家庭医は病院の部長級の尊敬を受けるプライマリーケアの専門医で，平均 1600 人の患者を受け持っています．

自宅が狭かったり，病状や症状が複雑だったり重かったりする場合は，訪問ナースの拠点に近いケアつき住宅に引っ越すこともできます．難しい問題を抱えた人には，10 人規模のこじんまりしたホスピスが控えています．

1999 年から威力を発揮し始めたのが緩和治療チームでした．拠点は基

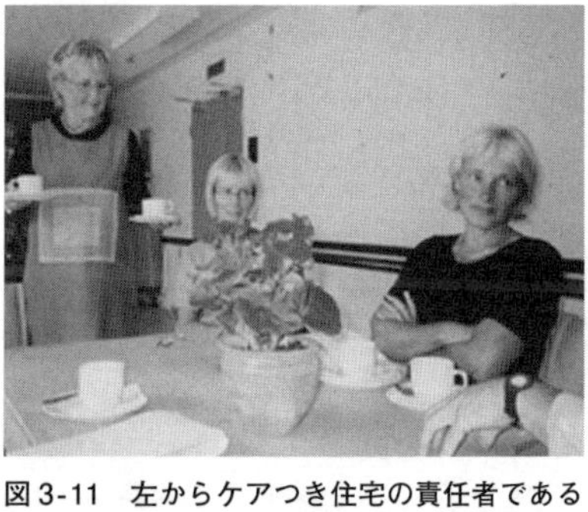

図 3-11　左からケアつき住宅の責任者であるナース，夜勤ナース，家庭医という専門医

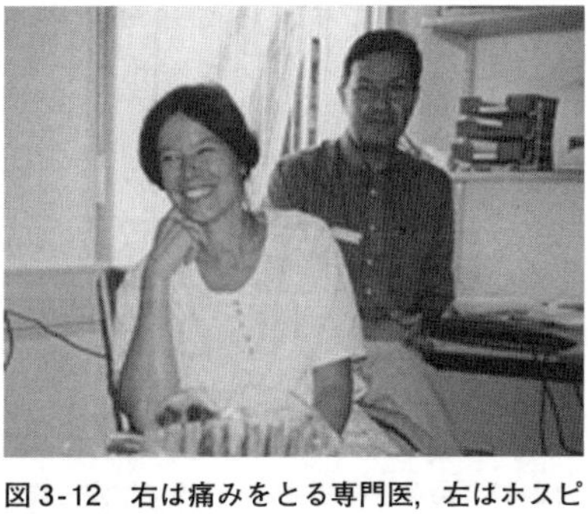

図 3-12　右は痛みをとる専門医，左はホスピスケアの専門医

幹総合病院にあり，家庭医をバックアップし，症状が難しいときは積極的に往診するのです．図3-12に写っているのは，麻酔科出身で疼痛治療の名人である男性医師と，ホスピスケアの老舗イギリスで修業してきた女性の内科医です．ナースや牧師，心理士，理学療法士，ソーシャルワーカー計10人でチームを組んでいるのが特徴です．互いにファーストネームで呼びあう息のあった対等の間柄が印象的でした．

1990年には「看取り寄り添い休暇法」が成立しました．親しい人とのかけがえのない時間をともにするための有給休暇です．条件は，死を迎える本人の指名があることです．

オーフス市が2000年に調査したところ，ターミナル期の人の85％が自宅で過ごしていました．日本に比べると驚異的な数字ですが，「市民の願いにはまだ遠いのです」と関係者は口々に言い，挑戦は続いています．

このような人生の締めくくりが可能なのは，この国には日本のゴールドプランや介護保険より20年以上早く始まったホームヘルプや訪問看護の仕組みがあるからです．この基盤があるからこそ，家族がいなくても，ターミナル期に自宅で過ごすことが可能だったのです．

図3-13は，同じデンマークのネストベズ市で撮ったものです．住み慣れた家で人生を終えられる仕組みがこの1枚の写真からわかります．画面右側にいるのが脳卒中後遺症の男性です．入院中から退院後のプランがたてられ，家の中の段差解消の工事が済んでいるため，車いすでも階段のある玄関から外出ができます．後ろにいる左の人はホームヘルパーです．訓

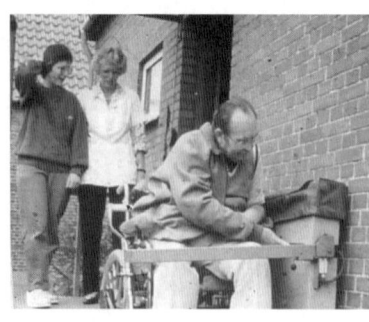

図3-13 国から市町村に，現場に権限と責任を下ろしたデンマーク．左からホームヘルパー，訪問ナース

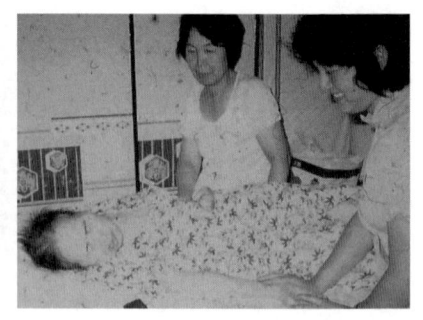

図3-14 「ヨメ」と呼ばれる女性に頼った日本型福祉．悪気はなくて「寝かせきり」

練を受けているので，目は離さず手は出さずというプロのワザが身についています．その右が，動く司令塔のような役割を果たしている訪問ナース．ナースらしい仕事もするのですが，すごいのは，「自立のために何が必要か」を会話しながら見つけだす能力です．

訪問看護のチェックポイントを見せてもらいました．

食事など日常生活はうまくいっているか／孤独ではないか，生きがいはあるか／家族や隣人，友人とうまくいっているか／症状に変化はないか

日本のケアマネジャーははたして，そのような役割を果たしているでしょうか？

図3-14は，「長男のヨメ」と呼ばれる女性に頼った「日本型福祉」です．たまに訪れる小姑さんが元気ハツラツとしているのに比べ，オヨメさんは疲れ果てています．ここから，「日本型福祉が招いた日本型悲劇・その1」が生まれます．家族のもめごとです．「日本型悲劇・その2」は，日本独特の「寝たきり老人」と呼ばれる身になったお年寄りです．アマチュアである「オヨメさん」は悪気なくお年寄りを「寝かせきり」にして廃用症候群を招き，「寝たきり老人」状態にしてしまいます．

人生の最後まで輝いて生きられるための政策転換がデンマークで始まったのは，1982年のことでした．後に社会大臣に任命されることになる，ロスキレ大学教授，ベント・ロル・アナセンさんが委員長を務めた高齢者医療福祉の委員会で3つの原則が打ち出されました．

①人生の継続性の原則……どんなに立派につくられていても，思い出

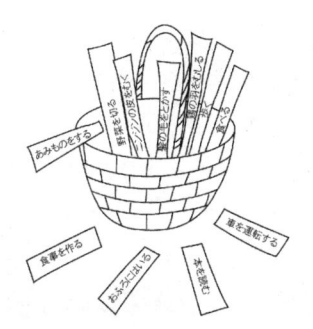

図3-15 自己資源バスケット

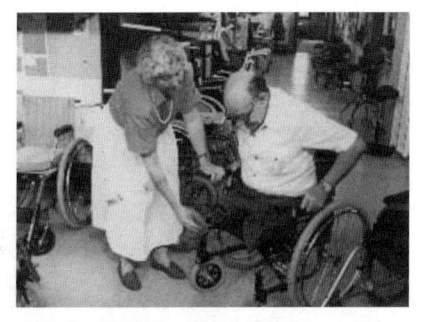

図3-16 補助器具を選び，からだにあわせ，タイミングよく貸し出す作業療法士

から切り離された人里はなれた施設は高齢者の幸せにつながらない．
②自己決定の尊重……どこで人生を終えたいかを決めるのはご本人であり，行政や家族ではない．
③自己資源の活用……その人が失った能力ではなく，もっている能力に着目するという原則．

自己資源という言葉は自己資産のことではなく「残存能力」という意味です．図3-15の「自己資源バスケット」とは，ターミナルの時期，あるいは高齢の人を見るとき「食事がつくれなくなった」「本を読めなくなった」という失った部分に着目するのではなく，「食べることができる」「ニンジンの皮をむける」という，今ももっている力を大事にするという考え方です．

Ⅱ．日本にもケア施設の「お手本」があった

デンマークの県は人口25万人ほどですが，そこに県立補助器具センターがあり，そこには3000種ほどの器具がそろっています．図3-16に写っている作業療法士が選んで体にあうように調整します．補助器具は介護スタッフの肉体的な負担を減らすという労働者の権利からも重視されています．

デンマークでもはじめのうちは知識のとぼしい市町村職員がカタログから選んでいました．「使いにくい」「役に立たない」という苦情がでました．部屋の隅でホコリをかぶっていたものもたくさんありました．そこで1970年代のおわりごろから各県が補助器具センターをつくり始めたので

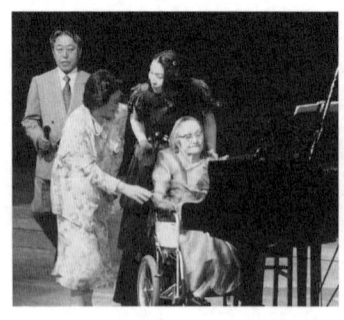

図3-17 音楽で蘇った95歳の音楽家永井志づさんのピアノ演奏会

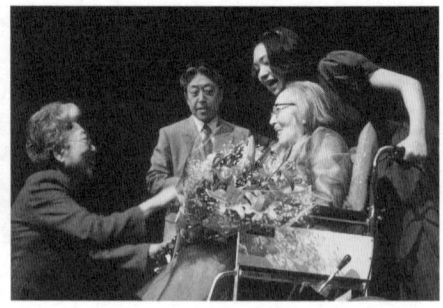

図3-18 喝采を受けて満面の笑みをうかべる志づさん

した.
　日本のダメな部分ばかり述べてきたようですが，日本にも，海外から尊敬されている人やケアがいくつもあるのです．例えば，私が兵庫県の喜楽苑を知ったのは，スウェーデンでのことでした.
　「ユキーコは，日本の福祉をよくするために勉強したい，とスウェーデンにしばしば来るけれど，私たちは，日本のレイコたちに学んでいるのよ」と言われたのです．実は私は科学記者歴，医学記者歴が長く，福祉の勉強を始めたのは，論説委員になった1984年のことでした．85年のヨーロッパへの旅で「寝たきり老人」という日常語，役所用語が日本独特のものであることを"発見"．秘密を解くためにたびたび北欧を訪ねていたのでした.
　帰国するやいなや，喜楽苑の第1号を訪問させてもらい，一人ひとりの誇りを大切にする哲学がスタッフみんなに共有されていることに感動しました．建物こそ，スウェーデンに及ばないけれど，スウェーデンにはない宝物のような日々が展開されていました.
・居酒屋や喫茶店に繰り出して，年金は楽しく使ってしまう.
・砂糖が貴重品だった時代を過ごしたお年寄りが黙って持ち帰ってしまったら，代金を払って店に理解者になってもらう．お巡りさんも味方に.
・「ふるさと訪問」で，スタッフに目からウロコの体験をしてもらう.
　社説をまとめた『福祉が変わる医療が変わる』（ぶどう社）という本をつくったとき，付録に「あなたのまちの安心度をはかる100のチェックポ

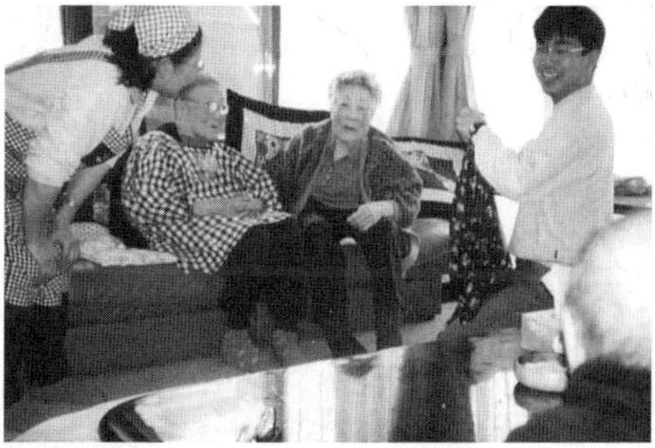

図3-19　小学校区に1つ用意されたグループホーム．秋田県旧鷹巣町で

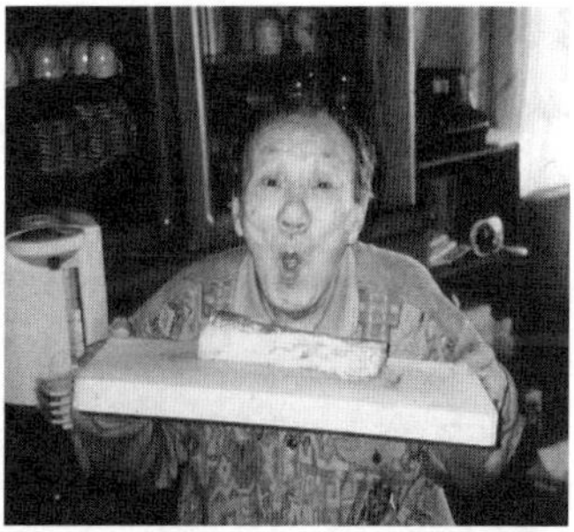

図3-20　元板前さんが卵焼きの腕を披露して得意満面．秋田県旧鷹巣町で

イント」を載せました．そのとき，思い浮かべていたのは，喜楽苑でした．いくつか抜き出してみます．

　近所づきあい，買い物，散歩，喫茶店，居酒屋の利用などで，地域にとけ込んでいますか？／入居者が思い思いの髪型ですか？／一人ひとりの人生をよく知り，誇りを大切にし，さりげなく支えていますか？／利用者がいい笑顔ですか？

　喜楽苑が十数年も前にクリアしていたチェックポイント，いまの日本の施設やグループホームのいくつが満たしているでしょうか？

　図 3-17, 18 は，1999 年春，芦屋市のシンボル，ルナホールでの永井志づさんの半世紀ぶりのピアノ演奏会の風景です．志づさんは 80 歳のとき脳梗塞で倒れ半身不随になりました．91 歳のとき阪神・淡路大震災に遭遇して自宅が半壊．そのショックもあってか，1997 年 1 月にあしや喜楽苑に入居したときには，息子の顔もわからない認知症の状態でした．

　そんな志づさんに音楽療法担当のスタッフがピアノをすすめました．大阪音楽学校のピアノ科の教授として，また，三浦環の伴奏者として活躍していたことを知ったからでした．左手が麻痺しているので，左手のパートはスタッフが手伝いました．辛抱強く待っているうちに，ショパンを弾きたいと言いだし，数々のピアノ曲を演奏できるようになりました．海外からの訪問者があると歓迎のピアノを弾き，喝采を受けて満面の笑み．認知症の症状も次第に薄らぎ，演奏会に発展したのでした．演奏会の翌年の 2000 年，96 歳で亡くなった志づさんの子息から，こんな手紙が届きました．

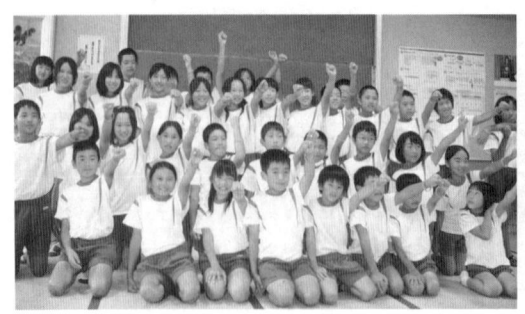

図 3-21　若狭町の認知症サポーター

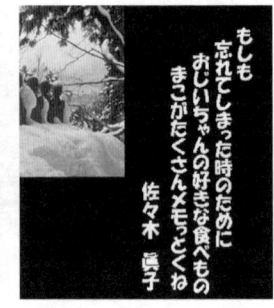

図 3-22　一行詩コンクールの発表会で映し出された入選作

「人生の最後にきらめくようなときをもてたことがどんなに重要な意味をもっているかを知りました．残された者にとっても，はかり知れないものがありました」

「誇り・ぬくもり・輝き」のケアに自治体として挑戦したのは，秋田県の旧鷹巣町でした．1992年鷹巣町を初めて訪ねたとき，特別養護老人ホームは日本の貧しい平均水準をさらに下回るものでした．8人雑居の部屋に「寝たきり老人」と呼ばれるような高齢者が，ずらっと枕を並べていました．そんな町が，わずか10年で，「日本一の福祉の町」に変わったきっかけは1991年町長選でした．6期連続24年の長期政権の弊害を憂える人々が対抗馬として白羽の矢を立てた岩川徹さんが僅差で当選したのです．

岩川さんは，当選と同時に「福祉のまちづくりワーキンググループ」への参加を住民に呼びかけました．その提案をもとに，保健と福祉の窓口を一つにし，商店街に訪問看護の拠点を店開きしました．

ヘルパーの待遇を役場並みにしました．「女ならだれでもできる仕事」という悪しき常識を破る英断でした．大卒男子がこの仕事を志願する，人気の職種になりました．そういう基盤を整えたうえで，1993年，自治体として初めての「24時間対応のホームヘルパー派遣」に踏み切ったのです．

デイサービスによくある子どもっぽいレクリエーションはやめました．食事を選べるように，入浴も入りたい時間に，といったきめ細かなサービスが生まれました．

図3-19はグループホームの風景です．町の中にあるので，ご近所の大

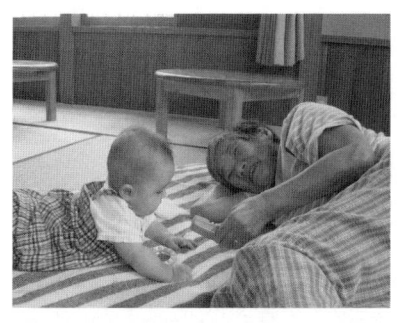

図3-23 死が間近に迫っても畳の上で赤ちゃんをあやす．富山市の「このゆびとーまれ」で

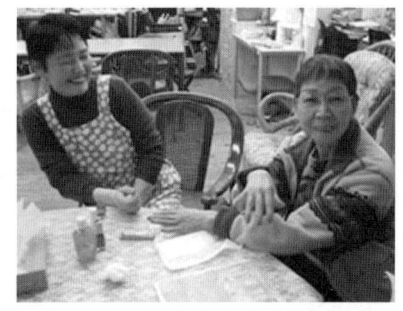

図3-24 お洒落を楽しむ認知症のお年寄り．西東京市の「年輪」で

安売りのチラシも入ってきます．施設や病院のように何週間も先の献立が決まっていないのが，ふつうの家庭と同じで，グループホームの長所です．連れ立って買い物に．買ってきたタマゴをどうしたものか．スタッフは，町で最初の寿司屋の板前だった佐助さんに指南をお願いしました．アルツハイマーをわずらっている佐助さん，図 3-20 のように玉子焼きを焼き上げて得意満面，ハナがなぜか膨らんでいます．

　福井県の若狭町は「認知症から始まるまちづくり」をかかげました．図 3-21 の小中学校生もふくめ認知症サポーターが人口あたり日本一．認知症一行詩全国コンクールの発信地になっています．

　図 3-23 は，高齢福祉・障害福祉・児童福祉の三つの法律の壁を破った富山市にあるデイケアハウス「このゆびとーまれ」のがん末期の認知症のお年寄りです．もしも，入院したら点滴の管を外そうとするでしょう．その結果，ベッドに縛られ，惨憺たる人生の最期になることでしょう．でも，ここでは，赤ちゃんとたわむれながら，畳の上で大往生をとげることができています．点滴が必要なときは，手を握り続けます．それが 5 時間を超えることもあります．

　図 3-24 は，1994 年に西東京市で主婦たちがはじめたサポートハウス「年輪」での 1 コマです．

　「北欧のようなことをしたら経済が傾く」という非難にめげず私が北欧のケアを紹介しつづけてきた原点は，1985 年の旅で出会った風景でした．認知症が進み，おむつをしている老婦人がツメにマニキュアをしてもらっ

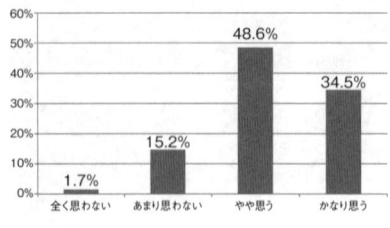

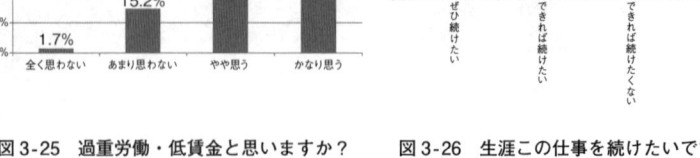

図 3-25　過重労働・低賃金と思いますか？
（資料：日本財団福祉従事者若手ネットワーク研究会）

図 3-26　生涯この仕事を続けたいですか？
（資料：日本財団福祉従事者若手ネットワーク研究会）

ているのです．お世話の手間を省くための日本の老人病院の「養老院カット」と対照的な姿でした．日本にも北欧なみのケアが育ちつつあるのでした．

　2010年に日本財団の助成により行われたアンケート「若手福祉従事者の現状分析と今後の展望」の結果（図3-25, 26）にも感動しました．「過重労働で低賃金」と思う人が大半なのに，「生涯この仕事を続けたい」という若者が多数派なのです．

　デンマークのケアスタッフの条件をきいたとき，こんな答えが返ってきて感心したことがあります．

・小さな変化も見逃さない繊細さをもつ
・機転のきいた受け答えが得意
・認知症のお年寄りに尊敬の念をもてて，なおかつ忍耐強い
・同じことを何度言われても興味深く耳を傾け，気持ちを正確につかむ
・奇妙な行動にも驚いたりせず，怒りを受け止められる度量がある
・ユーモアがある

　ターミナル期のケアスタッフにも共通する資質と思うのですが，みなさんはどうお考えになるでしょうか？

　ところで，2008年，私は「終末期医療のあり方に関する懇談会」の委員を依頼され，出席するやいなや，最初に「終末期」と「医療」という言葉に苦情を言いました．「終末期」という見方，「医療」の世界でものごとを運ぼうとするこれまでの日本の文化が人生の締めくくりを台なしにして

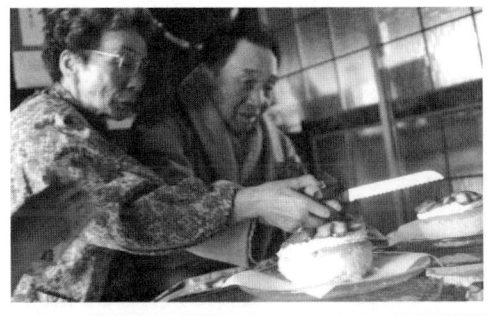

図3-27　宮城県の「穂波の郷クリニック」の人生の最期を輝かせるプロジェクトで肺がん末期の男性が希望したルビー婚式

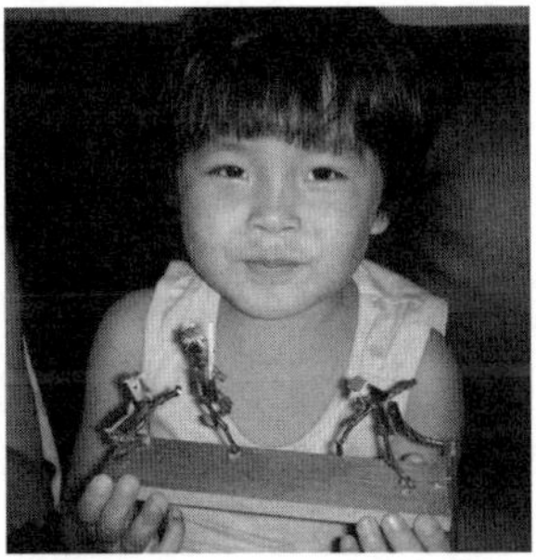

図3-28　おじいちゃんの形見の「河童のオリンピック選手」と

いるのではないかと思ったからです．

　そのとき，私が思い出していたのは，宮城県の「穂波の郷クリニック」の「夢を叶えるプロジェクト」でした．人はそれぞれ，ひそかに夢見ていること，誇りにしていることがあります．しばしば，その本人も気付いていないそれを見つけ出して磨きをかけるのが，プロジェクトのお家芸です．

　図3-27は，妻に感謝したいけれど，口には出せなかった肺がん末期の男性のために企画された，結婚40周年を祝う「ルビー婚式」です．

　図3-28は，営林署につとめていた男性がつくりためていた桜の小枝のオリンピック選手人形です．これを展覧会に出品，さらに河童を自然の中において撮影し，「おじいちゃんのカッパ～河童オリンピック」というドラマ風の写真絵本集をつくりました．

　ご紹介したパイオニアに共通しているのは，想像力とそれを実行にうつす度胸です．行数がつきてしまいましたので，続きは，以下を．

［ご参考までに］
1. 大熊由紀子（1990）「寝たきり老人」のいる国いない国─真の豊かさへの挑戦，ぶどう社．
2. 大熊由紀子（2008）恋するようにボランティアを─優しき挑戦者たち，ぶどう社．
3. 大熊由紀子（2010）物語・介護保険（上・下）─いのちの尊厳のための70のドラマ，岩波書店．
4. 大熊由紀子，開原成允，服部洋一（2006）患者の声を医療に生かす，医学書院．
5. 福祉と医療・現場と政策をつなぐ「えにし」のホームページ，http://www.yuki-enishi.com/

第2部　死生学の諸問題

Ⅳ章　宗教・思想と人の死生

「死」という問いに答えはあるのだろうか．伝統文化のもとで人はどのようにして死に向き合い，それを受け止めようとしてきたか．そして，現代人はどうか．現代人はどのような死生観をもつことができるのだろうか．

1　現代人の死生観と宗教伝統

島薗　進

Ⅰ．来世信仰と生命永続の信仰

　死が近づくと，人は死とは何かをあらためて考え直すのではないでしょうか．これですべてがおしまいなのだろうかと突き刺すような問いに襲われるでしょう．死への恐れの中で，何とか死を超えるいのちのあり方を求め，おぼれる者がわらをもつかもうとするように，もがくのではないでしょうか．皆がそうではないとしても，そのような人が少なからずいることでしょう．

　死の後にどうなるのか考えることがない人はまれかもしれません．人類の諸文化はこの問題についてさまざまな答を提示してきました．核心的な問いは死後の生があると信じているかどうかということでしょう．これが人の死生観を分ける重要な指標となります．多くの宗教において死後の生への問いはもっとも重い問いの一つでした．

　死後，その人の霊魂は目に見えない世界で存続し続けるという考えは，古代から現代に至るまで広く見られます．死者のいる他界について多くの物語が語られてきました．日本では，今でもお盆には迎え火をたく家が少なくありません．これは他界から帰ってきた死者の魂を家に迎え入れるための目印であり，歓迎の印でもあるようなものでしょう．お盆の習俗では，死者がいる他界はこの世でたかれる火が見えるぐらい，近いところにあると考えられていることになります．

　日本に死生学を広めるうえで大いに貢献したドイツ人のカトリック司祭，アルフォンス・デーケンは，自分が死生学に親しむようになったのは，10歳のときに4歳の妹の死を経験したことが大きなきっかけになっていると述べています（デーケン 2001）．病気が重くなり，もう治る見込みがないとわかると，両親と兄弟姉妹（8人きょうだいだったそうです）が皆で世話をすることに決め，自宅に引き取り，夜中でもだれかがそばにいるようにしたそうです．

妹さんは最後に家族全員と握手をかわして,「ありがとう,さようなら,天国できっとまた会いましょう」と言って安らかに亡くなったと言います.悲しい別れでしたが,「死後に天国で再会できるというカトリックの信仰は,私たちの大きな希望と支えだった」[1]とデーケンは記しています.

今でも,日本の浄土真宗の檀家では,法事に訪れた僧侶が,室町時代に蓮如（1415-1499）がしたためた「白骨の御文（御文章）」を読み聞かせています.この書簡体の教義文書は,「それ,人間の浮生なる相をつらつら観ずるに,おおよそはかなきものは,この世の始中終,まぼろしのごとくなる一期なり」と始まります.

死はいつ襲ってくるかもわかりません.「我やさき,人やさき,きょうともしらず,あすともしらず,おくれさきだつ人は,もとのしずく,すえの露よりもしげしといえり.されば朝には紅顔ありて夕べには白骨となれる身なり」と続きます.

若い顔やからだが自慢のあなた自身もいつ死を迎え,白骨の身となるかもしれません.ですから,「たれの人もはやく後生の一大事を心にかけて,阿弥陀仏をふかくたのみまいらせて,念仏もうすべきものなり」と極楽往生（来世での成仏）のための信心をすすめています.「後生の一大事」とは死んで阿弥陀仏のもとに行くのか,地獄に堕ちるのかの分かれ目がもうすぐそこまで来ているぞという警告です.

このような来世信仰をもっている人は,今もたくさんいます.キリスト教,イスラーム,仏教（とくに浄土教）,民俗宗教など,世界のさまざまな宗教伝統の中で,来世信仰は根強く生きています.確かに「私はキリスト教徒だが,天国というものがあるとは信じていない」と言う人や,「極楽往生というが,浄土は一人ひとりの心の中にあるものだ」と考えている浄土教信仰者もいるでしょう.しかし,文字通りの天国・極楽をイメージはしないものの,「死んだら神のみもとに行く」とか,「永遠の平安である仏の境地へ入っていく」といった表現であれば,十分受け入れられると考えているキリスト教徒や仏教徒も少なくありません.現代世界の全体を見渡せば,その方が多数派かもしれません.

日本では「来世」の実在を信じると述べる人は少数派です.2004年のある世論調査では,日本人の15.9パーセントが「来世は存在すると思い

ますか」という問いにイエスと答えています[2]．では，「来世」だけが「死後の生」なのでしょうか．宗教学者の岸本英夫は，1948年に「生死観四態」という論文を発表していますが，そこでは「限りなき生命，滅びざる生命の把握の仕方」が四つの類型に整理されています（岸本 1973，脇本 1997）．
　①肉体的生命の存続を希望するもの
　②死後における生命の永存を信ずるもの
　③自己の生命を，それに代わる限りなき生命に托するもの
　④現実の生活の中に永遠の生命を感得するもの
　①は不老長寿を求める中国の神仙や，肉体での復活を信ずる古代エジプトやキリスト教やイスラームのある種の信仰形態を指します．②は肉体による生命の永続ではなく，霊魂の永続を求めるものです．キリスト教・イスラームの天国，地獄の思想や仏教の浄土信仰，あるいは輪廻の思想もここに含まれるとしています．③は死後も存続していく自己以外のもの，例えば自分が作った作品とか，子どもや子孫とか，民族や国家とかを通して，自己の生命が生き続けていくと考える場合です．④は「生命を時間的に引き延ばそうと努力する代わりに，現在の刻一刻の生活の中に，永遠の生命を感得せんとするもの」を指します．生命の永存の問題を「時間」から「体験」に置きかえるものだということです．
　④の例として，すぐれた作品の創造に打ち込んでいる画家の心境があげられています．

　　巨匠が，画面に没入して，一心不乱に画筆を運んでいる．長年にわたって鍛え上げられた画ごころ，入神の技，それらのすべては，いまや描かれつつある画題，描き出さんとする意欲の凝った一点に集中され尽している．いささかの雑念もなく，澄み透った心境である．世界を忘れ，人間を忘れ，時間を忘れたかのような境地に没入する時，人間の心の底には，豊かな，深い特殊な体験がひらけて来る．永遠感とも，超絶感とも，あるいはまた，絶対感ともいうべきものである．この輝かしい体験が心に遍満する時，時の一つ一つの刻みの中に永遠が感得される．現在の瞬間の中に，永遠が含まれている．画筆の運びの一筆々々が，時間を超えた永遠なる運びとなる．[3]

この例は伝統的宗教とまったくかかわりなしに感得できる境地のようですが，岸本は禅の悟りの境地や一神教，多神教の神信仰のある種の形態にもこうした境地がありうると述べています．また，これは特殊な体験の瞬間においてのみ感得されるだけではなく，日常茶飯の立ち居振る舞いの中でも持続的に維持できるものだとも述べています．

　そこまでいくとなかなか到達しがたい境地のようにも思われるかもしれません．しかし，時にそうした境地になりうるということなら，思い当たるふしがある人も多いのではないでしょうか．

　この整理に従うと，「来世への信仰」と言えるような，伝統的宗教の生命永続の信仰は①と②の類型に入ります．それに対して，③と④は「来世への信仰」とは言えないが，「生命永続の信仰」と言えるようなものです．こうした立場の人がどのぐらいの割合いるのか，適切な統計的データが見出せません．しかし③と④の類型は，たぶん現代の日本人にもだいぶ支持者が多いのではないかと思われます．事実，死生観について日本で第二次世界大戦中に著された書物を見てみると，この種の「生命永続の信仰」が表現されていることが少なくないのです[*1]．

II．現世主義と儀礼の根強さ

　近代化が進んだ社会では，伝統宗教の教えをそのままの形で信ずることはできないと考える人が増えました．前項であげた四つの死生観の類型のうち，③と④の類型は来世の観念が伴わないので現世中心的，あるいは現世主義的と言えます．日本では早くも16，17世紀に「うき世（浮世）」を楽しむことを肯定する意識が目立ち始めます．「うき世」は無常であるがゆえにはかないこの世を指す語で，中世までは「憂き世」と書くのがよいような意味を担っていました．ところが，近世に入るとはかないこの世であるからこそ，十分に享楽しようという考え方が広まってきて，「浮世」と書くのが当たり前になります（橋本1975）．

　1665年ころに著された浅井了意の『浮世物語』には，遊び暮らした主

[*1] 例えば，西田長男編『日本精神と死生観』（有精堂，1943年）には，紀平正美「死滅を考へざりし日本人」，佐藤通次「生死と国家」，佐々井信太郎「皇道に生きる―死生超越の道」といった論考が収録されている．

人公の境地を次のような言葉で示しています．

> 世に住めば，なにはにつけて善悪を見聞く事，皆面白く，一寸先は闇なり．なんの糸瓜（へちま）の皮，思ひ置きは腹の病，当座／＼にやらして，月・雪・花・紅葉にうち向ひ，歌を歌ひ，酒飲み，浮に浮いて慰み，手前の擦切［無一物の意］も苦にならず．沈み入らぬ心立の水に流るゝ瓢箪の如くなる，これを浮世と名づくるなり．

「思ひ置き」というのは，ものごとを苦に病んで考えすぎることを指します．この文章は要するに，「思ひ置き」をやめて，いつ死ぬかわからない浮世の人生だからこそお酒にうかれ，美に酔いつつ，楽しく暮らそうではないかと現世での享楽を容認しつつ，ものごとに執着しない洒脱な生き方を説いているのです．

このように現世中心的な世界観が広がっていきますと，やがて来世は存在せず，そもそも死後の生命などというものもないという考え方が出てきます．だいぶ後のことになりますが，1901年，死を宣告された政治思想家の中江兆民は，間近に迫った自己の死を強く意識しながら，『一年有半』，『続一年有半』を著しました．そこでは身体（躯殻（くかく））こそがすべてで，精神などというものの実在を想定する必要はない，死とともに個人の存在は終わるのだというさっぱりとした考えがけれんみなく提示されています．

> 故に躯殻は本体で有る，精神は之れが働き即ち作用で有る，躯殻が死すれば精魂は即時に滅ぶので有る，夫れは人類の為めに如何にも情け無き説では無いか，情け無くても真理ならば仕方が無いでは無いか，哲学の旨趣は方便的では無い，慰論的では無い，縦令殺風景でも，剝（むき）出しでも，自己心中の推理力の厭足（えんそく）せぬ事は言はれぬでは無いか．⁴⁾

率直に現実を見つめれば，死ですべては終わる．勇敢にそう認めようではないかと説いています．こうした考え方が広がっていく背景には，近代科学が前提とする唯物論的な世界観の影響があるのは確かです．しかしまた，現世を尊ぶ儒教や神道，また霊魂の実在ということを否定する仏教の

伝統が影響を及ぼしていると見ることもできます．
　儒教の根本経典である『論語』には，次のような一節があります．季路（子路）という弟子の質問に対する孔子の答です．

　　季路，鬼神に事えんことを問う．子曰く，未だ人に事うること能わず，焉んぞ能く鬼に事えん．曰く，敢えて死を問う．曰く，未だ生を知らず，焉んぞ死を知らん．（先進第十一）

　鬼神というのは死者の霊のことです．生きている人のためにどのようにつくしたらよいかをまだ十分学んでもいないのに，死後の霊のために何かをしようなどと考えるのがよいことだろうか．死についてあれこれ考えるよりも，まずはこの世の生をしっかりと生きようではないかと教えています．
　儒教の伝統はこのように現世主義的と言えますが，しかし儀礼を重んじ，とりわけ親孝行の延長として先祖のための儀礼を尊ぶという側面からも死生観に大きな影響を及ぼしました．日本では徳川将軍権力の確立する17世紀以来，次第に儒教や神道の影響が強まってきます．それは現世主義的な思考を育てる一方で，死者や先祖のための儀礼を尊ぶ文化をも発展させました．
　東アジアでは死者や先祖のための儀礼が尊ばれてきましたが，これは中国や韓国では主に儒教の影響下で進行しました．これに対して，日本では仏教寺院が担うことになったのです．いわゆる「葬式仏教」ですが，「葬式」だけではなく先祖祭祀，すなわち「祭」が大きな意義をもっているので，最近は「葬祭仏教」と呼ぶべきだとする学者もふえています（圭室 1963，伊藤・藤井 1997）．
　興味深いことに，「浮世」という観念が広まり，やがて唯物論や近代科学の影響も受けて現世主義が広まっていった17世紀から20世紀にかけての日本において，葬祭仏教は深く日本人の生活に入り込み，根付いていったのでした．例えば，読売新聞の2005年の世論調査では，「盆や彼岸などにお墓参りをする」と答える人が79.1パーセントを数えます[5]．お墓参りをする人といっても，「死後の霊魂が実在する」と信じているかどうかわかりません．しかし，伝統宗教的な儀礼を通して死者の慰霊や先祖への供

養をするという行為は遵守し続けてきたのです．
　伝統宗教的な儀礼が続いてきた大きな要因は，家族の絆が堅固に維持されてきたことにあります．葬式や先祖供養を行うことは家族の絆を確認し，死を超え，世代を超えて一族の生命が持続・発展していくことを願うこととつながっています．これは岸本の生死観四態の類型論でいうと，③の「自己の生命を，それに代わる限りなき生命に托するもの」に属します．世代を超えて家族の生命が続いていくことに，「限りなき生命」を見ているものと言えましょう．
　しかし，20世紀の終わりごろから，日本の伝統仏教が担ってきた葬祭儀礼にかげりが見えてきました．その現れの一つは，葬式が終わったら当然のように家族の墓に入るというのとは異なる形態の葬送やお墓の形態が目立つようになったということです．1991年には，「葬送の自由をすすめる会」が発足し，海や山に散骨する「自然葬」を広める運動を始めています．
　また，個々人の遺灰を特定の樹木の根元にまく樹木葬，家族ではない人々が共同で入る合祀墓（永代供養墓）などが各地で次々と始められ，受け入れられるようになってきたのです．お墓にも「○○家之墓」のように一族の苗字を記すのではなく，「思い出」「やすらぎ」などの文字を記す例が増えています．「自分らしい葬儀」「自分らしいお墓」を選ぶことが好ましいという考えも広まるようになっています．
　2007年に「千の風になって」（新井満訳詞）という歌が流行したことは，こうした傾向と関連づけることができます．この歌は，「私のお墓の前で／泣かないでください／そこに私はいません／眠ってなんかいません」と始まります．死者が生者に語りかけるのですが，「千の風に／千の風になって／あの大きな空を／吹きわたっています」というように，その死者は狭苦しい家族の墓の中にいるのではなく，広い世界を自由に，かつ孤独に飛び回っているのです．
　死者と生者の絆は，一族という世代を超えたつながりの中に，あるいはこの世の家族の堅固な秩序の中にどっしりと座を占めているのではなく，個と個の深く親密ではあるけれども孤立した関係としてかろうじて存在しているのです．この歌はお墓を軽んじる考え方に通じるので，好ましくな

いという議論が日本の仏教界からわきあがりましたが，まんざら的外れでもないようです．

　この歌は何十年も前に，アメリカの主婦が友だちのために作ってあげた歌だといわれています．その友だちはドイツに残してきた母の死に立ち会えなかったので，この歌によってとても慰められたのです．死者と生者が親しく語り合うというのはキリスト教の教義とは合致しません．死者は最後の審判のときまで，静かに眠っているはずのものだからです．

　それでもお墓を大事にするカトリックはまだしも死者との交流の文化を保ってきました．しかし，お墓での死者との交流もあまりなされないプロテスタントの死生観とこの歌がはらんでいる死生観はだいぶ異なります．宗教史的に見ると，この歌は死者との交流の表現という点でアジアで広く見られるアニミズム文化に近いようです．しかし，それが孤独な個と個の関係であるという点では，西洋が築いてきた近代の個人主義文化に通じるところもあります．

　しかし，ここには世界中どこでも理解できる死別の悲しみの表現があり，その意味ではプロテスタントであろうと多神教やアニミズムに親近感をもつ人であろうと，身近に感じる表現なのではないでしょうか．死別した後の今もなお続いている死者との絆の表現に，人は強く心を打たれるのです．現代日本人の死生観は，この歌が示すようなコスモポリタンな死生観に近づいてきていると考えてもよいでしょう．

Ⅲ．現代人とスピリチュアリティ

　現代人は伝統宗教の死生観や儀礼から離れてきているということを述べてきました．近代化が進むと科学や合理主義にのっとって進められる生活領域が増大します．そのぶん，伝統宗教の機能する場が狭められていくのです．現代社会での死生観の変容の大枠は，こんな枠組みでおおよそ説明ができましょう．病気にかかったとき，かつては神仏に祈ることが多かったのですが，今ではまず科学的知識に基づく近代医療に助けを求めます．このように宗教的な観念に基づく行動形態から世俗的な観念に基づくそれへと社会が変化していくことを「世俗化」といいます．

　世俗化が進んだ近代社会では，人々は次第に伝統宗教の死生観を離れて

世俗的な死生観に移行していくと考えられます．つまり，死は単に生命の終わりであり，死後にその人自身の生命が何らかの仕方で生き続けるなどということはありえないとするのです．そのうえで，限られた生をどのように充実して生きるか，無に帰す生をなおどのように意味づけることができるかが問われることになります．

　哲学者や心理学者や文学者の死生観の表明が大いに注目されるのは，その一例でしょう．例えば，作家の高見順（1907-1965）はがんの病床で詩を創作することによって，独自の死生観を表現し，死を迎える日々の自己を支えていきました．『死の淵より』は多くの人々の心を揺さぶった詩集です．例えば，「帰る旅」という作品には次のような詩句が語られています．

　　この旅は
　　自然へ帰る旅である
　　帰るところのある旅だから
　　楽しくなくてはならないのだ
　　　（中略）
　　大地へ帰る死を悲しんではいけない
　　肉体とともに精神も
　　わが家へ帰れるのである
　　ともすれば悲しみがちだった精神も
　　おだやかに地下で眠れるのである
　　　（中略）
　　古人は人生をうたかたのごとしと言った
　　　（中略）
　　はかなさを彼らは悲しみながら
　　口に出して言う以上同時にそれを楽しんだに違いない
　　私もこういう詩を書いて
　　はかない旅を楽しみたいのである[6]

　この詩では，もはや「限りなき生命，滅びざる生命の把握」はなされていません．ですから，「生死観四態」で岸本があげた四つの類型のどれも

あてはまりません．生命は死で終わると考えられているという意味で，ここに宗教的な世界観はありません．しかし，そこでも死は単に無に帰る以上の何かとして意味づけられています．

この詩では，「大地へ帰る」とか「地下で眠る」という表現が使われていました．これは，伝統宗教的な死生観から何かを借りてきて，宗教的とは言えない現代人の死生観に生かしているものと言えましょう．このように伝統宗教の死生観を全面的には受け入れられなくなった人も，伝統宗教の死生観を用いつつ，もっと自由な形で新たな死生観を構築しています．そしてそうした死生観に共鳴している人がたくさんいるのです．先ほどふれた「千の風になって」にもそのような新しい死生観が含まれており，それが多くの人々の共鳴を生んだものと見ることができましょう．

このように宗教の教義や組織行動に従わない人も含めて，俗なる現実を超え，聖なるものの領域にふれる経験や考え方や資質を「スピリチュアリティ」(霊性)といいます．現代の先進国では，自分は「スピリチュアルではあるが，宗教的ではない」と答える人が増えています．宗教には関心がないが，スピリチュアルな経験は豊富にあるという人も増えています(島薗 2007)．医療やケアの現場でも，スピリチュアリティが話題とされる機会が増えていることは本書の他の箇所でも触れられているとおりです．

伝統宗教の死生観はしぶとく保持され続けていることが多いものです．伝統宗教の死生観をそのとおり信じていると言葉で述べることはしなくなっても，伝統宗教の儀礼は堅持している人が少なくありません．また，伝統的な死生観のある種の要素が復興したり，従来のあり方とは少しかたちを変えて新たに熱心な信仰を集めたりしている場合もあります．しかし，そうは言っても現代人の中には宗教的な死生観は受け入れることができずに，スピリチュアルな死生観にひかれる人たちが少なくありません．

現代世界のスピリチュアルな死生観の形成に寄与した話題の一つに，臨死体験というものがあります．臨死体験という言葉は，アメリカの医師，レイモンド・ムーディが名づけたものです(ムーディ 1975)．病気や事故のために意識を失い，死の寸前までいった人々が蘇生した後に，記憶に残っていた体験をこう呼ぶのです．臨死体験者の証言を集めるとよく似たものが多く，死後の生があることを予想させる内容がふんだんに含まれています．

まず，自分のからだから魂が出ていって，人々が憂い哀しんでいるのを上の方から眺めている場面が記憶されています．人生のさまざまな事柄が走馬燈のように浮かんでは消えていき，懐かしい絆がよみがえってきます．暗いトンネルのようなところをくぐってまぶしく明るいところに出ていきます．草原やお花畑の向こうに人の姿が見えたりします．もう向こうへ行ってしまいたいと思っていると，急に引き戻されて，意識が回復してきます．死の淵から甦ったわけですが，こうした体験をした人は，その後死に対する恐怖が薄らいでいることが多いといいます．

　臨死体験の報告が影響したかと思われますが，イギリスでは生まれ変わりを信じる人が，1970年代にかなり増えました．1969年には18％でしたが，1979年には28％に増えたのです．しかし，1990年にはまた24％に下がっています．日本では，NHKは1991年に「NHKスペシャル　立花隆リポート　臨死体験　人は死ぬとき何を見るのか」を放送していますが，視聴率は16.4％という高率となりました．この直後の日本の学生に対する調査では，「死後の世界の存在」を「基本的に信じている」と答える学生が29.9％，「ありうると思っている」と答える学生が40.2％となっています[7]．

　臨死体験の例でわかるように，現代社会ではテレビや映画やマンガなどの大衆娯楽文化が人々の死生観に影響を及ぼす傾向が強まっています．2000年代に入って，「スピリチュアル・カウンセラー」と名乗る江原啓之（1964年生まれ）が登場するテレビ番組が高い視聴率を集めました．しかし，テレビ出演以前にすでに江原の著書はヒットしていました．「江原啓之公式サイト」によると，2001年刊行の『幸運を引きよせるスピリチュアル・ブック』が70万部を超えるベストセラーで，一躍人気作家となったといいます．

　江原は生者にかかわりが深い死者の霊を呼び出して，そのメッセージを当事者に伝え，その人を癒し元気づけます．例えば，著名なタレントの亡くなった母の霊と直接接触したと言い，その意思をそのタレントに伝えて感動を与えます．江原はイギリスでスピリチュアリズムを学び，1989年から日本で活動を始めました．このスピリチュアリズムというのは，19世紀の中ごろから欧米諸国で広まったもので，特殊な霊的能力をもった「霊媒」を通して死者と交流するセッションを行うものです．キリスト教とは

異なる民俗宗教的な基盤から生まれた，新たな宗教運動と言えます．
　臨死体験もスピリチュアリズムも，伝統宗教の中にあった死生観のある種の要素が，現代風にアレンジされて，新たな魅力を帯びるようになったものです．このように現代人は伝統宗教の死生観を換骨奪胎しながらさまざまに用い，さらに新たな思考や実践を付け加え，自分の身の丈にあった死生観をつくり直すという試みを繰り返しています．その場合，自分が属する文化伝統の遺産だけを用いるわけではありません．世界中のさまざまな宗教伝統を自分なりに用いてブリコラージュ（ありあわせの材料から必要なものを組み立てていく日曜大工仕事のような手作業）をしていくのです．現代人の死生観は多様で複雑なのがふつうなのです．
　このように考えると，現代のケアの場面では，既成の伝統宗教の死生観の固定パッケージをそのまま対象者に押しつけるようなやり方では間に合いません．自ら迷いながら探究しているその人の思考に寄り添い，相手が語る言葉にじっくり耳を傾け，そのニーズに応じて臨機応変に死生観の形成を助けていくような姿勢が必要となっています．そして相手から学びながら，自分自身の死生観についても反省を重ね，深めていく姿勢が必要でしょう．

[引用文献]
1) アルフォンス・デーケン（2001）生と死の教育，p.107，岩波書店．
2) 石井研士（2007）データブック現代日本人の宗教　増補改訂版，巻末 p.60，新曜社（国学院大学 21 世紀 COE プログラム「日本人の宗教団体への関与・認知・評価に関する世論調査」）．
3) 岸本英夫（1964）死を見つめる心―ガンとたたかった十年間（文庫版（1973），p.113），講談社．
4) 中江兆民（1974）続一年有半，松永昌三編集解説　近代日本思想大系 3　中江兆民集，pp.148-149，筑摩書房．
5) 前掲書 2)，巻末 p.16（読売新聞社世論調査）．
6) 高見順（1964）詩集 死の淵より，pp.20-23，講談社．
7) 島薗進（1996）精神世界のゆくえ―現代世界と新霊性運動，pp.5-6，52，東京堂出版．

[参考文献]
1. 圭室諦成（1963）葬式仏教，大法輪閣．
2. 橋本峰雄（1975）「うき世」の思想—日本人の人生観，講談社．
3. 脇本平也（1997）死の比較宗教学，岩波書店．
4. 伊藤唯真・藤井正雄編（1997）葬祭仏教—その歴史と現代的課題，ノンブル社．
5. 新井満（2003）千の風になって，講談社．
6. 島薗進（2007）精神世界のゆくえ—宗教，近代，霊性（改訂新版），秋山書店．
7. 島薗進（2007）スピリチュアリティの興隆—新霊性文化とその周辺，岩波書店．
8. 島薗進・竹内整一編（2008）死生学1 死生学とは何か，東京大学出版会．

2　死をめぐる思想と課題

安藤　泰至

　「死をめぐる思想」という言葉を見て，皆さんが思い浮かべるものといえば，おそらく古今東西の哲学者や思想家が死について語っている深遠な思想のようなものではないでしょうか．もちろん，そうした思想のあらましを知ることは死について何かを考えようとする人にとって参考にはなるでしょうし，そういうものをここでご紹介することに意味がないとは思いませんが，本稿ではちょっと別の方法をとってみようと思います．日常，人は死について考えたりしないのが普通ではありますが，死というのはあまりにも普遍的な出来事ですから，一生に一度も死について考えないという人もまた珍しいのではないでしょうか．人はだれでも家族など自分の身近な人の死を経験しますし，年をとれば自分が死に近づいているということはいやが応でも意識させられます．まして医療や福祉などの専門職に就いていたり，それを目指す学生である場合，人の死に接する機会も多く，普通の人よりも死について考えることは多いのではないかと思います．

　実は，本稿で考えてみたいのは，私たち人間が「死について考える」とはどういうことなのだろうか，ということです．いったい「何のこと」を考えたら，「死について」考えたことになるのか，と言い換えてもいいかもしれません．こういうことを言いますと，皆さんのなかには，そんなことはわかりきっている，「死について考える」のだから，考える対象は死にきまっているじゃないか，と言われる方も多いでしょう．それではいったい「死」とは何なのでしょうか．まわりくどいように思われるかもしれませんが，それを考えていくことで，「死について考える」ということがどのようなことなのかが徐々にはっきりしてくるように思います．

Ⅰ．人間にとっての死

　人は皆，いつかは死にます．死亡率は百パーセントです．しかし，それだけのことなら，動物も同じです．人間以外のどういう生物に「死」があ

るのかというのは定義次第で変わってくるでしょうが，少なくとも私たちに身近な動物，犬，猫，馬，牛，鳥，魚など，こういったものは皆同じように死にます．生物学的な死という意味では，人間の死と動物の死には何の違いもありません．ところが，人間にとっての「死」はある面で動物の死とは根本的に違っています．それは人間が，自分がいつかは死ぬということを意識しているということ，「死」という観念をもっているということです．例えば，死んだ仲間の死体を何らかの形で埋葬するという習性は，人間以外の動物には見つかっていません．すでに，現在の人類以前の旧人類のなかにも死体を埋葬した例がありまして，例えばネアンデルタール人の遺跡からは，死体が平行に並べられていたり（頭を西に向けられている），死体と一緒に大量の花粉が出てきたりします（今日私たちが棺に花を入れたりするのと同じようなことをやったのでしょう）．何かここに宗教的な来世観の萌芽を見ることも可能でしょうが，少なくとも彼らが「死」という観念をもっていたこと，死んだらすべてが無に帰してしまうのではなく，何か残るものがあるという信念のようなものをもっていたことはたしかなのではないでしょうか．

　私たちはよく「死の恐怖」とか「死の不安」という言葉を口にしますが，人間以外の動物には，実際に自分の生命が脅かされるような場合に，例えば敵から身を守るといった形で本能的に死を避けるようなメカニズムはあっても，私たちがもっているような死への恐怖や不安はないように思います．それはひとえに，人間が「死」の観念をもっていること，自分が死すべき存在だということを意識していることに基づいているからです．死が人間にとって何かしら破壊的なものとして恐怖や不安の対象になるのは，それが単に生物学的な生命を終わらせるものであるからではなく，私たちの生活や人生といった，社会的，文化的に意味づけられた世界を破壊するように思われるからでしょう．それゆえ，死を人間の意味世界のなかに囲い込むこと，簡単に言えば「死とはこういうものである」という意味づけをするということが，人間の文化にとって永遠の普遍的な課題となったのです．そうして死を意味づけることは，死の破壊性を中和し，死への恐怖・不安を和らげるからです．さまざまな伝統的・宗教的死生観というのがそこで大きな役割を果たしてきたことは言うまでもありませんが，

アーネスト・ベッカーという人が『死の拒絶』という本のなかで言っているように，ある意味，人間が文明を構築するということそのものが，個体やある世代の人々の生の限界を超えて何かを遺し，それを蓄積していくという意味で，「死」の破壊性を和らげる一つの方法であったのだとも言えるでしょう．

II．生と死の関係

さて，「生と死」というと，何だか生の方が根本にあって，死は単に「生の終わり」「生の否定」として見られてしまうことが多いのですが，事態はまったく逆なのではないでしょうか．私たちが自分の「生」を意識したり，それを意味づけたりすることができるのは，私たちが「死」という観念をもっているからにほかなりません．もし死というものがなかったら，そもそも「私はこう生きたい」とか「彼の人生はこうこうであった」とか言うことすら不可能です．このことについては，18世紀フランスの文人ラ・ロシュフコー公爵の大変な名言があります．いわく，「太陽も死もじっと見つめることができない」[1]．普通に対比させれば，生は光や昼と，死は闇や夜とのアナロジーで描かれるでしょう．それを前提にしたうえで，ラ・ロシュフコーはこのアフォリズムを書いているわけです．つまり，光があることによって私たちは物を見ることができるわけですが，光の根源であるところの太陽そのものを直視することはできないのと同じように，死があることによって私たちの生にはくっきりとした輪郭が与えられるわけですが，そうした生の根源であるところの死そのものを見つめることは私たちにはあまりにも破壊的である，ということです．

生と死の関係を図に描いてみろ，と言われたら，皆さんはどんな図を描くでしょうか．普通考えられているような「死は生の終わり」というだけのことなら，一本の線を引いて，左端に誕生，そこからずーっと右に人生（時間）が延びていって，右端に死を描くという感じでしょうか（来世のようなものがあるとすれば，線はそこでは終わらずにもっと続くことになりますが）．あるいは，円を描いて，上半分が生，下半分が死とか．人間が死と再生を繰り返すという宗教的世界観などはこういう形かもしれません．さらに，先のラ・ロシュフコーの言葉などをふまえると，むしろ，生

と死は「図」と「地」の関係のようなもので，「地」があることによってはっきりと「図」が浮かび上がるという感じになります．しかし，この図（生）と地（死）の関係は固定したものではなくて，いつでも反転しうるものだと思います．ちょうど，視点を変えるだけで花瓶にも見えれば向かい合っている二人の女性にも見えるという有名な絵がありますが，あれに近いと言えます．そういう意味で，生と死の関係に一番近いイメージは，いわゆる「メビウスの帯」のようなものかもしれません．つまり，表(おもて)だと思っていたらいつの間にか裏になっているように，生のことを考えていると思っていたらいつの間にか死のことを考えている，死のことを考えていると思っていたらいつの間にか生のことを考えている，そういうことにふと気づくということ，それが「死について（生について）考える」ということの本質なのではないでしょうか．次項ではこのことをもう少し別の角度から見てみます．

Ⅲ．生に織り込まれた死

　「死は人生の出来事ではない．人は死を経験することはできない」[2]．哲学者ヴィトゲンシュタインの言葉です．別に大して深遠なことを言っているわけではなくて，普通に考えてもなるほどその通りだという面があります．例えば，恋愛の経験とか病気の経験とかのように，人が何かを経験するというときには，そのことを経験する前と経験した後があって，経験した後で「あれはこのような経験だった」ということが語られうるということが前提になっているように思います．あるいは，それを経験した人が経験していない人に向かって，その経験がどのようなものであるかを語ることができるということです．もちろん経験していない人には，そういう経験者の言葉だけでは，その経験がどういう経験なのかはわからないということはあるかもしれませんが，少なくとも言葉としては通じますし，その人自身が実際に経験してみて，「なるほどそうだ」とか，逆に「自分の場合には違っていた」というようなことも言えるわけです．ところが死については，死んでしまった人は少なくとも私たちと同じ言葉を語ることはないわけですから，そもそもそういう経験自体が成立しません．

　もちろんこれは，死ということを「人生の最期に訪れる出来事としての

自分の死」という意味にだけとった場合の話であって，別の見方をすれば，あるいは「死」ということをもっと違った意味にとれば，私たちは自分たちの人生のなかでいくらでも「死を経験している」とも言えます．まず，実際に自分が死ぬということであっても，死を最後の瞬間の「点」のようにとらえるのではなくて，そこに向かうまでの「プロセス」ととらえるならば，突然死や事故死のような例を除けば，多くの人は死を経験していると言えます．あるいは，よく「二人称の死」という言葉を使いますが，私たちは必ずと言っていいほど，自分にとってかけがえのない人の死を経験します．それは「他者の死」であって「自分の死」ではないという人もいるでしょうが，そういう自分にとってかけがえのない人を亡くしたつらい経験について，「まるで自分の一部がもぎ取られてしまったようだ」というような言葉が発せられることがあります．自分にとって大切な人であればあるほど，その人と人生のある部分を深く共有していればいるほど，その人の死は「自分（の少なくとも一部）の死」でもあるのではないでしょうか．別に死でなくてもいいのですが，こういう自分にとって大切な何かを失う体験のことを心理学などでは「喪失体験」と言います．そうすると，人生において私たちが繰り返し経験するさまざまな別れや喪失体験はみな「小さな死」であるとも言えます．例えばうつ病は，こうした喪失体験が引き金になることが非常に多いのですが，そのなかには入学，結婚，出産，昇進といった一見すると喜ばしく，めでたいような経験も含まれます．こういう経験も「それまでの自分やその周りの環境と別れなければならない」というれっきとした喪失体験だからです．そういう意味では，私たちは人生のなかで何度も「小さな死と再生」を繰り返していると言えるでしょう．

　また，見方を変えると，自分と他者の区別というのは判然としなくなってきます．自分にとってかけがえのない人を亡くした経験のある人たちは，その死者はたしかにこの世にはいないのだけれど，（単に私たちの記憶や思い出のなかに生きているというのではなくて）「死者」という別の姿でたしかに現前していて，私たちとコミュニケートし続けているということを実感している人が少なくありません．実は，私たち自身の「過去の自分」というのもこの意味では「死者」と同じなのです．もうこの世界にはいないわけですが，そうした過去の自分は現在の自分に絶えずからみついてき

ます．私たちは，ときにはそれと向き合い，ときにはそれを無視しながら，現在を生きているのです．過去の自分はやはり自分であって「死者＝他者」なのではない，と言う人もいるでしょうが，そういう「自分がずっと変わらず自分である」というアイデンティティは自明のものではなく，あくまで後から構築されたものに過ぎません（精神病的な状態や記憶喪失などでは，たやすくこの感覚が失われます）．

　こういうふうに考えてみると，一方で「死」というのはまるで巨大なクエスチョンマークのように私たちにとって未知なものであると同時に，他方で「死」は私たちの生のなかにさまざまな形で織り込まれてもいるということ，私たちは人生の一瞬一瞬のうちに死を経験しているとすら言えるように思います．

Ⅳ．伝統的・宗教的死生観

　先ほど言いましたように，もし「死」というのが人間存在にとって破壊的なものであるとすると，それを何らかの形で意味づけ，その破壊性を和らげるということが私たちの文化的・社会的な課題になります．こうした課題は，これまで基本的には広い意味での宗教文化によって担われてきた，つまり私たちが死にどう向きあうかということについて，さまざまな伝統宗教による死生観・来世観がそのモデルを提供してきたと言えるでしょう．宗教学者の岸本英夫が言っているように，こうした伝統的・宗教的死生観は，「何らかの形で限りなき生命，滅びざる生命の把握を志向している」[3]という点では共通しています．もちろん，例えばキリスト教的死生観とか仏教的死生観などと一口に言っても，そこにはさまざまに異なった，ときには互いに矛盾するような死生観が並行して含まれているのが普通ですし，宗教の教義のうえではそうした矛盾は解消されるべきだという考えは出てくるでしょうが，実際の人々の生活のなかでは文字通り，矛盾は矛盾のままで並存してきたとも言えます．普通の人々にとっては，「死によってすべてが終わりになるのではない」ということを納得できるような形のものであれば，ある意味どんなものでも節操なく死への不安や恐怖を克服するための支えになりえたし，実際に支えにしたということです．

V. 現代における死の諸相

「死」という観念をもってしまった人間にとって，死を意味づけるという課題は普遍的なもので，この点は昔の人も現代人も何ら変わりがありません．他方，現代においてはそうした課題がとても重く私たちにのしかかっているという面もあります．それは，これまで人間の死への不安や恐怖を和らげ，死をその社会全体に共有されるコスモロジーのなかに位置づけ，意味づけてきた観念や共同的な作法がだんだん無効になってきたためです．一つは伝統宗教の衰退によって，私たちの死生観がゆらいできたこと，「死生観の空洞化」とでも呼べるような事態が広がってきたことです．「死」を共同的に意味づけることが難しくなればなるだけ，個々人は「死」の無意味性に直接にさらされるということになります．もう一つはこのことと連動しますが，かつてのムラやイエのような伝統的共同体が解体してきたということです．これは，人の「死」を看取る共同の文化，作法が衰退してきたということです．共同の出来事であった「死」が個人化されてくる，と言ってもいいかもしれません．

フランスの歴史家，フィリップ・アリエスはこういう現代人のあり方を次のように巧みに表現しています．「昔の死は，人が死にゆく人物を演じる—しばしば喜劇的な—悲劇であった．今日の死は，人が自分の死ぬことを知らない人物を演じる—常に悲劇的な—喜劇である」[4]と．ここでアリエスが「昔の死」と言うときには，次のような状景がイメージされているのでしょう．死に場所は住み慣れた自分の家であり，そこで家族や親戚，村の人々みんなに看取られながら，人は死んでいったのです（今日のように延命技術は発達していませんから，大体食べ物を自分で食べられなくなったら死期が近いことはだれにでもわかります）．死んでいく人が「死にゆく人物を演じる」と言われているのは，こうした共同化された死の看取りが一種の儀礼になっており，そこで死んでいく人は身をもって「人はこうやって死んでいくものだ」という模範を示しているということです．いわばそこでは一種のデス・エデュケーションが行われているわけで，このことは死にゆく人にとってもそうですが，それを看取る人にとっても，「自分も時が来ればこうやってみんなに看取られながら死んでいくんだ」という安心感を与えるでしょうし，死は悲しい出来事であれ，そこには救

いがあります．

　これとは対照的に，今日の私たちの死は多くの場合，まさに悲劇的なものになっています．多くの人は病院のベッドで，さまざまな延命措置を施されながら，見知らぬ人たち（＝医療専門職の人々）に囲まれて死を迎えます．アリエスがこの文章を書いたときにはまだがんの告知もほとんど進んでいなかったので，この「自分の死ぬことを知らない人物を演じる」という言葉が出てきたのでしょうが，これはけっして病名告知だけの問題ではなく，現代でも基本的には同じだと思います．つまり，ますます進む「死の医療化」によって，死にゆく人自身やそれを看取る家族が死という厳粛な時間・空間の主人公の座からすべり落ち，そこから疎外されているという事態，それは滑稽なほど悲劇的なものだ，とアリエスは言おうとしているのでしょう．

　死への不安や恐怖に対してある種の緩衝材となっていた伝統宗教や伝統的共同体が衰退したことによって，いわば各個人が裸のまま「死」に直面し，それに対処しなければならないような，そういう時代になってきたとも言えます．もちろん，このことは単に悲劇というわけではなくて，ジャーナリストの柳田邦男が言うように「『自分の死』を創る時代」[5]になったのだと前向きに受け止めることも可能でしょう．また，こうした状況への根本的反省は1960年代から起こってきていて，ホスピス運動，デス・エデュケーション，死生学（thanatology, death studies）などの興隆はそうした反省から生まれたものです．それらは単に伝統的な死生の文化が解体するなかで宙ぶらりんになって苦しんでいる個々人にケアやサポートを提供するというだけではなくて，そうした伝統的な死生の文化に代わるような新しい死生の文化を創造していく，という展望に結びついているということもまた確かなことだと思います．

　ただ，こうした運動や学問において語られる言説の多くは，先に述べたような人間の「死」をめぐるリアリティやその深みを汲み尽くせているでしょうか．例えば「確固たる死生観をもつことが大切だ」といった言葉，あるいは「自分らしい死」や「生死の意味の探究」といったことが強調されることには，筆者は少々違和感をもっています．

VI.「無意味」の深淵にさらされてこそ

　まず，私たちは確固たる死生観などもつべきなのでしょうか．あるいはもてるのでしょうか．たしかに，宗教的な信仰をもつ人のなかには「自分ははっきりそれをもっている」と言える人がいるでしょうが，少なくとも日本ではそういう人は少数でしょう．かつてのように，伝統宗教が健在で人々がある程度一定の死生観を共有できていた時代ですら，そこにはかなりあいまいでいいかげんな部分もあったわけで，「揺るぎなき死生観」などもっていた人は少数だったでしょう．現代においてはなおさらです．もちろんそのことはけっして，そうした死生観は幻想だとか，客観的ではないから意味がないということではありません．作家の宮本輝が小説のなかで「一日のうちに五千回も，死にとうなったり，生きとうなったりする」[6]という人物を描いていますが，この方が私たちの実相に近いのではないでしょうか．そこでは，特定の死生観のようなものを「答え」として選び取ることよりも，いろいろな死生観のなかを揺れ動きながら，つねにそれを人生のなかで「問い」続けていくという姿勢の方が大切なのではないか，ということです．

　「自分らしい死」や「生死の意味の探究」ということ，これはもちろん，本書の他の章でも述べられているように，ターミナルケアやホスピスケアにとっては大切なものだと思います．ただ，そこで「自分らしい死」というのは基本的に言うと，どうやって死に至るまでの最後の時間を過ごすかという「生き方」に関するものです．人はある意味，その人がそれまで生きてきたようにしか死ねません．前項で述べたように私たちの人生のなかにはさまざまな「死」の契機が織り込まれていますが，そうした死の契機はある意味で言うと（人生の最期としての）私たちの死のリハーサルのようなものだと言えるでしょう．それをきちんとやっておかないで，「理想の死」のようなものを求めてもそれは単に絵に描いた餅になってしまいます．また，生死の意味の探究ということが私たち一人ひとりの課題であり，それぞれが「自分なりの答え」を出していくしかないということはたしかだと思いますが，単にそれを個人の人生観とか生き甲斐のようなものに還元してしまうと，それは生と死のダイナミズムを見失った浅薄なものになってしまう恐れがあります．

人生のなかでのさまざまな「死」の経験は，むしろ私たちのそれまでの価値観や人生観を挫くようなものとして，あるいは生の側からの意味探究の挫折として現れてくることが多いのではないでしょうか．そうした「死」の経験が深いものであればあるだけ，私たちは「無意味」の深淵にさらされることになりますが，そこからの救いは，私たちの（生の）側から意味を求めるということによってではなく，むしろそうした意味探究を断念したところ，あるいは「無意味」を徹底的に経験しつくしたところでふと射してくる光のような形でもたらされるものではないでしょうか．

Ⅶ. デス・エデュケーションをめぐるエピソード

　最後に，いったい人間にとって死生観というのが何なのか，ということをもう一度考えてみたいと思います．デス・エデュケーションをめぐる議論のなかで，教育学者の西平直が面白い話を紹介しています．アメリカで，お父さんを亡くした7歳の少女にインタビューをしているのですが，この少女には5歳の弟がいます．そのなかで彼女は「グレッグ（弟）は私より小さいので，いまだにパパが本当に死んだとは思っていません．イタリアかアイオワにいて，いつか帰ってくると信じています」[7]と言っています．7歳の少女がいったい父親の死についてどれほど「わかった」のかは疑問です．しかし，彼女は少なくとも，自分は弟よりは死のことをわかっている，そして弟には死のことはわからないから，隠しておいてやらなければならない（守ってやらなければならない）と意識していたことはたしかです．西平が言っているように，実はこの7歳の少女の立っている位置というのは，「大人」が「子ども」に対して立っている位置と同じです．つまり，本当は大人も死についてどれだけ「わかって」いるのかはあやしいわけですが，「子ども」と「死」の間に立って，子どもから死を隠し，死の破壊性から子どもを守ろうとしているのです．

　面白いことに，先で述べたこと，すなわち人間にとって「死生観」というものが「死＝破壊的なもの」に対する一種のクッションになっているということをこれと照らし合わせてみると，ちょうど人間の死生観（何らかの「死」の理解）が，こうした「子ども」に対する「大人」と同じような働きをしていることに気づきます．ラ・ロシュフコーが言ったように「死」

そのものは直視できませんので、私たちは死について何かを語ろうとするときには多くの場合、「死」を何か人生におけるもっと慣れ親しんだものとのアナロジーで理解する（理解したつもりになる）ことになります。例えば、死を「別の世界への旅立ち」として理解したり、それを「永遠の眠り」として理解したり、ある種の「変容・変身」として理解したりするわけです。それぞれの理解が客観的に正しいのかどうかということは、そもそも問題ではないと思います。少なくとも私たちは、たとえある理解の仕方と別の理解の仕方が互いに矛盾するような場合であっても、そうした理解が「死」の破壊性を和らげてくれ、私たちの死への不安や恐怖を少しでも取り除いてくれるものでさえあれば、喜んでそれらを自らの死生観のなかに取り入れてきたのですし、今後もそうでしょう。また、こうした死生観が、人間が「死について考える」ときの一種の通路を提供しているということは重要です。それらはけっして最終的な答えではないかもしれませんが、少なくとも私たちが自分自身の課題として死を受けとめるためには、そうした死の理解や死のイメージから出発し、それをもとに考えを深めていくしかないのではないかと思います。

Ⅷ. 生死の対立を超えて

　一見すると、私たちが「死生観」と呼んでいるものはすべて「死」という何か破壊的なもの、巨大なクエスチョンマークに対する、私たち生きている人間の側からの、いくぶん勝手な意味づけにすぎないように思えます。もちろん、それを単なる幻想として捨て去ることができるほど私たちは論理的でもありませんし、強くもありません。実は、世界の伝統的な宗教的死生観のなかには、こうした人間の側からの「死」の理解の一面性というか、「死」を「生」の側からのみ意味づけることの限界についての意識、「生」の側からの「死」の意味づけは一種の防衛であるということへの自覚も含まれています。神や仏のような人間を超えた存在、神聖な死者（先祖）、来世、他界などの観念は、一面ではもちろん生きている人間の安心のための構築物だとも言えるのですが、他面では、そうした生きている人間の側からの意味づけを相対化するような文化的な仕掛けにもなっているところがあります。庶民のほとんどは実体的なものとして神仏や来世の存在を信

じていたのかもしれませんが，そうしたものに基づいた死生観がある種の方便にすぎないことについての自覚もまた，多くの宗教的死生観の伝統のうちに見出すことができます．

ほとんどの宗教的伝統において，こうした自覚は，「死」の克服あるいは最終的な救済というものが私たちの死後，来世においてなされるのではなく，私たちが生きている「今，ここ」においてなされ得るという形の教えに集約されています．こうした教えにおいては，「死」の破壊性はむしろ，私たち人間が生の側から生死を意味づけることによって生じているもので，そうした人間の側からの意味づけを破ることによって，死の破壊性も生死の対立も解消しうるのだということ，そこにこそ本当の救済があるのだ，ということが説かれています．

こんなことを言うと，そんな境地は，修行を重ねて悟りを開いた宗教的達人のものであって，私たち凡夫とは無縁のものだ，という反応が返ってくるかもしれません．しかし，こういう「今，ここ」の瞬間が限りない深みと充実をもって感じられ，それによって生と死の対立が解消され，両者が一体になったかのような事態は，ごく普通の人々のあいだでもけっして珍しいものではありません．自分の死が近いことを意識した人々が，そのような「今，ここ」の一瞬一瞬の無限な豊かさを感じ，感謝しつつ，その生をまっとうされた，という証言は枚挙にいとまがありません．もちろんこの場合，自分に死が迫っているという現実がそうした気づきのきっかけになったのでしょうし，いわゆるスピリチュアルペインのようなものを克服してそうした気づきに至った人もあるでしょうが，それは単にきっかけであり，本質ではありません．人生の最期に訪れる死だけが人間にとっての「死」ではないように，そうしたことに気づくきっかけは，私たちの人生のなかに，つねにすぐそばにころがっているのではないでしょうか．

筆者が大学生だった 1980 年前後，「タイトルに『死』のつく本は売れない」と言われていました．「死」についてこれだけ多くの言説が流布している今日からみると，まるで隔世の感があります．しかし，そのころに比べて「死のタブー」は弱まったのでしょうか．あるいは人々は死についてよく，あるいは深く考えるようになったのでしょうか．

もちろんある種のタブーが解けたという面はあるでしょうが，本稿で述べてきたような「死」の深みの次元（それはまさに「生」と一体のものです）で本当に「死について」考えられているかどうかはあやしいと思います．医療や福祉とのかかわりのなかで「自分がどのような死を迎えたいか」について考えるということ，あるいはそういう枠のなかで専門職の人々がどのようなケアやサポートを提供していくべきであり，実際に提供できるのかということを考えること，これはもちろん大切なことではあります．しかし，それだけでは十分に死について考えたことにはならないのではないでしょうか．下手をすると，現在の自分という限られた意識やその世界観を基にして「(理想の) 死」を思い描くだけに終わってしまいます．本当に「死について考える」というのは，実は，そういう自分のあり方，生き方そのものへの問いを深めていくということ，私たちの人生のなかに織り込まれているさまざまな「死」の契機をそのつど自覚的に受け取り直していく，ということだと思います．それによってはじめて，私たちは「死について考えることは『よく生きる』ことだ」と言えるのではないでしょうか．

[引用文献]

1) ラ・ロシュフコー著，二宮フサ訳（1989）ラ・ロシュフコー箴言集，p.18，岩波文庫．
2) L・ヴィトゲンシュタイン著，藤本隆志ほか訳（1968）論理哲学論考，p.197，法政大学出版局．
3) 岸本英夫（1973）死を見つめる心—ガンとたたかった十年間，p.101，講談社文庫．
4) フィリップ・アリエス著，伊藤晃ほか訳（1983）死と歴史—西欧中世から現代へ，p.215，みすず書房．
5) 河合隼雄・柳田邦男編（1997）死の変容　現代日本文化論 6，p.19，岩波書店．
6) 宮本輝（1990）五千回の生死，p.91，新潮文庫．
7) 竹田純郎・森秀樹編，西平直（1997）〈死生学〉入門，pp.160-185，ナカニシヤ出版．

[参考文献]

1. 島薗進・竹内整一編,安藤泰至（2008）死生学〔1〕死生学とは何か,pp.31-51,東京大学出版会.
2. アーネスト・ベッカー著,今防人訳（1989）死の拒絶,平凡社.
3. 広井良典（2001）死生観を問いなおす,ちくま新書.
4. 山崎章郎・米沢慧（2006）新ホスピス宣言―スピリチュアルケアをめぐって―,雲母書房.

V章　日本人の死生観

日本人はどのような死生観に親しみをもってきたのか．また，伝統的な死生観を超えて現代人のニーズにあった死生観とはどのようなものだろうか．日本やアジアの死生観から現代への応答の道を探る．

1 「おのずから」と「みずから」のあわい

竹内 整一

Ⅰ．死の静かさへの親しみ

　まずは手始めに，志賀直哉の次のような考え方・感じ方をとりあげておきます．ある事故に出遭い死にかけた志賀は，療養で城の崎温泉に行く．そこで，見聞きしたことを踏まえて，以下のような「死の静かさへの親しみ」といったものを感じとっています．

> ある朝の事，自分は一匹の蜂が玄関の屋根で死んでいるのを見つけた．…それは三日ほどそのままになっていた．それは見ていて，いかにも静かな感じを与えた．淋しかった．他の蜂がみんな巣へ入ってしまった日暮れ，冷たい瓦の上に一つ残った死骸を見る事は淋しかった．しかし，それはいかにも静かだった．夜の間にひどい雨が降った．朝は晴れ，木の葉も地面も屋根も綺麗に洗われていた．蜂の死骸はもうそこにはなかった．…自分はその静かさに親しみを感じた．…生きている事と死んでしまっている事と，それは両極ではなかった．それほどに差はないような気がした．　　　　　（『城の崎にて』[1]）

　ここで志賀が蜂の死を通して感じた「死の静かさへの親しみ」とは，われわれの死もまた蜂のそれと同じであるという発見から来ています．つまり，それらはいずれも，大きな自然の中での，ごく当たり前の出来事であって，そこでは「生きている事と死んでしまっている事」とが「両極」ではない，「それ程に差はない」という認識から来るものです．
　こうした志賀の考え方もふくめて，日本人，とりわけ近代の日本人には，「死んだら無になる」という死生観が多く語られます．それは，近代科学の物質的な考え方から出てきているとも言われますし，事実そうでもありますが，しかしかならずしもそれは，いわゆる科学的・物質的な考え方だけで言われているのではない．その点について少し考えてみたいと思います．

例えば，明治近代の始めに活躍した福沢諭吉などは，そう考えた代表的な思想家にあげることができます．これまでの古い宗教的な考え方を「惑溺」として一掃し，新しい「学問」science 精神を啓蒙しようとした福沢は，つぎのような死生観・人生観を展開しています（「人間の安心」『福翁百話』）．

> 宇宙の中に地球があるのは大きな海に浮かんでいる芥子（けし）の一粒というもおろかな，ごく微少なものである．ましてや人間のごときは，その小さな芥子粒の上に生まれそして死んでいく「無知無力見る影もなき蛆虫同様の小動物」で，「石火電光の瞬間，偶然この世に呼吸眠食し，喜怒哀楽の一夢中，忽ち（たちま）消えて痕（あと）なきのみ」．それを貴賎栄枯盛衰等とてあれこれあくせくするのは浅ましき次第ではあるが，しかし既に生まれ出たる以上はそれなりの覚悟がなければならない．その覚悟とは，人間は「蛆虫」，人生は「本来戯れ」と知りながら，それを引き受け，なおかつ真面目に勤め一生懸命生きてみることである．人間の安心法はおよそこの辺にある．[2]

あるいは，福沢の思想を発展させた自由民権運動の中心的思想家であった中江兆民なども，こう言っています（『続一年有半』）．

> 人間をふくめてこの世界・宇宙の根本は，「若干数の元素」にすぎない．そうしたものがとっついたり，離れたり，またとっついたり，離れたりして，あらゆるものが生滅している．つまり草や木や獣と同じように，人間もまた，そうした元素がとっついて生まれ，離れて死んでいくだけのことだ．むろん，神や仏，また死んだ後の霊魂などというようなものは存在するわけがない，そんなものは，人間に都合のよい想像，たわごとの産物だ．[3]

それぞれの言い方で，死んだら当たり前に「無」になる，と言っています．このかぎりでは，科学的・物質的なものの見方の典型であり，あるいはその極端，いうなればニヒリスティックな考え方のようにも思われますが，じつはそう単純に言い切ることはできないところが問題です．

こう語ることにおいて，例えば福沢は，そこにこそ，「人間の安心」というものを可能にしているのであるし，さらには，そこに人間本来の「活発」さのゆえんを見出している（「事物を軽く視て始めて活発なるを得べし」[4]）わけです．
　あるいは中江は，このような考え方においてこそ，明治日本に後発の自由・平等の「民権」思想を精力的に鼓吹できたのであるし，余命一年半と言われても，なおそこにゆったりと多々「楽しむ可き有る」ことを実際に繰り広げて見せてもいます．
　なぜ，そうしたことが可能だったのでしょうか．
　それは，そこでの「無」とは，まったく何も無いということではないからです．そうではなく，それは，もともとそこから生まれ，出てきた宇宙・自然に帰る，もどるという意味合いでの，いわば大いなるグラウンドとしての「無」というような意味合いで受けとめられていたからです．
　さきの福沢の議論は，あらゆるものは変転生滅しているが，「宇宙天然の大機関は霊妙不可思議にして，この地球面の万物，上は人類より下は禽獣草木土砂塵埃の薇に至るまでもそのところを得ざるな」[5]く，「宇宙の万有おのおのそのところを得て無量円満ならざるものな」[6]い，という枠組みにおいて展開されています．
　また中江の場合も，それはたしかに「単純なる物質的学説」に立ってすべての神仏や霊魂などの永遠存在を否定していますが，ただ，自分をつくり上げていた，その「若干数の元素」自身は永遠であると，こうとらえられるものでもあります．

　　今のこの自分の体を作り上げている元素は，永遠の昔よりほかのものをつくり上げていたものであり，このあと自分が死んでも，このあと永遠にまたほかのものをつくり上げていく．つまり元素自身は，まったく減ることもなく増えることもなく，ずっとそうして続いて来たし，これからも続いていくのだ．自分が死んで，焼かれて煙になって，その塵がどこかの店屋の土産物にとっついているやもしれない．[7]

　志賀が蜂の死などを通して感じたという「死の静かさへの親しみ」もま

た，以上のような背景をもった考え方において可能なものです．

> 疲れ切ってはいるが，それが不思議な陶酔感となって彼に感ぜられた．彼は自分の精神も肉体も，今，この大きな自然の中に溶け込んで行くのを感じた．その自然というのは芥子粒程に小さい彼を無限の大きさで包んでいる気体のような眼に感ぜられないものであるが，その中に溶けて行く，――それに還元される感じが言葉に表現出来ない程の快さであった．何の不安もなく，睡い時，睡に落ちて行く感じにも多少似ていた．　　　　　　　　　　　　　　　　（『暗夜行路』[8]）

　つまり，志賀もまた，「大きな自然」の中に包まれている芥子粒程に小さい自分を見出し，そこに心の安定を得ているということです．繰り返しておくと，蜂の死と自分の死を等価に見る視点は，ここに可能になってくるわけです．
　このように見てきますと，そこには，ある共通した考え方や感じ方が指摘できます．みずからを「無」に等しい卑小な存在ととらえることによって，逆にそこに，安心・安定なり，「活発」さなりを見出そうとする発想です．のちに，伊藤整は，こうした発想をつぎのようにまとめています．

> 人間は自己の不在即ち死滅を状態のオリジナルなものと考えることによって，今ある生を限りなく貴重に意識したり，またその宇宙における存在の小ささやはかなさを考えることによって，名誉や汚辱や不幸を取るに足りぬものと考えて安定を得る．…我々は神の代りに無を考えることによって安定しているのである．考える力がないのではない．考える必要を感じないでバランスを保っているのに過ぎない．無の絶対は，神の絶対と同じように強いものである．
> 　　　　　　　　　　　　　　（『近代日本人の発想の諸形式』[9]）

　指摘されているのは，「神の代りに無を考えることによって安定している」と言われるような「無」の受けとめ方です．そうした「無」を下敷きに，今ここに「有る」生の貴重さや「はかなさ」をあらためて肯定として

感じとるといった感じとり方です．伊藤は，それを「バランスを保っているのに過ぎない」と言っていますが，その「無の絶対は神の絶対と同じように強い」ともされるものであり，日本人の死生観を考えるための大事なヒントがそこにあるように思います．

Ⅱ．死ぬことは「成仏する」こと？

「諦める」とは，「明らめる」ことです．「明らめる」ことによって，如何ともしがたいことを如何ともしがたいこととして受けとめることです．しかし人は，何も「無い」ところでは諦めることはできない．子どもが何かが欲しいとダダをこねているときに諦めさせるには，ではその代わりにこれこれを，などと言うように．諦めとはそうしたものであって，諦めさせることのできる何かがなくては，人を諦めさせることはできない．

加藤周一『日本人の死生観』では，日本人の死生観一般が，つぎのように述べられています．

> 一般に日本人の死に対する態度は，感情的には宇宙の秩序の，知的には自然の秩序の，あきらめをもっての受け入れということになる．その背景は，死と日常生活上との断絶，すなわち，死の残酷で劇的な非日常性を，強調しなかった文化である． 10)

この言い方でいえば，諦めとは，「宇宙の秩序」「自然の秩序」の「明らめ」です．その「受け入れ」ということです．「生きている事と死んでしまっている事」とが「両極」ではない，「それ程に差はない」という認識はこうしたところで語られています．

そして，そうした「受け入れ」は，「死と日常生活上との断絶，すなわち，死の残酷で劇的な非日常性を，強調しなかった文化」にその背景をもっています．そこには，キリスト教・イスラム教などに見られるような神の審判・裁きみたいなものは想定されていません．

われわれは，ときおり，死ぬことを「仏になる」「成仏する」「往生する」「お陀仏になる」といった言い方をすることがありますが，むろんそれは，仏教本来の考え方ではありません．仏教・浄土教では，いろいろな修行や

信仰をして,そのさきにやっと「往生」(浄土に行って生まれること)や「成仏」(仏になること)が可能になるとされるものです.

　死ぬことを「往生する」「成仏する」と表現する日本人には,死はどこかで「往生」・「成仏」に近い出来事として受けとめられていることをうかがわせます.死ぬことは,ある意味そうたいしたことではない,いうなれば"楽になる"ことでもあるという受けとめ方があると言ってもいい.それもまた,さきに見た「死への親しみ」ということでもあり,「死と日常生活上との断絶,すなわち,死の残酷で劇的な非日常性を,強調しなかった文化」ということでもあります.外国人には驚きをもって受けとめられてきた「ハラキリ(切腹)」なり「特攻」なり,死をまったく怖れずに死んでいくと見られた死に方も,こうした死生観と無関係ではないだろうと思います.

　現代のイスラム原理主義の「自爆」という考え方は,あるいは,「旧日本軍」の「特攻」的な考え方の輸出ではないかとも言われています.その間の事情・経緯は正確にはわかりませんが,死を怖れずに自分の命を投げ出しているように見えるという点では似ていることは確かです.

　ただしかし,両者は,以下の点で決定的に違います.

　イスラム原理主義での「自爆」は,ジハード・聖戦という神の正義の戦いでの「殉教」であり,その行いによって,死後,天国でいい場所を与えられると信じられているのですが,日本の「特攻」なり「切腹」には,そうした死後への思い,死後こうなるからこうするという考え方はあまり問題にされていないということです.

　戦時中,「特攻」で死んでいった若者の遺書などには,そういう死後の世界うんぬんということはほとんど書かれていない.ただこちらの世界,こちらの共同体,家族や国家のために自分は死んでいくということが強調されているのであり,その死は,いい来世への切符などとは考えられていないということです.

　加藤の言い方を使えば,「死と日常生活上との断絶」が強調されなかったということです.志賀の言い方を使えば,「生きている事と死んでしまっている事」とが「両極」ではない,別のものではない,と感じられてきたところでのものです.

Ⅲ.「自然」に従う安心と「かなしみ」

　日本の古い言い方では,「おのずから」とか「自然」(本来,「偶然」「突然」と同じ副詞)という表現で,「万一自分が死んだならば」という意味を表す用法があります.

　むろん当時においても,「おのずから」「自然」とは, ごく当たり前に, 当然に, という, 今と同じ意味合いで使われてもいます. しかしそれが同時に, こうした使い方もなされているというところにも, 今見てきているような, 生と死とを「両極」に分けてしまわない発想といったものを見出すことができるということです.

　われわれからすれば, 死とは, まさに「万一」のことですが, しかし, 大いなる宇宙, 自然の方から見れば, それはまさに当たり前のことにすぎない. そして同時にそれは,「おのずから」の出来事は,「みずから」の営みには如何ともしがたい働きとして働いているという受けとめ方を示すものでもあるように思います. そうした納得ないし説得の知恵が, こうした言葉遣いの中には働いているということです.

　医師で作家の南木佳士さんの『ダイヤモンドダスト』の中では, ある人が飛行機で海に墜落して死を意識したときの様子がこのように描かれています.

　　　誰かこの星たちの位置をアレンジした人がいる. 私はそのとき確信したのです. 海に落ちてから, 私の心はとても平和でした. その人の胸に抱かれて, 星たちとおなじ規則でアレンジされている自分を見出して, 心の底から安心したのです. [11]

　むろん「アレンジした人」というのは, これまで神とも仏とも言い慣わされてきたものの譬喩でしょうが, この星たちをこういうふうにアレンジしているものがあるとすれば, その働きは, 今こうしている自分の生き死ににも働いているという思いであり, それが自分を「心の底から安心」させたということです.

　江戸時代の国学者・本居宣長は, 死というのは, 結局われわれに不可知なものであり, また「かなしい」ものであるが, この世界を仕組んだ何も

のかがあるとすれば，その何ものかに従うことにおいてこそ「安心」がある，だからわれわれは，ただひたすら「かなしめ」ばいい，その「かなしみ」のうちに「安心」があるのだ，と説いています（『鈴屋答問録』）．

　その何ものかとは神々の働きのことですが，宣長においては，それはつまりは，「おのずから」・自然の働きと別物ではない．その働きにおいて，死も生もあるのだということです．

　ところで，そこでの「安心」のあり方が「かなしみ」とともにあるということが，あらためて問題になります．たしかに，われわれは，蜂や星や草木と同じように「おのずから」の働きの中にあるのですが，ただ，われわれの場合には，かといって「おのずから」の働きの中に完全に埋没し一体化しているわけではない．われわれには，簡単には捨て去ることのできない「みずから」という思い，この「私」，この「自分」という意識があります．そこに「かなしみ」というものが呼び起こされてきます．

　志賀の最晩年に「ナイルの水の一滴」という，つぎのような周知の，しかし大事な文章があります．

　　人間が出来て，何千万年になるか知らないが，その間に数えきれない人間が生れ，生き，死んで行った．私もその一人として生れ，今生きているのだが，例えていえば悠々流れるナイルの水の一滴のようなもので，その一滴は後にも前にもこの私だけで，何万年遡っても私はいず，何万年経っても再び生れては来ないのだ．しかも尚その私は依然として大河の水の一滴に過ぎない．それで差支えないのだ．[12]

　ここには，ふたつの自己認識が語られています．

　ひとつは，「私」という存在はほんの一滴の存在ではあるが，それは，大いなる流れの中の一滴，その現れであるということ，そして，もうひとつは，その一滴は，しかし「何万年遡っても，何万年経っても再び生まれては来ない」という，唯一無二，一回かぎりの存在としてあるということ，です．

　前者は，「私」という存在は，大いなる自然の中にあるという，いわば相対（総体）認識であり，後者は，それが決してほかのものとは交替でき

ない，かけがえのない存在であるという絶対認識です．さきの『暗夜行路』の文章に比べ，ここではその後者が強調されています．「それで差し支えないのだ」という言い方の，ある種「かなしげ」な断念の調子はそこにゆえんするのだろうと思います．

IV．「別れ」としての死

　宗教学者の岸本英夫に『死を見つめる心』というエッセイがあります．
　岸本が，がんを宣告されて以降，その迫り来る「死」を見つめ，やがてその恐怖を克服しえたという心の動きを書きつづったものです．
　岸本もまずは，死を「無」ということに重ねて考えてしまったと言っています．自分が死んでしまえば，この世界も何も無くなってしまうというような思いにとらえられて，身の毛もよだつような恐怖におののいた，と．しかしやがて，以下のように考えることによって，その恐怖から逃れられるようになったと，こう述べています．

　　死というのは，人間にとって，大きな，全体的な「別れ」なのではないか．そう考えたときに，私は，はじめて，死に対する考えかたが，わかったような気がした．
　　人間は，長い一生の間には，長く暮らした土地，親しくなった人々と別れなければならない時が，かならず，一度や二度はあるものである．もう，一生会うことはできないと思って，別れなければならないことがある．このような「別れ」，それは，常に，深い別離の悲しみを伴っている．しかし，いよいよ別れのときがきて，心をきめて思いきって別れると，何かしら，ホッとした気持にもなることすらある．人生の，折に触れての，別れというのは，人間にとっては，そのようなものである．人間は，それに耐えていけるのである．
　　死というのは，このような別れの，大仕掛けの，徹底したものではないか．死んでゆく人間は，みんなに，すべてものに，別れをつげなければならない．それは，たしかに，ひどく悲しいことに違いない．しかし，よく考えてみると，死にのぞんでの別れは，それが，全面的であるということ以外，本来の性質は，時折，人間が，そうした状況

におかれ，それに耐えてきたものと，まったく異なったものではない．[13]

 とりたてて言うほどのことでもない，といえばそう言えるようでもありますが，しかし宗教学者・岸本が，あらためて目の前に差し迫った，おのれの死というものを見つめ，こう考えることによって，実際に大きな転機をつかんでいるということにあらためて着目しておきたい．つまり，死はけっして「無」などという経験ではなく，それはどこまでも「別れ」という事柄なのだと考えることによって，ある種の納得を得ているということです．こうも述べています．

 「別れのとき」という考えかたに目ざめてから，私は，死というものを，それから目をそらさないで，面とむかって眺めてみることが多少できるようになった．それまで，死と無といっしょに考えていた時には，自分が死んで意識がなくなれば，この世界もなくなってしまうような錯覚から，どうしても脱することが，できなかった．しかし，死とは，この世に別れをつげるときと考える場合には，もちろん，この世は存在する．すでに別れをつげた自分が，宇宙の霊にかえって，永遠の休息に入るだけである．私にとっては，すくなくとも，この考え方が，死に対する，大きな転機になっている．[14]

 「別れ」としての死とは，「別れ」ゆく世界が厳として「存在」するということの，あらためての確認・承認ということにおいてなのですが，じつはそのことのうちには，そこに生きてきた自分自身の，あらためての確認・承認ということがふくまれています．
 つまり，「別れ」を成立させるのは，「別れ」を告げる相手や世界のあること，と同時に，「別れ」を告げる自分という主体がいるということ，いたということ，の確認でもあり承認でもあるということです．
 「すでに別れをつげた自分が，宇宙の霊にかえって，永遠の休息に入るだけである」という言い方には，さきに見た志賀らと同じような死生観を見出すことができますが，ふたたび確認しておくと，岸本の場合それは，

死というのは決して「無」などではなく「別れ」なのだというとらえ直しとしてあったということです．そう考えることによって，「今まで近寄りがたかったおそろしい」死が，「むしろ，親しみやすいもの，それと出逢いうるものになってきた」というわけです．

「宇宙の霊」うんぬんという表現は，そうした文脈において語られています．それは，「もちろん，この世は存在する」と言ったあとに続けて，ごく自然に語り出されているものです．

すなわち，岸本の言う「別れ」としての死とは，すぐれて「さようであるならば」という死の受けとめ方であって，そう言いえたとき，そこに何らかの了解なり納得なりが可能になってきたのであり，それがこうした表現を引きだしてきたと考えることができるということです．

V．「さようなら」の含意

日本語の「さようなら」とは，もともと「さらば」「さようならば」の意の接続詞であったものが，やがて別れ言葉として自立して使われるようになったものです．

そこには，「さようであるならば」と，事柄の移り行きにおいて，いったん立ち止まり何ごとかを確認することによって，次の事柄に進んで行くことができる（逆に，そうした確認がないと次に進むことができない）という，独特な発想がひそんでいます．

ならば，「さようであるならば」とは，何を確認しているのでしょうか．

ひとつは，別れのときまでにみずからに起きた事柄のあれこれの確認です．2004 年におこなった「死の臨床と死生観」シンポジウムで，作家の柳田邦男さんは，今は「自分の死を創る時代」だと提言されました（シンポジウム報告集『死の臨床と死生観』）．自分の生きてきたことを何らかのかたちでまとめることによって，死は受容しやすくなるのだ，と．それを聞いていて，私はこれはある意味の「さようであるならば」だと思いました．「さようであるならば」を自分なりに言葉にし「物語」にすることによって，死が受け入れやすくなるのだ，と．

これがひとつです．しかし，自分一個が為してきた事柄のあれこれをつなげても，それだけでは「物語」にはなりません．生老病死をふくめ，こ

の世に生を受けた人間だれしもにとって思いどおりにならないことがあります．そのことも同時に確認されなければなりません（人生とはそういうもの，という「もの‐がたり」）．

　それは，「この世の定め」「無常」「運命」などといった，自分一個には如何ともしがたいある働きのことであり，さきの言い方でいえば，「おのずから」という働きのことです．「みずから」の営みだけではなく，「おのずから」そうなるという働きのことです．より普遍的な「そうならねばならないならば」という働きとして受けとめて，それをあらためて確認・納得しようとしているのです，と．

　「サヨナラ」ほど美しい別れの言葉を知らない，と言ったアメリカの紀行作家，アン・リンドバーグの理解も後者の方です．彼女は，世の中には出会いや別れを含めて自分の力だけではどうにもならないことがあるが，日本人は，それをそれとして静かに引き受け，「サヨナラ（そうならねばならないならば）」と別れているのだ，と解釈しています（『翼よ，北に』）．

　如意の「みずから」と不如意の「おのずから」とは，両方からせめぎ合いながら，その「あわい」で人生のさまざまな出来事が起きています．「さようであるならば」の確認とは，そのふたつながらの（むろん挨拶として，いつも意識的ではありえないが，含意としての）確認・総括なのです．

　先につながる事柄の何たるかは問わないままに，ともあれ「こちら」を生き切ることによって，「向こう」の何かしらとつながっていく，といった発想を日本人がもっていたということです．

　　ともすると日本から逃げ去ろうとする私に，アンは，あなたの国には
　　「さようなら」がある，と思ってもみなかった勇気のようなものを与
　　えてくれた．　　　　　　　　　　　　　　（『遠い朝の本たち』[15])

　イタリア文学者の須賀敦子は，のちにこう述べています．彼女にも，それだけの力をもったものとして，「さようなら」という言葉の含意が受けとめられていたということだろうと思います．

[引用文献]

1) 志賀直哉（1999）城の崎にて，志賀直哉全集3巻，岩波書店．p.5, 6, 11 より抜粋し，読みやすいように一部漢字をかなに直した．
2) 福沢諭吉（1966）福翁百話，明治文学全集 福沢諭吉集8巻，筑摩書房．p.149 より筆者が現代語にまとめ直した．
3) 中江兆民（1967）続一年有半，明治文学全集 中江兆民集13，筑摩書房．pp.220-223 より筆者が現代語にまとめ直した．
4) 前掲書2），p.152.
5) 前掲書2），p.147.
6) 前掲書2），p.148.
7) 前掲書3），p.215.
8) 志賀直哉（1999）暗夜行路，志賀直哉全集4巻，岩波書店．p.541 より読みやすいように一部漢字をかなに直した．
9) 伊藤整（1981）近代日本人の発想の諸形式，p.48, 55，岩波文庫．
10) 加藤周一ほか（1977）日本人の死生観，p.214，岩波新書．
11) 南木佳士（1992）ダイヤモンドダスト，p.202，文春文庫．
12) 志賀直哉（1999）ナイルの水の一滴，志賀直哉全集10巻，p.127，岩波書店．
13) 岸本英夫（1973）死を見つめる心，pp.30-31，講談社文庫．
14) 前掲書13），p.33.
15) 須賀敦子（1998）遠い朝の本たち，p.110，筑摩書房．

[参考文献]

1. 竹内整一（2004）「おのずから」と「みずから」─日本思想の基層，春秋社．
2. 竹内整一（2007）「はかなさ」と日本人，平凡社新書．
3. 竹内整一（2009）日本人はなぜ「さようなら」と別れるのか，ちくま新書．
4. 竹内整一（2009）「かなしみ」の哲学，NHKブックス．
5. 本居宣長（1970）鈴屋答問録，本居宣長全集，筑摩書房．
6. 荒木博之（1985）やまとことばの人類学，朝日選書．
7. 東京大学大学院人文社会系研究科（2005）シンポジウム報告集「死の臨床と死生観」．
8. アン・リンドバーグ著，中村妙子訳（2002）翼よ，北に，みすず書房．

2　目に見えない他者〈死者〉とのかかわり

末木　文美士

I．人の間

　私たちは通常，他の人たちとコミュニケーションが成り立つことを前提として行動しています．例えば，目の前にいる同僚に，「ボールペンを取ってください」と言えば，同僚はボールペンを差し出してくれるでしょう．それはごく当たり前のことで，だれも不思議に思いません．もし同僚が知らない顔をしていたら，聞こえていないのかと思って，もう少し大きな声で繰り返すかもしれません．もし鉛筆を差し出したら，聞き間違えたのかと思い，「鉛筆じゃない，ボールペンだよ」と言うでしょう．

　このような言葉によるコミュニケーションは，その意味がいちばん明晰に伝わるものですが，コミュニケーションは必ずしも言葉を用いるとは限りません．野球のサインは言葉を使いませんが，その意図はきちんと伝わるはずです．恋人同士ならば，目を見交わすだけで相互の信頼を確認することができるでしょう．

　そればかりではありません．言葉に出して言っていることが，本当に意図していることとずれている場合もあります．俵万智さんに，「『寒いね』と話しかければ『寒いね』と答える人のいるあたたかさ」という歌があります．「寒いね」というのは問いかけで，それに対して相手の人が「寒いね」と答えてくれます．コミュニケーションの内容はそれだけで，別に新しい情報が得られたわけではありません．ただ寒さを確認したというだけのことでしょう．

　でも，「寒いね」と話しかけたとき，本当に求めているのはそのことでしょうか．寒さを確認したいのであれば，人に聞くよりも温度計を見るほうがよほど確かでしょう．なぜ相手に「寒いね」と問いかけるのかといえば，「寒いね」という答えが返ってくるのを期待しているのです．ここで本当に意図されていることは，寒さに関する情報ではありません．「寒いね」という返事を得ることで，相手との連帯感が確認される，そのことが本当の目

的です．それが「あたたかさ」です．

　「寒いね」と話しかけたとき，「寒いかどうかは温度計を見ればわかるだろう」などと怒ったような返事が返ってくれば，その連帯感は拒否されて，「あたたかさ」は生まれません．安らぎの代わりに相手に対する警戒感が生まれます．「こんにちは」とか「さようなら」という日常のあいさつは，その言葉の意味を考えて言う人はいないでしょう．だからといって，不要なわけではありません．それによって，相互にコミュニケーションが成り立つ関係であることが明白になるのです．

　禅語に「小玉を呼ぶ声」というのがあります．お嬢さんが召使の小玉を呼んでいろいろと言いつけるのは，その用事自体が目的ではなくて，忍んでやってくる恋人に，自分はここにいるという合図を送るためだというのです．「寒いね」のほうは，連帯感が目的だとしても，それは必ずしも意識的なものではありませんが，「小玉を呼ぶ声」では確信犯的に，言っている内容と異なることが意図されています．それと同じように，釈迦の説法は言葉で言い表せない真理を伝えるのが目的で，言葉にとらわれてはいけないということのたとえですが，もっと一般的にどこでも通用しそうな話です．

　いずれにしても，私たちのコミュニケーションは，ただ表現された言葉の意味を考えればよいというだけでは済みません．言葉に隠されたサインを読み取ることが必要です．このようなことは，介護の現場ではしばしば起こることでしょう．

　このように，言葉の意味がそのまま通用する場合も，言外に本当の意図が隠されている場合もあります．後者の場合でも，そのサインを的確に読み取って対応することが求められますが，いずれにしてもこのように相互の了解のもとにコミュニケーションが成り立つ関係を，ここでは「人の間」と呼びます．「人間」というのは，文字通り「人の間」の存在です．「人の間」はルールによって成り立っています．「こんにちは」と言われたら，「こんにちは」と返事をするのがルールです．

　ルールにはいろいろな範囲があります．小さいところでは，家族とか友人とかの間で通用するルールが考えられます．「小玉を呼ぶ声」のように，恋人同士の間でしかわからないルールもあるでしょう．他方，広がってい

けば，社会と呼ばれるような公共的な場が形成されます．そこでは，一対一の「人の間」の関係だけでなく，その社会に属するすべての人に適用されるルールが必要になります．学校のクラスとか，小さい会社，施設，あるいは地域の共同体などでは，複数の人が集まっていても，相互に顔と名前が一致して一緒に行動することも可能です．それがもっと大きな組織になると，相互の関係が次第に疎遠になります．非常に大きくなると，国家とか，さらには国際社会というところまで考えられます．言うまでもなく，一人の人はさまざまな「人の間」に重層的に所属しています．とりわけ今日のように社会が複雑化すると，それが非常にややこしくなり，ストレスとなることもまれではありません．

　私たちは生物として親から生まれますが，同時にそれは「人の間」に生まれるということでもあります．ばらばらな個人が集まって社会をつくるのではなく，はじめから「人の間」に生まれつき，成長する中で次第にさまざまな「人の間」のルールを身に付けていきます．このような「人の間」を律するルールが「倫理」と呼ばれるものです．

　倫理とか道徳とかいうと，何か先天的に与えられた高度な徳目のように考えられがちです．例えば，一神教的な発想では，それは神から与えられた命令とされます．しかし，そのような倫理の考え方では，信仰を同じくする「人の間」では通用しても，信仰が異なる人と交わるときには必ずしも通用しません．今日のように，思想信条の異なる人とともに生きなければならない時代には，争いのもととともなりかねません．ですから，倫理を先天的なものとか，神から与えられたものとして絶対化するよりも，相互間の「人の間」での調整によって決められると考えるほうが現状に適っているということができます．このような倫理の考え方は，日本の倫理学者・和辻哲郎が提唱したものです．

　小さなルールは，もしそこに違反があっても，見逃すことができますが，大きな違反を見逃すと，社会の秩序が保たれません．そこで，その違反に対する罰則ができます．小規模な共同体であれば，相互の了解で済みますが，大きな社会になると，全体の組織を維持するためにルールを明文化する必要が出てきます．それが法律です．今日のような法治国家では，法律が私たちの行動のもっとも外枠を形成します．

しかし，実際の「人の間」は法律だけで成り立つわけではありません．とりわけ，直接対面するような関係では，言葉だけでは言い表せない微妙な相互了解が重要になります．それでも，相互の関係がスムーズに動いているのは，そこで何らかのかたちでコミュニケーションが成り立っているからです．重い障害をもっている人でも，何かコミュニケーションが成り立てば，そこに「人の間」を築くことができます．

II. 他　者

このようなコミュニケーションが成り立たなくなるとき，私たちはその相手にどのように対応したらよいのかわかりません．これにもいろいろな局面があります．駅で道を聞かれて，立ち止まったらいきなり刃物で切り付けられたという事件がありました．道をたずね，それに答えたら，礼を言うというのが通常のルールで行われる流れです．そのルールの流れが断ち切られ，相手が了解不可能な行為に出てくるとき，「人の間」が成り立たなくなります．

このように，相互了解が成り立たない行為で私に迫ってくる人を「他者」と呼ぶことにします．全然私と無関係であるならば，相互了解が成り立つかどうかも問題になりませんので，そのような場合は「他者」とは言えません．しかし，極端に言えば，どんなに地球の裏側にいる人でも，私とまったく無関係とは言い切れません．いわば潜在的な「他者」であると言うこともできますし，相互了解が成り立ちうる「人の間」となりうる可能性ももっています．

相互の了解が可能な「人の間」と「他者」の領域とは，絶対的に切り離されたものではありません．相互了解が成り立っていると思っていた相手が，突然理解不可能の行動を取ることもあるかもしれません．他方，了解不可能と思っていた相手と，思わぬコミュニケーションが成り立つことが出てくるかもしれません．

また，相互に了解が成り立つといっても，相手のすべてがわかってしまうわけではありません．「人の間」と「他者」の関係は両立するものです．商店で買い物をするとき，お金と品物のやり取りが成り立てばよいので，店員がどのような人で，何を考えているかなどは問題になりません．気分

よく買い物をするためには，もう少しコミュニケーションがあるほうがよいかもしれませんが，それにしても店員のプライバシーにまで立ち入ることはあり得ません．

　そのような限定された関係だけではありません．例えば，日常もっとも緊密な関係を保つ家族ならば，相互に「人の間」としての了解が行き届くかというと，必ずしもそうとは限りません．親子が相互に理解できないということは，今では当たり前になってしまいました．家族の断絶は，身近で切り離せない関係にあるだけに，より切実です．場合によっては，家庭内暴力に至ることもまれではありません．

　「人の間」は，理性的に理解可能なこと，あるいは理性で統御できる感情に基づいています．それに対して，「他者」の関係はそのようなコントロールがききません．「嫌いな人」「苦手な人」はだれにでもあります．それでもほどほどにお付き合いできれば「人の間」を保つことができます．しかし，顔を見るのもいやというような激しい嫌悪感に至り，その人の存在が私を脅かすようになれば，もはや「人の間」は成り立たず，「他者」の関係になります．「他者」は否定的な感情を生むばかりでなく，逆に激しい愛情を生むこともあります．男女の愛，あるいは親子の愛は，ある時はセーブのきかない激情となります．

　「他者」の関係は，できるだけ「人の間」へと吸収していくことが必要です．しかし，もう一方で，すべてを「人の間」に回収しきれないこともつねに心しておかなければなりません．どのような人も，私に理解しきれない「他者」としての性質をもつということを前提として，その「他者」性を尊重することが必要です．そうでないと，私の正しさを相手に押し付けることになりかねません．健常者の見ている世界が本当の世界で，障害者の見ている世界は間違った世界だ，という一方的な決め付けができないことは言うまでもありません．

　さらに言えば，この私自身が私にとって完全に理解できるものではなく，「他者」としてのわからなさをもっていることを認めなければなりません．私のことは私がいちばんよく知っているというのは嘘です．そもそも私の身体のことは医者に聞き，さらには大きな病院で複雑な検査を受けなければさっぱりわかりません．それならば，心のことならばわかるかといえば，

それほど自分の心を自分で統御できるのであれば，精神疾患などあり得ないことになるでしょう．私こそ，私にとっていちばん身近でいながら，いちばんわかりにくい「他者」だということです．私が正しいと信じていることは，もしかしたら単なる思い込みに過ぎないのかもしれません．私は私自身をそれほど信用できるわけではありません．このことをきちんと認識していることは，きわめて重要なことです．

Ⅲ．死　者

「他者」は，現実の存在として，私と同じレベルにいる人とは限りません．何らかの形で私の存在を脅かし，私に態度決定を迫るものはすべて「他者」と呼ぶことができます．それがはたして客観的な意味で実在するか否かにかかわりません．例えば認知症のお年寄りがそこにいないはずの人と話をしているとき，客観的にはそれは幻想や幻聴ということになるかもしれませんが，その人の世界ではそれは事実であり，「他者」とのかかわりと言うことができます．夢の中の存在も同じことでしょう．ただその場合，必ずしも相手との公共的な関係は結べないので，「人の間」のレベルにもたらすことはできません．

死者もまた，そのような「他者」と言うことができます．死者は私たちの世界から去った者であり，私たちと同じレベルで存在しているとは言えません．死者は，かつて（私たちと同じレベルで）存在し，いまは存在しないということを特徴としていると言えるでしょう．これまで，死者の問題を理論的にきちんと論じることができなかったのは，私たちと同じレベルで存在するものだけを実在と考え，そのような存在だけが理論的な考察に値すると考えてきたからです．確かに自然科学では，このような意味での存在だけしか扱うことができません．そこで，自然科学万能主義のもとでは，そのような存在のみ認めて，それ以外は迷信的存在として否定されることになりました．中世までは当然のこととして認められていた霊魂の実在は，近代になって否定されるようになりました．確かに霊魂の実在は科学的に実証できることではありません．

このような西洋哲学の発想では霊魂が実在するか否かということだけが問題にされて，それに対して肯定か否定かの二者択一の答しかないという

ことが前提とされています．それは正しい問題設定でしょうか．西洋哲学の考え方では，実在するということは，他の物の助けを借りず，それ自体で存在するのでなければなりません．けれども，そのように他のものと無関係に実在するようなものが実際にあるのでしょうか．

それとはまったく異なる考え方もあり得ます．例えば，仏教では縁起ということを言います．縁起というのは，関係性と言ってもよいでしょう．仏教によれば，あらゆる存在は縁起するものです．何ものも関係性の中にあってはじめて存在しうるので，それ自体として自立した存在ではありません．自立した実在性をもたないことを無我といいます．その意味でいえば，私の存在も無我であり，「人の間」も「他者」も無我で，あくまでも関係の中ではじめて意味をもつものです．

このように考えれば，死者がそれ自体として実体的に存在するか否かということは問題になりません．死者を理論的に考えるというと，それを自然科学と同レベルで扱うのかと誤解されたり，そうでなければ特定宗教の信仰を前提とするのかとか，あるいはオカルト的で奇怪なことのように受け取られることがありますが，そうではありません．死者の霊魂が実在するか否かではなく，死者とどのようにかかわるかということを問題にしようというのです．

少し考えてみれば，どんな人も何らかのかたちで死者とのかかわりをもっています．「死んだらゴミだ」と言う人がいますが，遺体をゴミのように扱う人はいないでしょう．たとえ無神論者でも霊魂否定論者でも，遺体に対しては敬意をもって対するでしょう．どのように葬儀を行い，どのように埋葬するかは，それぞれの文化によって違いますし，時代によって変わります．日本の中だけでも多種多様なやり方で葬儀がなされています．しかし，死者に対して何もしないということはあり得ません．

死後，どのように墓を維持し，死者に対する儀礼を行うかということも，いろいろな形態があり得ます．確かに時間が経つにつれて，死者の記憶が薄れ，死者とのかかわりが少なくなっていくのも自然なことでしょう．そうであっても，多くの場合，死者と何らかの関係をもたないということはありません．死者の記憶というと，ただ遺された者の心の問題だけと考えられがちです．しかし，それを記憶という心理現象に矮小化することは適

当ではありません．先に述べたように，幻聴や幻覚でも，その人の世界では大きな意味をもつもので，客観世界に合致しないからということで，軽々しく否定してよいものではありません．まして，死者とのかかわりはその人にとっては非常に大きな意味をもつもので，単なる思い込みとは言えないものです．

　実際，死者への対し方は心の中だけの問題ということはなく，墓参をしたり，遺品を整理したりというような行動を伴うものです．それは公共的な社会生活の中できちんと位置付けをもっていて，その点で幻想とか幻聴などと違います．死者に関するさまざまな儀礼は，長い歴史の中で練り上げられてきたもので，迷信として軽々しく否定することはできません．しばしば遺族のケアの問題が取り上げられますが，それは心の問題だけではありません．どのように死者とかかわりつつ，生活を営んでいくことができるかという広い視野をもたなければなりません．

　死者は「他者」であり，死者自身は「人の間」に入ることができません．確かに死者に語りかけたり，問いかけたりすることもあるでしょう．死者が生者のために力を与えてくれることもあるでしょう．しかし，死者との関係は，どのようにしても「人の間」に持ち込むことができません．死者とのコミュニケーションは，「人の間」のような的確な反応を得ることはできず，確証をもつことができません．死者との間では同等な関係を結ぶことができず，死者を公共的な場に引き出すことはできません．それでも死者とのかかわりは儀礼として確立していて，単なる心の問題に収めきれません．

　このような死者は，ある点では日本の神や仏と近いところがあります．能登地方に「あえのこと」と呼ぶ神事があります．これは12月5日に，田の神を家に迎えて感謝する行事です．家の主人は，田まで神様を迎えに行き，風呂を立てて入浴してもらい，それからご馳走を出して，いちいち神様に説明しながら食べてもらいます．

　だれの目にも見えない神様を，あたかもそこにいる人のように迎えて語りかけるのは，合理主義者の目から見ればあたかも迷信のように見られるでしょう．しかし，それを迷信として否定し去ることは，きわめて危険なことであり，あえて言えば思想の暴力と言ってもいいほどです．不在のも

の，目に見えないものを大事にし，感謝するという精神を忘れたとき，人は実利に走り，暴力に頼り，「人の間」さえも危険にさらすことになってしまいます．

　死者もこのような神仏と近い位置にいる「他者」です．実際，民俗学によれば，死者がやがて時間を経て祖先神となって祭られるといわれます．そのように単純に言えるかどうかはさらに検討を要することですが，死者と神とが近い位置に立つことは認めてよいと思います．仏教式の葬送儀礼では，死者はしばしば仏と同一視されます．それは根拠のないことではありません．神仏も死者と同じように「他者」なのです．そのような「見えない他者」とどのようにかかわったらよいのかが，今日大きく問われているということができます．

Ⅳ．死者たちの現在

　2006-07年ごろ，「千の風になって」の歌が大流行しました．この歌は，もともと作者がはっきりしない英語の詩で，9・11テロ事件の追悼会で朗読されて有名になったということです．それが異常なくらい日本でもてはやされ，大ヒットとなりました．「私のお墓の前で　泣かないでください／そこに私はいません　眠ってなんかいません／千の風に／千の風になって／あの大きな空を／吹きわたっています」(新井満訳)で始まり，死者が生者に語りかけるという設定になっています．

　この歌の特徴は，一方で死者が「千の風になって」生者を見守るという形で，死者と生者の緊密な関係を歌っています．他方で，従来死者とのかかわりの場となっていた「墓」を否定し，死や死者の問題に宗教的な観念を持ち込まないという点が注目されます．2008年に公開され，2009年にアカデミー賞外国語映画賞を受賞した映画「おくりびと」(滝田洋二郎監督)もまた，まったく同様に，死者への関心と同時に，既成の宗教とかかわらない納棺師という職業を描いています．

　このような現代における死者への関心を，どのように見たらよいのでしょうか．非常に現実的な背景として，少子高齢化による老齢人口の急増から，老・死への関心が高まってきたということがあげられます．「千の風になって」や「おくりびと」の世界は決して他人事ではなく，どこにで

もだれの身にも切実で身近な問題です．

　若い人たちもまた，別の形で死や死者と直面しなければならなくなってきました．1995年の阪神・淡路大震災により六千人を超える不慮の死者が出て，平和な日常生活がたちまちに奈落に突き落とされました．同じ年，オウム真理教による地下鉄サリン事件では，少数のカルト信者によるテロによって，まったく無関係の市民が殺害され，大都会がパニックに陥りました．さらに，1997年に起こった酒鬼薔薇聖斗を名乗る14歳の少年による連続小児殺傷事件は，その後少年たちの殺人事件の連鎖を招き，少年たちの「心の闇」が問題とされました．そして，海外においても，2001年の9・11同時多発テロとそれに対する報復戦争で，多数の無辜(むこ)の市民が無差別の殺人の犠牲となりました．今や，どこに不条理な大量死が待っているかわかりません．

　このような事態は，第二次世界大戦におけるナチスのユダヤ人虐殺や，戦争末期の米軍による広島・長崎の原爆投下以来のことと言ってよいでしょう．第二次大戦後，世界はその悲惨な経験から，もはや同じ悲劇は繰り返すまいと誓って出発したはずでした．その後冷戦構造が新たな悲劇を生んだところはありましたが，一応世界は安定していました．それが冷戦構造の崩壊とともに，世界も，そして日本も冷戦時代以前のもっと悲惨な大量死の時代に突入してしまいました．

　その中で，死者にどのように向かったらよいのか，既成の死者観では通用しなくなりました．「千の風になって」が9・11事件の犠牲者の追悼のために朗読されたということは，象徴的です．9・11事件で，世界貿易センタービルの廃墟に押しつぶされた死者たちは，遺体の確認さえできず，墓に埋葬することもできませんでした．遺体を墓に納めて最後の審判を待つというキリスト教の基本的な死者観は，大きな挑戦を受けることになりました．大量の死者たちをどう待遇するかという問題はまた，これまで死から目を背けてきた近代の合理主義や「生の哲学」に対しても解決できない問題を突きつけました．

　今日の死者の問題がキリスト教に根本的な疑問を投げかけているのと同様に，伝統的な仏教もまた，そのままでは通用しなくなっています．仏教は葬式仏教として，日本における死者とのかかわりの中心となってきまし

た．仏教はもともと生老病死という人生の根本問題から出発しており，死の問題はその中核にありました．しかし，仏教の役割が死者儀礼に特化したのは，日本の仏教の特徴です．

葬式仏教の源流は室町後期ころに遡りますが，江戸時代にはキリシタン禁制の徹底のために仏教が利用され，仏教は民衆の間に広く定着することになりました．寺院と檀家の関係を固定する寺檀制度が定められ，寺院の宗旨人別帳が戸籍の役割を果たしました．その中で，葬式も仏教が独占し，過去帳によって寺院が死者をも管理する体制ができました．

明治維新以後，政教分離の立場から，仏教は国家から離れた民間の宗教となりましたが，実際には葬式を独占し続け，葬式仏教の体制はかえって強化されました．近代日本の国家体制は，天皇を頂点とする家父長体制を特徴とします．家父長体制下では長男による家督相続が基本となりますが，その家督相続を象徴するのが祖先崇拝です．祖先の位牌と墓を維持し，祖先祭祀を継承することで，「家」が維持されると考えられました．その祖先祭祀は仏教式によって行われ，位牌も墓も寺院の管理下に置かれることで，仏教は家父長体制を支える底辺の力となりました．それが近代の葬式仏教の果たした役割でした．今日でも多く見られる「○○家之墓」という形式の家墓も，このような体制下で定着しました．

戦後，憲法や民法の改正で，戦前の家父長体制は解体しました．しかし，「家」の意識はその後も続き，葬式仏教も健在でした．それが問い直されるようになったのは，1980年代から90年代にかけてのことです．核家族化が進んで「家」の継承の意識が薄れ，人口の流動化と少子化によって檀家制度の維持が困難になってきました．また，女性の意識の向上は，家父長的な「家」の束縛に対する批判に向かい，そこからの自立を促しました．寺院の墓地内にある家墓でなく，共同墓地で個人や夫婦単位の自由な墓を作ることが普通に行われるようになってきました．自然葬のように，墓自体を作らないやり方も広まり，また，仏式によらない葬儀も多くなりました．こうして，家父長的な「家」体制の上に立った葬式仏教は，今日危機的な状況に陥っています．家父長制を超えて，どのように新しい葬儀や墓の形態を確立できるのか，いまその過渡期にあると言うことができるでしょう．

「千の風になって」や「おくりびと」に見られる今日の日本社会の死者への関心は，このような状況に対応しています．近代の日本は，死者とかかわる葬式仏教を深層に埋めることで，表層においては死者を問題とすることなく，合理主義・現世主義を押し通してきました．近代の合理主義や「生の哲学」は，非合理で説明困難な「他者」の領域を排除することによって発展してきました．それゆえ，そこでは死者の問題は正面から問われることがありませんでした．今や，そのような哲学を乗り越えて，死者をどう受け止めたらよいかが正面から問われなければなりません．

そのような問題を提起した哲学者がいなかったわけではありません．広島・長崎の原爆投下を深刻に受け止めた哲学者・田辺元は，これまでの欧米の哲学の主流であった「生の哲学」を批判し，これからの哲学は「死の哲学」でなければならないと主張しました．田辺は妻の死を契機として，「死者との実存協同」というまったく新しい哲学に到達しました．死者とどのように協同できるか，などという問題は，過去の哲学者はほとんど正面から問うことがありませんでした．それだけに，田辺の「死の哲学」はほとんど顧みられることがなく埋もれ，最近になってようやく再評価されるようになってきました．

これまで死生学とか，死の教育とかいわれてきたものでは，自分の死に直面したときどう対応するか，ということが中心の問題とされてきました．また，看護や介護の領域でも，死にゆく人をどのようにケアするかということが中心でした．とりわけ，がんなどで若くして死に直面した人たちの苦しみをどのように癒すかということが大きな課題でした．しかし，がんがかなりの程度において治癒する病気になったのに対して，人口の老齢化により，老衰や慢性的な老年期の病気によって死亡する老人の問題が，死の問題を考える際にもより大きく取り上げられなければならなくなってきています．

その場合，死は生と決定的に対立的なものではなく，生から死へ，生者から死者へと連続的に考えられなければなりません．死者を排除するのではなく，「他者」としての死者との共存の中で生をとらえ直していく発想が必要になります．災害やテロでの突然の大量死もまた，別の意味で死者のとらえ直しを要求しています．

その際，特定の宗教による死後観を前提とするのではなく，またオカルト的な擬似科学やいわゆるスピリチュアルの表面的な説明に陥るのでもなく，より普遍的な世界観，人間観の問題としてアプローチする必要があります．田辺元が先駆的に示した「死者との実存協同」の哲学をさらに発展させることが求められています．

先に述べたように，「人の間」だけですべての問題が解決すると考えるのではなく，それをはみ出した「他者」の領域を認め，「他者」とどのように関係していくのがよいのか，という観点から考える必要があります．そのときには，死者だけでなく，それ以外の「他者」との関係まで含めて，世界観全体が問い直されることになるでしょう．「千の風になって」や「おくりびと」が一時的な流行として，一種の癒しの効果だけで終わるのではなく，より深められた「死者の哲学」が確立されなければなりません．そして，それに基づいた新しい看護・介護の理論が展開されることが期待されます．

[参考文献]
1. 末木文美士（2006）仏教 vs. 倫理，筑摩書房（ちくま新書）．
2. 末木文美士（2007）他者／死者／私，岩波書店．

VI章　死生をめぐる心と振る舞い

死にゆく者を看取りつつともによりよき時を過ごすこと，苦しみに耐え，深く悲しみながら生きる力を回復していくこと，そのためにはどのような心と態度をもってケアにあたるべきだろうか．

1 わずかばかりの勇気もて，死を迎えるを得ば
受容と絶望のはざまで死への道を求めて

宇都宮 輝夫

I.「死に方」を模索する現代

　生と死のあり方については，古来多くの哲学的あるいは宗教的な死生観が論じられてきました．しかしながら，死生学という研究領域が注目され始めたのは，20世紀の後半に入ってからであり，わが国で最初期に死生学の議論を展開した人として，東京大学宗教学の柳川啓一教授をあげることができます．彼の論文「現代における生死の問題」が刊行されたのが1977年で，そこで彼はゴーラー（Gorer, Geoffrey）の「死のポルノグラフィー」に言及しながら，伝統的な従容たる死に方とそれが崩壊した現代という対照を論じています．彼が死生学と取り組むようになったのは，人間の生死の問題に彼自身がかなり切迫した関心を持っていたためでもあったようですが，直接の機縁は彼の父親の死に方にあったと思われ，その様子に彼は二つの論文で言及しています（「儀礼の空間　儀礼の時間」，「エネルギーの連続――生と死」．いずれも柳川啓一『祭と儀礼の宗教学』筑摩書房，1987年に所収）．それによれば，1970年ごろ，彼の父親は脳軟化症で入院後まもなく意識に異常をきたし，うわごとを言ったり，吠え声を発したり，何かにおびえ，見舞いに来た息子の顔を見て，目を見開いて悲鳴をあげ，ベッドから転げ落ちて逃げようとしたりしたそうです．
　柳川自身が言うには，彼は父のこの往生際の悪さに強い印象を受けました．それは，一方におけるよい死に方としての伝統的な従容たる死の受容と，他方における現代の見苦しい死に方・往生際の悪さという対照でした．進んだ医療技術のおかげで死期は延ばされるものの，受容しがたい親の末期に，彼は深く考えさせられたようです．1977年の論文では，伝統的な死に方が見失われ，新しい死に方が模索されている現代の状況が指摘されており，これは日本における死生学のひとつの出発点と言えるでしょう．
　柳川が言及していたゴーラーの「死のポルノグラフィー」は1955年に

書かれています．この論文，およびこれを再録した1965年の著作『死と悲しみの社会学』において，ゴーラーは現代の死生学で論じられるほとんどすべての問題を取り上げています．それらを通底して彼が訴えかけているのは，突き詰めればひとつのことであって，私的な秘め事になってしまった死に対して伝統的な公開性を再び与え，死別に際しての悲嘆と哀悼の共同性を取り戻そうということでした．このメッセージを明確に伝えているのが『死と悲しみの社会学』の冒頭に置かれた「自伝的序文」です．そこでは，彼の少年期まで伝統として守られていたこと，すなわち死が（当人にとっても親族などの親しい人にとっても，さらにその周囲にいる人々にとっても）人生の自然にして必然の出来事として社会的に正面から受けとめられていたこと，ところがそれがイギリスでは第一次世界大戦から急速に廃れていったことが描写されています．そして彼はこの変化の原因を，来世観を含む宗教の衰退に求めてもいました．

死生学の展開史でいえば，これはまだ前震に属します．本震はその4年後の1969年，キューブラー＝ロス（Kübler-Ross, Elisabeth）の『死ぬ瞬間』によって起こります[*1]．この本とゴーラーの著書との間には，興味深い一致があります．ひとつは死の受けとめ方と宗教の衰退との間に密接な関係を認めていることです．宗教の機能は人間に希望を与え，この世の悲惨の目的を教え，死後の生を信じなければ到底受け入れられないつらい出来事を理解可能で意味あるものにすることにある，と考えられました．これよりも印象深い符合は，彼女も幼少期の死の経験を自伝風に語っていることです．彼女が子どものころ，瀕死の重傷を負った農夫が家で死ぬことを願い，自ら指示して身辺整理をし，死の床に呼ばれた家族や友人，近隣の者と別れを告げて息を引き取ります．死にゆく者が死を受け容れ，そして周りの者も愛する者の死をそばで受け容れるこうした古くからの慣習が今や

[*1] キューブラー＝ロスの著作はすべて死生学の必読書であるが，本稿と関連の深いもののみをあげておく．Elisabeth Kübler-Ross（1969）*On Death and Dying*, Macmillan. 鈴木晶訳（2001）死ぬ瞬間—死とその過程について，中公文庫．Elisabeth Kübler-Ross（1975）*Death: The Final Stage of Growth*, Prentice-Hall. 鈴木晶訳（2001）続・死ぬ瞬間—死，それは成長の最終段階，読売新聞社．Elisabeth Kübler-Ross（1974）*Questions and Answers on Death and Dying*, Macmillan. 鈴木晶訳（2005）「死ぬ瞬間」をめぐる質疑応答，中公文庫．

急速に失われつつあるという人類進化を,彼女は目の当たりにした(と思った)わけです.

II. 本当に昔は死を受容できたのか

さて,死の受けとめ方が急速かつ劇的に変化してきたという二人の革命的先駆者の主張は,周知のようにその後大きなセンセーションを巻き起こしましたが,しかしながら,はたしてこうした主張はどこまで本当なのでしょうか[*2].まず注目すべきは,自伝的証言はどちらも導入部として著作の冒頭に置かれていることです.彼らは当然自分たちの著作の歴史的な意義を自覚していたでしょう.それを読者に印象づけるためには,人間にとって決定的な重要性をもつ生死に関して,重大な変化が生じていることを訴えなければなりません.つまり導入部は,ややさめた言い方をすれば,現代社会における死に関する革新的な問題提起の書の欠くべからざる前口上なのです.

もちろん彼らの主張には,ある程度の説得力と妥当性が備わっており,さもなくば,それが今に至るまで頻繁に取り上げられることはなかったでしょう.とはいえ,彼らの主張を批判的に吟味する必要はあります.死ぬこと,そして死別の悲嘆は,現代では以前に比べて本当に孤独になり,難しくなったのでしょうか.逆に言えば,以前はそれが本当に容易だったのでしょうか.

それを示す史料があるのは確かですが,ものが書き残される場合,そこには特定の目的があります.臨終場面の記録でもそうです.泰然自若たる死について書かれてあれば,例えば倫理的評価の点で,それは故人がいかに有徳でできた人であったかという理想化の意図が働いているでしょうし,宗教的評価として見れば,それは故人がいかに信心に篤い人であったか,いかに大きな恩寵を受けた人であったかを示す目的があったのでしょ

[*2] 多くの人がこの問題を検討しているが,ここでは本稿が特に参考にしたものだけをあげておく.Tony Walter (1996) *The Eclipse of Eternity: A Sociology of the Afterlife*, Palgrave. Thomas Kselman (1993) *Death and the Afterlife in Modern France*, Princeton University Press. Susan Hill (1977) *In the Springtime of the Year*, Penguin. Richard Kalish (1980) *Death, Grief, and Caring Relationships*, Brooks Cole. Lou Taylor (1983) *Mourning Dress: A Costume and Social History*, Allen & Unwin.

う．そしてそれらは，それを読む者に倫理的であれ宗教的であれ，生き方・死に方の模範を示す勧善の記録となったでしょう．逆に，往生際の悪い見苦しい死に様が描かれていれば，それは故人に対する悪しき人物評価の反映にすぎないかもしれませんし，宗教が介在したために死に瀕した者が不安と恐怖にとらわれたといった記述は，反宗教的な意図の表れかもしれません．

したがって，この種の記録を客観的な人類学的・社会学的記録と見ることには慎重でなければなりません．さらに言えば，人々の伝統的な慣習と考えを客観的に記録しようとする人類学者・民俗学者にさえ，自覚せざる意図が働いている可能性があります．だれもが熟知しているような事柄は，当然，記録の対象にはなりません．むしろ，ますます都市化し産業化する社会から消え去りつつあるもの，風変わりで珍しく見慣れぬもの，世俗的感覚からすると神聖で神秘的なものこそ彼らの関心を引くのです．

臨終・葬儀・哀悼の伝統的な共同的儀礼が失われたために，現代人は死に直面して慰めなき状態に放置されるというテーゼは，そうした共同儀礼をしてもらっていたのは，概して言えば，資力のある者や社会的評価の高い者だけであったことを考慮していません．例えばイギリスでは，すべての市民が適切な葬儀を保証されたのは20世紀になってからでした．それ以前には，貧乏人は墓石など持ちませんでしたし，埋葬される墓も1ダースかそれ以上の他人と共有していました．数カ月に及ぶ喪に服することなども，富裕な者にしかできるわけがありません．労働者階級の者が葬儀時の支出に備えて保険をかけていたときも，その目的は貧乏くさい葬式という究極の不名誉を避けるためでした．

西洋中世では通りすがりのよそ者をも含んだ群衆に囲まれながら死ぬことは決してまれではなかった，とはしばしば主張されることです．しかしながら，それは死が公開の共同的な営みという性格を持っていたからというより，カトリック諸国では臨終の場に列席することによって宗教的功徳が与えられたからです．

伝統的な社会的哀悼儀礼が失われたのには，大きな社会変動が根底にはありますが，それに応じて人々の欲求が変化したことも確かです．因習的な儀礼が煩わしく感じられ，人々は私的な死に方を好むようになりました．

だからこそ，今日の死別者は，しばしば簡素な葬儀を好みますし，また悲嘆のうちにあったときにはそっと一人にしてもらったことに対して感謝しもするのです．今日の死別援助や緩和ケアが個人間の，あるいは小グループでの癒しの会話を重視しているのも，根は同じでしょう．かつてのおおっぴらの死が，病院でひっそりとこの世を去る現代の死と比べて，慰め多いものか，その反対かは，そう簡単に見極められる話では決してありません．

　古きよき昔をなつかしみ，現代の退廃を嘆くというのは，いつの時代にも人間生活のいたる場面で見られる定番です．それゆえ，これまでの死生学がしばしば前提してきたように，死に関しては過去の時代には社会性・宗教性・公開性・率直性が支配的で，人々はそれによって死を容易に受容できていたといった見方には，かなりの留保が必要でしょう．

　死ぬことと死別の悲嘆を克服することはかつては今より容易であったという主張は，おそらく歴史学的には確認不可能でしょう．しかしこれが断定的に主張され，受容される理由はかなりはっきりしています．現代の人間味のない，技術に支配された死に方にアンチテーゼを突きつけるために，インパクトのある神話としてこの主張は機能したのです．

　ゴーラーやキューブラー＝ロスを批判的に吟味することは，老年期に関するエリクソン（Erikson, Erik）の主張を批判的に検討することにもつながっていきます[*3]．彼の「漸成的発達図式」，平たく言えば人間の一生の発達段階理解に従えば，最終段階の老年期は，死を前にして，それまでの人生を有意義でまとまりのあるものとして受けとめ，従容たる死に備える期間ということになっています．しかしながら，時代を問わず，そもそも人間はかなり往生際が悪いものなのではないでしょうか．そうであれば，

[*3] エリクソンの著作は，死生学にとってもアイデンティティ論にとってもすべてが必読書である．その中から本稿と深く関連するものだけをあげておく．Erik H. Erikson (1959) *Identity and the Life Cycle*, International Universities Press. 小此木啓吾訳（1973）自我同一性――アイデンティティとライフ・サイクル，誠信書房．Erik H. Erikson (1950) *Childhood and Society*, W.W. Norton. 仁科弥生訳（1977, 1980）幼児期と社会Ⅰ・Ⅱ，みすず書房．Richard Evans (1967) *Dialogue with Erik Erikson*, Harper & Row. 岡堂哲雄・中園正身訳（1981）エリクソンは語る――アイデンティティの心理学，新曜社．Erik Erikson, Joan Erikson, Helen Kivnick (1986) *Vital Involvement in Old Age*, W.W. Norton. 朝長正徳・朝長梨枝子訳（1997）老年期――生き生きしたかかわりあい，みすず書房．次の研究書もすぐれている．Lawrence Friedman (1999) *Identity's Architect: A Biography of Erik Erikson*, Simon & Schuster. やまだようこ・西平直監訳（2003）エリクソンの人生――アイデンティティの探求者 上・下，新曜社．

キューブラー゠ロスが唱える「死を迎える最終段階としての受容」という主張も，そしてエリクソンの言う「英知」という最晩年のあり方も，疑わしくなってきます．実際，こうした主張はどこまで本当なのでしょうか．

しかし同時に，これを問題にしていくと，キューブラー゠ロスやエリクソンの主張ということになっているものが本当に彼らの主張なのだろうかという問いも浮かんできます．ここではこれも併せて問わなければなりません．

III. よい死という規範的表象

最初に問題とすべきは，よい死に方という倣うべき規範があるのか，またそもそも死は従容として受容するべきものなのか，という問いです．

どんな社会にも人生のよい過ごし方についての観念が必ずあります．よい人・悪い人，よい生活・悪い生活といった判断が成り立つためには，人間のあり方・人生・生活を評価する社会的に普遍的な物差しの存在が前提されます．それが理想的な人生についての社会的観念で，それに照らしてこそ善し悪しの判断が可能になります．この人生理想の中には，その最終段階として「よい老い・よい死」も確かに含まれています．悪あがきの死は，「悪あがき」と言われる限り，語義から言っても社会的にはよきものではあり得ません．

諸文化を通じてこうした判断があることに照らして，エリクソンは，老年期の課題が英知という強さを獲得することだと述べました．英知とは，死を目前にしての，人生に対する超然とした態度であり，身体的精神的機能の衰えにもかかわらず，過去の経験を統合し，そのような統合された経験を次世代に伝えることだと言われます．ここには三つの要素を認めることができるでしょう．第一は統合であり，それは過去の人生全体を吟味し，それとうまく折り合うことです．中でも重要なのは，人生における過去の比較的重要な選択，つまり職業選択，結婚相手，子の育て方などを肯定し受容することです．第二は成人期の生産性・創造性の段階をあとにして次世代を「はぐくむ」という役割です（この「はぐくみ」とは，従来「生殖性」というわけのわからない訳語を当てられてきた generativity のことです）．それは，中年期の人間が次世代を生み育てるという世代の再生産の

ことではなく，老年期特有の「祖父母的はぐくみ」であって，まだ生まれていない世代もが射程に入る未来に対する配慮であり，世界の存続への配慮です．これは人生の終わりに近づくときの絶望を乗り越える際に重要となる不死の感覚を得るのに役立つ，とエリクソンは言います．第三が，生から撤退する準備，すなわち死への備えです．

ここでまず問題となるのは，こうした老年期の課題はそもそも達成可能なのかという事実的な問いです．次に問題となるのは，それが規範的な達成課題とされることは，本当に望ましいことなのかという問いです．

IV. エリクソンによる老年期の調査

第一の問いから考えていきますが，これの経験的検証は現実には容易ではありません．幸いエリクソン自身がカリフォルニア大学バークレーで行った，人間発達に関する半世紀にわたる大規模な研究が残されています．これは被験者が自由に話のできるインタビュー形式で行われました．これを読むと，老年期の人間がいかに過去の統合に苦しんでいるかがわかります．多くの老人のなまの声は，英知などという理想的老年期とはほど遠い姿を示しており，エリクソンの理論以上に興味を引きます．このインタビュー調査に基づく著作『老年期』は，エリクソンの著作とはほとんど言えないと一部では評されていますが，生身の人間の声を伝えているだけに，かえって意義深いと言えましょう．

インタビューの記録を見ていくと，統合の達成が容易ではないさまがよく見て取れます．その困難と不首尾をいくつかの類型に分けてみることができます．

①**慚愧の念に苛まれる**——おかした失敗を過去に追いやることができず，それらが喚起する感情に当人がいつまでも苦しめられるケースがあります．それは，過去が現実とは別のものであったならよかったのにと熱烈に望むことにもなります．

②**評価・意味づけを変えてつじつま合わせをする**——人生における多くの困難を適切に処理してつねに望ましい結果を得てきたなどという人は，ほとんどいません．しかし人は，受容しがたい過去を何とかして受け入れようと苦心します．これは，過去の出来事の意味づけと評価を変えて許容でき

るように必死につじつまを合わせるという作業です．
③**記憶を変える・抑圧する**——しかし事実の評価と意味を変えるだけではありません．過去自体が変質させられたり，抑圧されさえします．面接時に表明される満足が，必ずしも実際の過去に対する満足を表しているとは限りません．被験者の多くは，昔の不幸・不満，あるいは外傷的な出来事を話したがりません．おそらく彼らは，受け入れ難い要素を記憶の外へ抑圧することによって，自分たちの人生が全体としては満足のいくものであったという見方を必死に構築しようとしているのでしょう．
④**受容できない現実に合わせて自分のほうを変える**——人は過去を変形してつじつま合わせをするだけではなく，ときには，過去の人生の変更不可能性の前で，自分の価値観・人生観のほうを変えようとします．通常ならば，ひとは何十年にもわたって従ってきた信念体系に即して現在を生きようとし続けます．しかし明らかにそれに反する経験をしたために，現実の人生全体との協和を得ようとして，価値観・人生観のほうを修正せざるを得なくなることもあるわけです．

　むろんこれ以外に，現在にも絶え間ない苦痛の種が不断に生じますし，不確かで考えるのも嫌な未来の諸問題もあります．人生の晩年には（というよりそもそも人生には），落胆・悲観・絶望を感じさせる多くの理由があるということです．

V．人生は解釈であり不断に再構成される

　老年期の発達課題をなんら達成できなければ，確かに虚無感や絶望に打ち負かされる可能性は大きいでしょう．実際，被調査者の中には，絶望と対峙せねばならず，迫り来る死への恐怖を隠せない人が多くいます．「何もかもを失うんですね」という彼らの言葉が実情を言い表しています．死ぬ覚悟を決めるのが生易しいことでないのが，エリクソンの報告からはよく読み取れます．

　以上のことをまとめてひと言で言えば，人間は往々にして人生の最後の最後まで，思い通りにならない人生に関して自分に向かって言い訳し続ける存在であると言えましょう．人生は客観的事実としてあるというより，むしろ不断の解釈であり，それは，過去を鋳直して受容可能なものに近づ

ける試みです．あるいは人生の善し悪しを測る社会的観念に照らしてのアイデンティティ構築，すなわちつじつま合わせであるとも言えます．こうして人間は自分の来歴を，受容しうる人生過程にうまく取り込み，収めることができたなら，アイデンティティは安定します．内面の不協和はやわらぎ，傷心が代償されるということです．逆に，そこにうまく回収できなければ，受容しがたいアイデンティティに絶えず直面して生の無意味性と終局の切迫とに心を苛まれることになります．

　自己の再構築という作業においては，理想的人生とまではいかなくとも，せめて受容できるアイデンティティに見合う形で記憶が鋳直されます．これは，記憶の選定が起こるということで，必要とあらば記憶は変形させられたり，意味が変えられたり，また抑圧・忘却され，あるいは逆に忘却の淵から呼び出されます．抑圧，想起，変質，新たな意味付与等，これらすべてが記憶の構成部分であり，記憶の総体なのです．記憶とは，忌まわしい過去と決別し，望ましき自分であるために，無数の過去の出来事の中から特定の出来事を選択的に想起し，一定の意味づけをして再構成し，それを受容する行為です．再構成という営為が，過去の個々ばらばらにあった無数の出来事を統一的な流れにまとめあげてゆきます．リクール（Ricoeur, Paul）的に言えば，この作業には終わりがなく，解体と構築を繰り返す定めにあります．したがって，アイデンティティが最後的永続的な安定に達することはないことになります．理想は達し得ない目標であり，人生は実態としてつじつま合わせの成功と失敗が相半ばするのだと言えましょう．

VI. 統合と絶望のせめぎ合い

　最後に，これまでの議論でキューブラー＝ロスやエリクソンに対して公平を逸していないかどうか検討しておきます．すると，さほど詳細に吟味するまでもなく，以上のような議論こそ，これら二人の本来の主張であることが確認できます．ということは，通俗化された誤解がかなり流布していると言わざるを得ません．

　まずエリクソンですが，彼は「英知」wisdom という言葉に満足していませんでした．この言葉は，老人にとってあまりに厳しい目標を意味するように思われたからです．そもそも彼は，しばしば健康とか正常という語

を括弧に入れます．そのような積極的肯定的要素が支配的である必要はさらさらないのであって，積極性がわずかでも否定性を上回れば，それでよいのです．そもそも，他者に完全な信頼のみをよせる子どもとか，劣等感も負い目・引け目も感じずに自律的で積極的で生産的な青少年，自分のアイデンティティに揺るがぬ自信を持って生活する青年とか，孤立も不安も絶望もなく死にゆく自分を自若として受け容れる高齢者などという存在は，エリクソンにとって何ら望ましくなく，むしろ不自然な化け物でした．

　エリクソンの最も基本的な考えは，人生の各段階は二つの要素が対立する葛藤状態であること，そして各段階の葛藤はそれぞれが人生の出発点から最後まで存在し続けるということでした．となれば，アイデンティティは完全に統合されていて葛藤のない平穏状態などではなく，統合をめざしての絶えざる運動ということになります．そこにはいつでもズレが残るのであり，それに耐えながら自分を全体としては受容しようとすることがアイデンティティの統合なのです．しかしこの「アイデンティティの統合」という語はもっと生活実感に即した言い換えが必要であって，「生まれてよかったかな」「生きててよかったかな」とかろうじて思える感覚を指します．これを彼が「アイデンティティ統合」とか「自我親和的 ego-syntonic」などと言うからわかりづらくなるのです．要するにこれは，自分を何とか受け入れることができる，肯定できる，自分に我慢できるということなのです．

　彼は絶望的状況の中に希望を見出そうとした思想家で，彼にとって健全なパーソナリティとは，弱い人間がかろうじて弱さを克服する，というより弱いながらも絶望しないでしぶとく生きていくありようを指します．だからこそ，いきいきと生きることができないでいる人たちこそ，エリクソンの研究対象，いなパートナーだったのです．象徴的なことに，70歳代半ばにエリクソンは，キルケゴール（Kierkegaard, Søren）について書くつもりでいました．人間は究極的には複雑で曲がりくねっており，自己の利害，倫理的責任といったものの間で引き裂かれ続けるという考えが，頭にこびりついていたのだと推測されます．さらに，80歳になってもまだ，彼は老年期における統合と絶望のせめぎ合いという問題と取り組み続けていました．彼が晩年の講義で繰り返し用いたベルイマン（Bergman,

Ingmar) の映画『野いちご』に関する論文の中で，主人公のボールイは，死を間近に控えながらも，まだ生を肯定することを学ばなければならない人間として論じられています．

ここで付言しておくと，エリクソンの妻ジョアンは，彼の先を行ったのかもしれません．というのは，彼女は，91歳で死去したエリクソンの最晩年を看取った経験に基づいて，エリクソンが人生の最終段階と考えた第八の老齢期をさらに超えて，第九段階を明らかにしようとしたからです．第八段階は，統合と絶望のせめぎ合いの中で人生を振り返る時期ですが，第九段階では，非常に高齢になっておそろしく心身が衰え，その日一日を何とか過ごせるだろうかという問題が圧倒的に大きな比重を持ちます．過去を振り返るのは，もはや一種のぜいたくとなってきます．いくばくかの尊厳を保って一日を無事に終えること自体が成功なのです．

Ⅶ. キューブラー＝ロスの通説と真意

最後に，死の受容の可能性と是非に関するキューブラー＝ロスの考えについて，その通説と真意を検討します．そのために，回り道をするようですが，ここではひとつの宗教説話を取り上げ，考察の糸口にしたいと思います．

大乗『涅槃経』に「王舎城の悲劇」と呼ばれる説話があります[*4]．阿闍世という王子が父王を殺害して王位を簒奪しますが，それを悔いるあまり顔色はいつも青く，眉間にしわを寄せ，憔悴し，何かにおびえ，抑うつと不眠に苦しみます．彼は父殺しのゆえに，苦悩の不可避と地獄落ちの必定なるを確信しています．大臣たちが，父王を殺しての王位簒奪はよくあることであるとか，地獄など実在しないとか言って，自分たちの倫理的・宗教的見解へ阿闍世を導こうと試みますが，彼の苦悩は増すばかりでした．彼らの勧めることといえば，哲学・宗教の教えを授けてもらえば事は解決するとか，あるいは悲嘆・憂患・苦悩・心痛は捨てるようにといったこと

[*4] 王舎城の悲劇を精神医学的観点から解釈する興味深い考察があり，本稿はこれに依拠している．森口眞衣 (2009)「王舎城の悲劇」における耆婆の医師像―『涅槃経』梵行品の阿闍世王説話―，印度哲学仏教学，第24号．森口眞衣・大宮司信 (2009) 耆婆：古代仏教の精神療法家，臨床精神病理，第30巻第1号．

であり，これによって阿闍世は自己の苦悩と向き合うのを阻害されることになります．

最後に現れる大臣が耆婆(ぎば)でした．阿闍世の罪を否定することで彼の罪悪感を取り除こうとした大臣たちとは異なり，耆婆はまずは阿闍世のありのままを受けとめ，彼の罪責を認め，彼に自分の苦悩とその原因を自ら語らせ，それに耳を傾けます．これによって阿闍世は自分と正面から向き合うようになり，耆婆はそれを評価します．「すばらしいことですね．あなたは確かに罪を犯したとはいえ，今はそれを深く後悔していて，慚愧の気持ちを持っているではありませんか」．「慚」とは罪責の自覚であり，「愧」とはそれを他人に表出することです．耆婆がこれを評価するのは，これこそが真の回復につながると見ているからです．慚愧は確かに苦痛ですが，そこには理由と必然性があります．そして咎あって苦しむとき，苦しみのうちには慰めもあります．受けるべきものを受けているという得心があります．

以上の王舎城の悲劇から読み取りうることは，さまざまにあるでしょうが，ここでは説話の趣旨として以下の事柄に注目しておきます．まず，阿闍世の罪業と罪責は事実であって，事実の否認によって苦悩を乗り越えさせるなどというのは，記憶を失いでもしない限りできない相談だということです．次に，哲学者や宗教家の話を聞くこと自体は癒しに効果がないということです．父殺しが苦痛なのは，それを阿闍世の人生全体の中へ調和的に位置づけ組み入れることができないからです．それが体内の異物や体に突き刺さったとげのように，自分の体の中にとけ込むことがなく，異物感や痛みをもたらすからです．それが人生の中に調和的に取り込まれるまで，痛みはなくなりません．ここで説話の解釈を逐一述べはしませんが，次のキューブラー＝ロスの話と重ね合わせれば，読み取るべき意味はおのずと明らかになるでしょう．

キューブラー＝ロスの主張の中で，第一に注意しなければならないのは，彼女の事実認識です．彼女によれば，死を前にした患者は否認，怒り，取引，抑うつ，受容という**標準的な経過**をたどるとは限らないし，人は必ずしも最終的に死の受容に至るわけではありません．

第二に注目すべきは，彼女の規範認識です．人は**死の受容に至らなけれ**

ばいけないわけではありませんし，医療者の目的は患者に受容へ至らせることではありません．むしろ彼女の考えでは，死の受容がつねに患者のためになるわけではなく，患者が否認の段階にいようとするのであれば，そこにとどまらせるべきなのです．否認を必要とする患者もいるのであって，患者の自己防衛を打ち壊すべきではありません．それは過去との折り合いをつけるために，そうなるべくしてなっているのだからです．咳や発熱はつらく苦しいものですが，生きるために理由と必然性のある生体反応です．これと同じく，死に際しての人それぞれに異なった反応も，すべて理由と必然性があります．彼女は受容だけが望ましいとは決して言っていません．

最後に注目すべきは，死の受容の可能性に関する彼女の認識です．彼女の告白に従えば，彼女は自分の子が死にそうになって，死を受容できるなどとは考えないようになりました．死が現実問題になるたびに，人間は**改めてそれと対決しなければならない**わけです．彼女は死の受容に関して，断酒会の祈りを自らの言葉としています．すなわち「私に変えられないものを受け入れる平静な心を与えてください，変えられるものを変える勇気を与えてください，その二つを見分ける知恵を与えてください」．これが祈りであることに留意するべきでしょう．祈る限りは，死の受容は自力で達成できるものではないという認識が根底にあるからです．

自若として死を受容するという態度は，一種の神話だと考えておくべきでしょう．エリクソンもキューブラー＝ロスも，人はそうあらねばならないなどとは言っていません．人生の模範として死の受容を説く社会的理想についても，それが理想として説かれているという事実自体が，現実がしばしばその逆になっているということを示しています．ケア従事者が患者をおとなしくさせようという誘惑に決して屈してならないのは当然です．しかしさらに，患者が穏やかに死を迎えようとしているとき，それがケア従事者にとっての慰めと満足になっていないかどうか，見つめ直す必要もあるのではないでしょうか．

[参考文献]
1. 柳川啓一（1977）現代における生死の問題（田村芳朗・源了圓編，日本における生と死の思想，pp.298-309，有斐閣）．

2. 柳川啓一（1987）祭と儀礼の宗教学，筑摩書房．
3. Geoffrey Gorer（1955）"The Pornography of Death", in *Encounter*. 次の文献に再録．Geoffrey Gorer（1965）*Death, Grief, and Mourning in Contemporary Britain*, Cresset Press.（ジェフリー・ゴーラー著，宇都宮輝夫訳（1994）死と悲しみの社会学，ヨルダン社．）

2 「死を受け容れた状態」は多様である

河 正子

　人の身体は他の生物と同じように自らの安全を守る機能を有しています．損傷を与えられること，生命が脅かされることを察知し，身を守ろうとします．損傷を受けたときには修復をしようとする生理的な反応が起きます．人は生物体として，通常は生き続けようとします．しかしまた同時に，人の身体には死への過程がプログラムされているともいわれています．
　「生きよう」と自然に反応するとともに死への歩みをとめられない身体をもつ人の心は，死を受け容れることができるのでしょうか．生物学的考察，心理学的考察，また哲学的考察，多くの学問分野で人はこのテーマに取り組み，分野の枠を超えた死生学という学問も生まれました．人生そのものが死を受け容れる過程と言えますが，それが狭義に論じられるのは，死を現実に自分に起こるものとして意識しながら過ごす時間が多少ある場合です．致死的な慢性疾患，特に進行がんにより治癒が困難で，緩徐な死への過程をたどる場合がその例です．
　本稿では，死にゆく人が死を受け容れる過程を理解する一つの手がかりとして，終末期がん患者の死までの数カ月を中心に考えていきます．

I．死を受け容れることはできるのか

　この問いへの答えを，実際の事例に求めてみましょう．終末期がん患者の心身の苦痛，希望，そして「死を受け容れる」とはどのような状態なのかということを含めて考えます．
　死に向かう時期に経験される苦痛の実態について，いくつかの調査があります．まず，主要な身体症状について，死亡前2カ月の記録では，図VI-1のように痛みを始めとする多様な症状が出現しています[1]．筆者らの調査[2]では，日常生活面については図VI-2のように，死亡前30日間に排泄，移動，清潔などの自立が損なわれ，苦痛につながることが示されています．さらに，ある女性のホスピス入院から死亡までの心理経過の表現

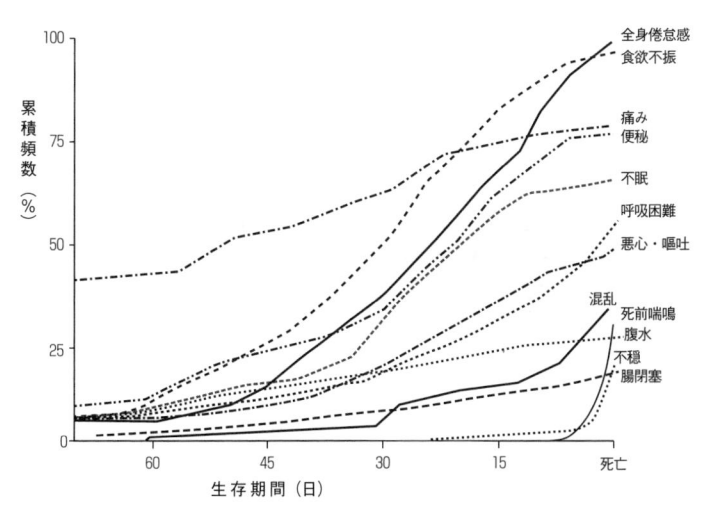

2 「死を受け容れた状態」は多様である　301

図Ⅵ-1　主要な身体症状の出現からの生存期間（206例）
(恒藤暁，池永昌之，細井順ほか (1996) 末期がん患者の現状に関する研究，
ターミナルケア，6 (6)，p.486，三輪書店より転載)

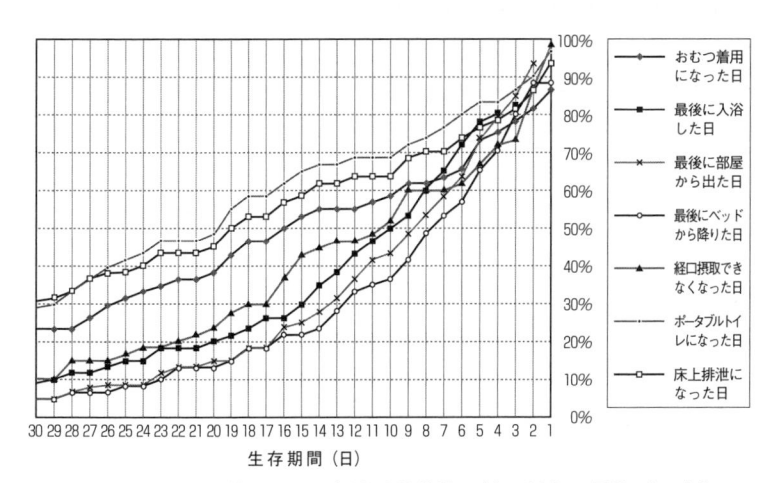

図Ⅵ-2　死亡前30日の生活活動推移：低下割合の累積（60例）

図Ⅵ-3 入院後の心理面の経過

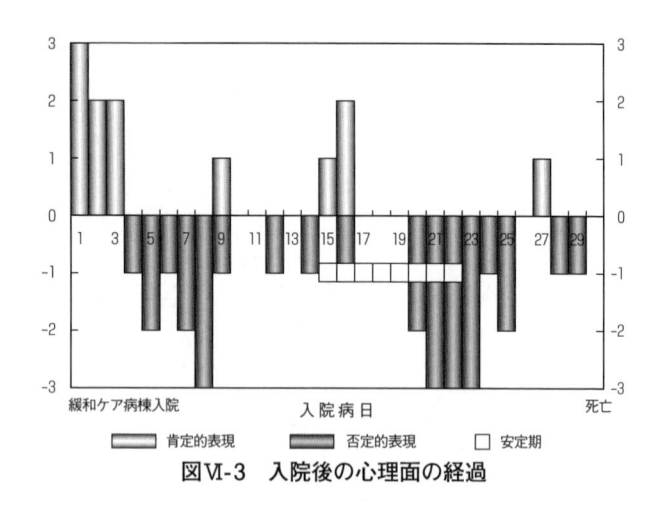

を試みたのが図Ⅵ-3です．入院時（横軸1〜3日時点）には「ここで静かに死んで行ける」と，肯定的（縦軸+1〜3）発言が見られましたが，数日後には静かな環境がかえってつらくなり，「淋しい」と否定的に訴え始めました(-1〜-3)．気分転換を図るケアによって若干好転しましたが，怒りの感情が若いナースたちのケアに対して噴出されるようになったため(-1〜-3)，26〜27日に自宅への短期間の外泊を試みました．自分の日常生活の場に戻って過ごしてみて，ようやく自分の病状の深刻さ，死の近いことを納得して帰院し，まもなく死を迎えられました（30日時点）．この女性のように，死への過程では心理面の揺れがみとめられることが多くあります．

苦痛についてではなく，希望を問う調査もなされています．ホスピス入院患者の時間経過に伴う希望の内容の変化を追った結果が図Ⅵ-4です．患者100人の希望の内容をKJ法により分類した結果，「症状コントロール」に関する希望が入院時点では出現頻度が高く，死亡前までに減少していく傾向，「実存」や「人間関係」にかかわる希望が入院時から少しずつ上昇し，死亡前には他の希望よりも出現頻度が高くなる傾向が示されています[3]．

これらの調査結果をまとめると，死を前にした個人は，身体的苦痛や，活動の自立が狭まることに苦しみ，心が揺れ動きながらも，ある程度症状が緩和されると，自分の生の根本にかかわることに関心を寄せていくのだ

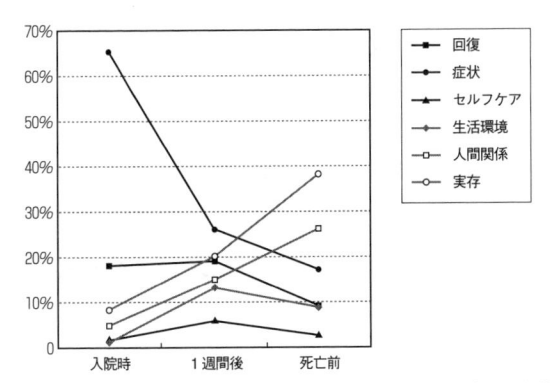

図Ⅵ-4　時間経過にともなう希望の内容の変化（100例）
（中恵美子，三輪尚子，東美香ほか（1998）末期がん患者の希望に関する研究：希望の内容と入院経過に伴う変化に焦点をあてて，死の臨床，21（1），p.78，日本死の臨床研究会より転載）

と言えるでしょう．

Ⅱ．ホスピス入院患者の事例

＜Aさん：20歳代後半の男性＞

　会社員だったAさんは上咽頭がんの骨転移・脊髄転移があり，6カ月間ホスピスに入院されました．ホスピスの意味を理解しておられたものの，入院時には「病気は治らないとしても比較的長く生きられる」と考えていて，どこまで病状を把握されているのか不明でした．入院後まもなく下半身の麻痺が出現してきたことから，本人が主治医に病状の説明を求めました．どこまで知りたいのかを確認しながら段階的に病状と予後の説明がなされました．「僕は奇跡を信じる」と言いつつも，一時は落胆し，付き添っていた母親に怒りをぶつけていました．

　「なぜこんなことになってしまったのか．麻痺は治らないのか」などの言葉がありました．再度の説明で余命が1年に満たないであろうという事実を理解されました．

　「もっと時間を大切に使わなくちゃ．できるだけ大勢の人に会いたい」
　「お葬式のことだけど，キリスト教式で大勢の友人にきてもらいたい．簡素でいいから賛美歌を歌ってお祈りして，また賛美歌を歌って，そ

れだけでいいんだ．暗い葬式はいやだ．明るいものにしてほしいんだ」
「僕，もう長くないですね．前と同じような症状が出てきたし．…子どもが欲しかったなあ．でもどうしようもないですね」
余命の短いことを理解されてからも，生への希望はもっておられた．
「奇跡が起きないかなあ．元気になって子どもをもちたい」
よりどころを求めたい気持ちもあったようである．
「宗教に頼れたらいいけど，前に勉強したからいいところも悪いところもわかって，のめりこめない」
次第に気持ちを整理しながら，
「無性に悲しくなっちゃうときがあるんだ．去年はあんなに人が来たり，年賀状が来たりしていたのに，今年はめっきり減ったんです．みなそれぞれにいろいろあるんだろうけど，わかっているけど，やっぱりどこかで期待しているんでしょうね．さびしいと思ってしまう」
などと，悲しみ，淋しさ，諦めなどを表現しつつ，死が近い現実を受け止めていかれた．
母親については，
「自分の時間ももって気分転換してくれたらいいなと思っている」と配慮できるようになった．
自分の今おかれている状態についての感想，患者心理についても話すことがあった．
「一般論ではなく，僕のこととしてかかわってほしい．人を引き合いに出して比べたって何にもなりゃしない．僕は今，一人ひとりの人間との関係を大切にしようと思っているんだ．… 僕には未来がないんだ．看護師さんたちには未来があるから今の時を大切に生きてほしい．僕には未来を選択することができないけど，皆さんにはあるんですよ」
「一気にしゃべってしまった．ときどき自分でもどうしていいかわからなくなる．人にしゃべって自分の考えを口に出していかないとどうにかなりそうになるんだ」
あるときは，
「一時期，死がものすごく怖かった．でもその時期を過ぎたら度胸ができたっていうのか…怖くなくなっちゃった」

と語られたが，死への不安，恐れはつねに存在した．
「最後はどうなるんでしょうねえ」「今は手も動かなくなってきたし，考えることもできなくなるのかなあ」
「人間って弱いんですね．覚悟はしてたんですけど」
不安・恐怖の強いとき（特に夜間），看護師が手を握ってそばにいると安心された．看護師は「怖くてたまらないという気持ちを素直に表現していいのよ」と励ましていた．

最期が近づいた日々，苦痛症状がいくつかありましたが，車椅子で散歩したり，病床で雑誌を読んだり，ベッドのまま庭で外気浴をしたりして，比較的おだやかに日々を過ごされました．最期の数日間，母親は本人の好きな音楽を順に病室に流し続けました．臨終には呼吸苦があったものの，両親に見守られ，母親の子守唄に送られて，静かに息をひきとられました．

＜Ｂさん：80歳代の女性＞
Ｂさんは肺がんを4年前に診断されたとき手術は拒否して放射線治療のみを受けました．もう一方の肺にも転移したことを説明された後も，外来通院をしていましたが，呼吸苦が強くなり，尊厳死を希望してホスピス入院を選択されました．キリスト教の信仰から，「もう天国へ行く．静かに最期を迎えたい」と願われました．
Ｂさんのホスピスでの4カ月間を振り返って思い浮かぶのは，本人の笑顔と，娘さんを中心とする家族が交代でつねに病室におられ，温かい雰囲気が満ちていたことです．入院後に症状をかなり緩和することができましたが，調子の悪いときには「だめねえ．弱虫だから」と力なくほほえまれるようなこともありました．
心のうちの不安や恐れをはかることはできませんでしたが，娘さんたちの存在や信仰を支えに，比較的安定した日々を過ごされました．最後の2週間は，何度か症状が増悪しました．「死ぬときはもっと楽かと思ったのに，結構苦しいのね」と言いつつ，「ずいぶんお世話になって…ありがたかったわ．早くスーッと死ねればいいのに….じっとしていればつらくはないの」と，冷静さを保たれました．

最期まで家族の呼びかけに返答しながら息をひきとられました．

Ⅲ．死の受け容れは確かに存在する

　上述のAさんやBさんを含めて多くの人のホスピスでの最期を振り返り，筆者は「自分の死を受け容れた状態」が，すべての人にとは言えないものの，確かに存在すると考えています．

　その「自分の死を受け容れた状態」を表現すると，およそ次のようになります．

①自分に残されている時間をある程度的確に知り，認めることができる．
②残された時を大切にしようとする前向きな気持ち，仕方がないというあきらめの気持ちなど個人により多様な受け止め方がある．
③不安や恐怖におそわれたり，抑うつ的な状態におちいることもあるが，そこにとらわれ続けはしない．適切に助けを求めたり，自分の内面的なよりどころに心を向けて安定を取り戻したりできる．すなわち，気持ちが揺れるにしても，その人固有の何らかの支えがあったうえでの揺れる状態であり，心の安定，おだやかさがある．

　「自分の死を受け容れた状態」に至る過程について明確にする研究はいまだ見出せません．そこで，海外の臨床に関するものですが，ケア従事者にもっともよく知られているE．キューブラー＝ロス（Kübler-Ross, Elisabeth）の著作について確認していきます．

Ⅳ．キューブラー＝ロスによる考察

　キューブラー＝ロス（以下，ロス）は，致命的疾患を自覚させられた人々へのインタビューをとおして，その心理過程を五段階に分類し，死にゆく過程のチャートを考察しました[4]．

　衝撃の後にくる五段階は，否認（denial），怒り（anger），取り引き（bargaining），抑うつ（depression），受容（acceptance）と表されています．

①否認は，「私のことじゃない．そんなことがあるはずがない」と事実を認めようとしないこと，「いつでもどんな患者にも必要なものであり，重い病気の末期よりむしろ初期に必要」「その後も否認の必要性は出てき

たりなくなったりするが，感覚を鋭敏にし，洞察力をもって患者の話を聞いていれば，それを察知して，患者に自分の矛盾を気づかせることなく自己防衛の状態に入らせてあげられる」と記しています[5]．

②怒りについては，「第一段階の否認を維持することができなくなると，怒り・激情・妬み・憤慨といった感情がそれに取って代わる．そして必然的に，『どうして私なのか』という疑問が頭をもたげる」と表されています[6]．怒りはあらゆる方向に向けられるため，「悲劇は，私たちには患者の怒る理由が思いあたらず，本来，患者の怒りとその対象となる人とはまったく，もしくはほとんど関係がないのに，それを自分個人に向けられたものとして私たちが捉えてしまうということである．スタッフや家族が，患者の怒りが自分に向けられたかのように反応すると，患者の側もますます怒りをもって応酬し，患者の敵対行動はますます激しくなる」とも言っています[7]．

③取り引きは，「『避けられない結果』を先に延ばすべくなんとか交渉しようとする段階」，「『神は私をこの世から連れ去ろうと決められた．そして私の怒りにみちた命乞いに応えてくださらない．ならば，うまくお願いしてみたら少しは便宜をはかってくださるのではないか』というわけだ」として，「たいていの場合，願うのは延命であり，その次に，二，三日でも痛みや身体的な苦痛なしに過ごさせてほしいということである」と述べています[8]．ロスが取り引きの相手としてあげているのは主として「神」です．したがって，この過程が「神」を重要な存在と考えることのない人に起こるのかはあきらかでありません．

④抑うつについては，多くのものを失っていく大きな喪失感が抑うつ状態を招くことをあげ，これを「反応的な抑うつ」と記しています[9]．もう一つの抑うつ状態は「準備的な抑うつ」と呼んでいます．「この世との永遠の別れのために心の準備をしなくてはならないという深い苦悩」ということです．ロスは，「私たちは悲しんでいる人に対して，まずたいていは，物事をそう厳しい目で見ないほうがいいですよとか，そう悲観的な見方をしないほうがいいですよとか言って元気づけようとする」．しかし，「終末期の患者が一番目のタイプの抑うつ状態の場合にはこのやり方が功を奏することもある」一方，「その抑うつが，もうすぐ愛する者たちと別れなく

てはならないことへの準備段階であって，その事実を受容するためのものだったならば，励ましたり元気づけたりしてもさほど意味がない」「患者はこれから自分の愛する物も愛する者もすべて失おうとしているのだ．だから，悲しむことを許されれば，目前に迫った自分の死をもっと楽に受け入れることができるだろう」「準備的抑うつでは，まったくあるいはほとんど言葉を必要としない．むしろ感覚でお互いを理解し合える」と述べています[10]．

⑤受容については，四つの段階を経て「やがて患者は自分の『運命』に気が滅入ったり，憤りをおぼえることもなくなる」「そうして患者はある程度の期待をもって，最後の時が近づくのを静観するようになる」と表現しています．「まどろんだり，頻繁に短い眠りを取りたくなる」「受容を幸福な段階と誤認してはならない．受容とは感情がほとんど欠落した状態である．あたかも痛みが消え，苦闘が終わり，ある患者の言葉を借りれば『長い旅路の前の最後の休息』のときが訪れたかのように感じられる」「この時期は患者自身よりもその家族に，多くの助けと理解と支えが必要になる」「死に瀕した患者は，いくばくかの平安と受容を見出すが，同時にまわりに対する関心が薄れていく」と，家族などへの配慮の必要を記しています[11]．

ロスはこれらの過程を次のように要約し，苦悩とともに希望が存在することを示しています．

「これらを精神医学の言葉では防衛メカニズムといい，極度に困難な状況に対処するために備わっている精神のメカニズムである．各段階は，継続する期間もさまざまであり，順序を変えて現れることもあれば，同時に現れる場合もある．しかし，たいていの場合，各段階を通してずっと存在しつづけるものがひとつある．それは希望である」「新しい治療法や新薬の発見…などの可能性をあきらめていない」「それをどう呼ぶかにかかわらず，私たちの患者は一人残らずいくばくかの希望を持ち続け，とりわけつらい時期の心の糧としていた」「患者が希望を口にするのをやめたときは，概して，死がすぐそこに迫っているとみてよい．彼らはこんなことを言う．『先生，私はこれで，もう十分です』」[12]

ロスの示した「受容」は，極度に困難な状況に対処を続けたのち，死の

間際近くになって到達する状態と位置づけられます．したがって，先の項で記した，筆者の考える「死を受け容れた状態」に比べ，最終的な狭義の「死の受容」の形であると言えるでしょう．

V．ロスの考え方に対する論考

上記の五段階に関するいくつかの論考を紹介します．

(1) R. バックマン（Buckman, Robert）

「E. キューブラー＝ロス博士の考え方には二つの大きな欠点がある」としています．欠点の一つは「この五段階は死の脅威に対する重要な共通の反応ではあるが，受容以外はどれも真の死へのプロセスではないということ」，もう一つは「このプロセスの中の感情を順を追って経験するわけではないということ」です．また，バックマンは五段階モデルに欠けている反応として，「恐怖」，「罪悪感」をあげ，さらに「希望と絶望が同一の事実に対する交互の感情的反応であること」を指摘しています．彼自身の考えは次のように三段階モデルとして示されています[13]．

①初期段階：脅威との直面

混合した反応，人によって様相が異なる．その反応は，恐怖，心配，ショック，疑い，怒り，否認，罪悪感，ユーモア，希望，絶望，取り引きのうちのいくつかを，またはすべてを含む．

②中期（慢性期）段階：病気の状態

1) 初期に見られた反応のうち，解消可能な要素は解消されている．
2) 感情の激しい部分はすべてにおいて，弱まっている．
3) 抑うつが一般的に見られる．

③最終段階：受容

1) 患者の死の受容によって定義される．
2) ただし，患者が苦痛に思っていない，普通にコミュニケーションをはかっている，患者が正常に意思決定している場合は，必ずしもこの段階を通過しない．

(2) E.S. シュナイドマン（Shneidman, Edwin S.）

「誰も今自分が死につつある，ということを本当に確かなこととして『知る』ことはできない．どのような状況においても死を否定する気持ちが時に沸きあがるのが常である．死にゆく過程でくり返し出現する死を否定する感情は，病む魂を癒そうとする治療の一形態と見なすことができる」．それにもかかわらず「人びとはしばしば原始的な，意識下の深層において自分の死期が近づいておることを『知っている』ように思われる．そのような時人びとは，それとわかるような特別な仕方で自分自身に閉じ篭もるが，それはおそらく最後のエネルギーを貯え，自己を取りもどし，さらに臨終の準備をするためであろう」[14]．

このように考えるシュナイドマンは，ロスの著書を評価しながらも，自分の結論はロスとは異なると述べています．「私も，死にゆく人びとに孤立，羨望，取り引き，抑うつ，そして受容の諸状況が存在するのを目撃してきたが，私はこれらの心の動きが必ずしも死にゆく過程の『段階』だとは思わないし，これらの心理段階が孤立―羨望―取り引き―抑うつ―受容の順序で起こるとはさらに思わない」「私の見たものは，複雑に群をなす種々の知的・感情的状態であり，ある状態はつかの間に過ぎ去り，ある状態は少しの間，あるいは一日，あるいは一週間続き，さらにそれらの状態は予測できぬものではなく，その人の全人格と『人生哲学』によって定まってくるものであった」といいます[15]．

すなわち，彼も順序を追った「段階」に疑問を投じているのです．フリードマン（Friedman, Russel）らも，段階という考え方に異を唱え，段階があるという説が，遺族の悲嘆の理解にまで適用されて誤解を生じさせた弊害を論じています．

(3) E.S. カラーリ（Callari, Elizabeth S.）

ロスの五段階論は「あまりにも安易に使われ過ぎ，あるいは誤用されています」とするカラーリは，ロスによるカテゴリーは「死の過程を知的に理解するために構成されたもの」と考えています．「ほんとうは，死んでいくということは学問とはもっともかけはなれたことであり，誰もがやがてその人独自にしなければならないことなのです」「患者さんや家族は，

ロス博士が提案した死の五段階とは異なった順序を経験します．ある段階から別の段階へ飛び越したり，必要に応じてそれぞれの段階に止まったりします．介護者は決してプロセスに介入してはなりません．患者さんや家族にプレッシャーをかけて，最後の受容の段階へ到達させようとすることは，介護者側の要望であって患者さん自身の要望ではないのです」と記しています[16]．

これらの考え方に共通するのは，すべての人が狭義の「死の受容」という過程に到達する必要はないこと，到達できるとしてもそれまでの過程には各個人によって異なる種々の知的状態・感情的状態が複雑に現れること，ある程度のチャートを考えられても，順序よくその過程が現れるわけではなく，一般論はないということです．それは，上述のように，ロス自身も考察していることなのですが，五段階のチャートが一人歩きしてしまったというべきでしょう．しかしロスが示した「死の受容」にいたる過程は，是非が論じられ，なおかつわが国と文化の異なる患者の経過をまとめた結果であるにしても，死を意識している人びとの心に触れるケアの手がかりとなることは確かだと考えます．

Ⅵ．「受け容れた」後も気持ちは揺らぐ

筆者が先述した「死を受け容れた状態」は，自分の死が近い将来に確実にくることを知ったときから死が差し迫った時期にいたるまでの間，どの時期にも現れうるものです．これを広い意味の死の受容とすれば，その状態の究極が，ロスの言う狭義の「死の受容」であると言えるでしょう．

バックマンやシュナイドマンの論じるように，あるいはホスピス入院事例に見たように，死に向かう過程では，怒り，悲しみなどを味わいます．困難な状態で生きることへの疑問が生じることもあります．不安や恐怖はつねに顔を出します．こういった感情が消えてなくなるわけではないので，筆者は「死を受け容れた状態」でも気持ちの揺れはあると先述しました．

さらに人の気持ちは身体と深く関連するため，病状の急激な変化などで気持ちの揺れがあまりに大きくなると，おだやかさを保つ支えが崩れる場合もあります．「死を受け容れた状態」がずっと安定して続くのであれば，

本人もケアにあたる者もどんなに楽なことでしょう．しかし，現実には受け容れた状態が継続するとは限りません．死を覚悟したあとで，その覚悟が揺らぎ，深い苦悩を経験する例もあります．病状が落ち着いて少し心にゆとりのあるとき，冷静に死を見つめ，大切にしている仕事の完成に集中したり，家族とのよい時間を過ごしたりできた人でも，病状が悪化して行動が極度に狭められたときには，「もうたくさんだ」といらいらしたり，「もういいから眠らせてください」と暗い顔で心を閉ざしたようになってしまうことがあるのです．図Ⅵ-3に経過を示した事例の場合も，ホスピス入院時には死を受け容れた安定した状態であったにもかかわらず，その後強い孤独感と怒りが表され，安定は消えてしまいました．「死を受け容れた状態」で得られたおだやかさも決して恒久的ではないわけです．

　病状や周囲の状況により刻々と変化していく気持ちは死を迎える人の自然なありようでしょう．人は死を受け容れた状態，あるいはロスの示した最終的な「受容」を目指して最後のときを生きているのではないからです．「間もなく否応なく自分は死ぬ」と認めざるを得ない病状の変化や多様な身体的苦痛，自立の低下による社会との関係の変化などのなかで，大切な時間をどう生きるか，その時間にどのように自分自身を見つめ周囲の人の生とかかわりあえるか，そのことが課題ではないでしょうか．生きた過程の最終に自然な安息として，狭義の「死の受容」があるかもしれません．ただ，カラーリの言うように，そこに誘導することがケアの目的ではないと考えます．

Ⅶ．「スピリチュアリティの覚醒」

　「死を受け容れた状態」を得られるにしても得られないにしても，死の過程を生ききる時間に人は変化する，成長するという考え方があります．「受容」自体が成長の結果とも言えると思います．そのことを少し考えてみます．

　窪寺は，人には生まれながらにスピリチュアリティ（spirituality）という資質が備わっていて，生命の危機に直面したときにはスピリチュアリティが「覚醒」し，「覚醒したスピリチュアリティは，失われた生きる土台・枠組み・価値観を再構築する方向で動き始める」と述べています[17]．筆

者も，窪寺の言うこの機能により，それまでの日常には起こらなかった変化，成長が可能になると考えています．

　スピリチュアル面の重要性については，終末期がん患者の抑うつ，絶望に関する研究で，スピリチュアルウェルビーイング（spiritual well-being）が重要であることが示唆されています[18]．また，終末期のスピリチュアル領域のケアに関する最近の欧米の文献レビューで，深い苦悩の状態（spiritual despair）からスピリチュアル領域の良好な状態（spiritual well-being）に進むためには，スピリチュアルワーク（spiritual work）が必要であるという視点が示されています．「たとえば，患者が絶望して疎外感をもつ場合（spiritual despair），その人がスピリチュアルな well-being の感覚（spiritual well-being）をもてるようになるためには，つながりを得るために許し（forgiveness）の作業（spiritual work）をしなければならない」というようにです[19]．

　この考え方から死を受け容れる過程をとらえるとき，死という極度の困難に対する防衛のメカニズムという役割を超えた能動的なワークが存在すると言うことができます．社会的な成功を得るためにしなくてはならない学習，努力とはまったく異なる課題への取り組みです．ある個人が生きること自体においての変化，成長と言えるものです．それはただ孤独に行う作業ではなく，他者との相互作用のなかで行われるべきものだと筆者は考えます．死にゆく過程について，大山が，死の個別的側面を認めながらも，「死にゆく人々の反応に交互作用を行う他者の役割が大きい」ことを人間関係反応モデルの紹介によって示している点に留意したいと思います[20]．

Ⅷ. 寄り添う人がいることの大切さ

　ロスは晩年，デーヴィッド・ケスラーとの共同著作で，死にゆく過程で学ぶことが多いレッスンについて記しています．それは単に「死の受容」のために必要なのではなく，生の過程全体で学ぶことであり，その集大成は，「死をリアリティとしてみとめ」，同時に「生のリアリティをみとめ」「いまいきるべき人生はこれしかない」と気づき，「毎日をフルにいきるということ」だというのです[21]．

　死にゆくまでの生の過程で，ひとときひとときを大切に生きられるよう

になるために，何か準備が必要でしょうか．個人の死生観が大きく影響するでしょうか．

　自然に，毎日を与えられたものとして謙虚に感謝して生きているならば，その延長に死もまた自然にあることでしょう．ワークやレッスンという特別の意識をすることなく，生の到達点としての死に向かえるのかもしれません．ロスは，周囲からの助けをあまり必要とせずに受容段階に到達するタイプを，経験的に「苦労を重ねて働き，子供を育て上げ，務めを果たして，人生も終着に近づいたと感じている，高齢の患者」ととらえていました[22]．大山は，死の過程でパーソナリティ要因を強調しすぎることは，死の問題が他者には関与することが不可能で，成り行きに任せる以外にないという考えにいたることを懸念しています．彼はいくつかの死の過程のモデルからの考察として，死は「年齢，パーソナリティ，過去経験，社会的背景，情緒的閉鎖性，病状，状況的特徴などを含め，個性的な面があることを見落としてはならない」こと，個人においても「時期によって異なった反応を示す」こと，そして，死にゆく人と相互作用する人々の態度が影響することをあげています[23]．

　筆者は，個人が高齢であったり，大切な人の死に多く出会っていたりして死に親しいかどうか，死をある程度日常の生の延長に置いて考えられるかどうかにまず留意したいと思います．日常に近く死を考えられる人は自ら「死を受け容れた状態」に至る自然な過程をたどってゆきやすいと思うのです．死を今の自分にはあり得ないこととして，自分の現在の生とまったく断絶して考える傾向の人には，非日常な死に直面する過程を支えるケアを考えていかなくてはなりません．そのときに，スピリチュアリティの覚醒，スピリチュアルワークといった視点をもつことがより大きな意味をもってくるように思います．

　死生学の発展により，各文化の中での死を受け容れる過程の理解は今後深まっていくでしょう．ケアにあたる者には，その理解を手がかりとしながら目の前の個人にどのような具体的な手助けが必要かを判断していくことが求められます．

　しかし，繰り返しになりますが，「死を受け容れた状態」も死に至るま

でを生きる過程も個人に特異のものであり，ケアする者が望ましいパターンを推し進めることはできません．むしろ個人がどのような状態を望み，どのような過程をたどって行くにしても，そこに寄り添う人が存在することに一番の意味があるのだと思います．多くの場合，家族の存在が重要です．死を受け容れる過程にケア従事者が何らかのかかわりをできるとしたら，死にゆく本人と寄り添う人々の心の揺れに付き合い，揺れながらの歩みをともに確認し，語り合い，分かち合い，同じ歩幅で進むこと，自分の思う方向を示しながらも押し付けないことではないでしょうか．

[引用文献]
1) 恒藤暁，池永昌之，細井順ほか（1996）末期がん患者の現状に関する研究，ターミナルケア，6(6)，pp.482-490．
2) Kawa, M., Koyama, C., Imamura, Y., et al. (2002) *Physical state and psychological expression of terminally illpatients with cancer in a palliative care unit*, Japanese Journal of Clinical Thanatology, 7 (1), pp.18-25.
3) 中恵美子，三輪尚子，東美香ほか（1998）末期がん患者の希望に関する研究―希望の内容と入院経過に伴う変化に焦点をあてて，死の臨床，21 (1), pp.76-79．
4) Kübler-Ross, E. (1969) *On Death and Dying*, Tavistock Publications.（鈴木晶 訳（2001）死ぬ瞬間―死とその過程について，pp.429-430，中公文庫.）
5) 前掲書4), pp.68-73.
6) 前掲書4), p.88.
7) 前掲書4), pp.91-92.
8) 前掲書4), pp.140-141.
9) 前掲書4), p.147.
10) 前掲書4), pp.147-149.
11) 前掲書4), pp.192-193.
12) 前掲書4), pp.232-234.
13) Buckman, R., Kason, Y. (1992) *How to Break Bad News: A Guide for Health Care Professionals*, JHU Press.（恒藤暁監訳（2000）真実を伝える―コミュニケーション技術と精神的援助の指針，pp.31-34，診断と治療社.）
14) Shneidman, E. S. (1973) *Deaths of Man*, Quadrangle/The New York

Times Book Co.（白井徳満，白井幸子，本間修訳（1980）死にゆく時　そして残されるもの，pp.3-4，誠信書房.）
15) 前掲書14），pp.7-8.
16) Callari, E. S.（1986）*A Gentle Death: Personal Caregiving to the Terminally Ill*, Tudor Publishers, Inc.（重兼芳子，森文彦 訳（1989），おだやかな死―心暖かな介護のために，pp.43-44，春秋社.）
17) 窪寺俊之（2008）スピリチュアルケア学概説，pp.38-40，三輪書店.
18) McClain, C. S., Rosenfeld, B., Breitbart, W.（2003）*Effect of spiritual well-being on end-of-life despair in terminally-ill cancerpatients*, Lancet, 361（9369），pp.1603-1607.
19) 草島悦子，河正子，森田達也（2009）緩和ケアとスピリチュアルケア，緩和ケア，19（1），pp.43-48.
20) アルフォンス・デーケン，メヂカルフレンド社 編，大山正博（1986）第1章　死にゆく過程―死への準備教育のために，死への準備教育 第2巻：死を看取る，pp.26-29，メヂカルフレンド社.
21) Kübler-Ross, E., Kessler, D.（2000）*Life Lessons*, Scribner.（上野圭一訳（2001）ライフ・レッスン，p.275，角川書店.）
22) 前掲書4），pp.202-203.
23) 前掲書20），p.29.

[参考文献]
1. Friedman, R., James, J. W.（2008）*The myth of the stages of dying, death and grief*, Skeptic Magazine, 14（2），pp.37-42.（http://www.grief.net/Articles/Myth%20of%20Stages.pdf）
2. 河正子（2005）わが国緩和ケア病棟入院中の終末期がん患者のスピリチュアルペイン，死生学研究，2005年春号，pp.48-82.
3. Kübler-Ross, E.（1975）*Death: The Final Stage of Growth*, TOUCHSTONE PR.（鈴木晶訳（2001）死，それは成長の最終段階　続 死ぬ瞬間，pp.245-262，中央公論新社.）
4. 柏木哲夫（1995）愛する人の死を看取るとき，p.4，PHP研究所.
5. 岸本英夫（1964）死を見つめる心，pp.27-40，講談社.

3　死にゆく人が目指すべき「モデル」などない
キューブラー＝ロスにおける「受容」と「正直さ」

堀江 宗正

I．マニュアルとしての「死の受容」

　死を間近に控えた人をケアする人が，心理学者に教えてほしいと期待するのは，どのようなことでしょうか．それは，末期患者の心理状態がどのようなものであり，それに対してどのように対処するべきか，ということでしょう．

　これは，世間一般の心理学に対する期待と軌を一にしています．心理学とは，相手の心の読み方を教えてくれるものだ．そして，それに対してどのように対処するべきかを教えてくれるものだ．ひいては，こちらの心のもちようについても指針を与えてくれるものだ．そういう期待です．

　死を間近にした人の心理とそれに対する対処法を明らかにした人として，真っ先に思い浮かべられるのは，精神科医のエリザベス・キューブラー＝ロス（Kübler-Ross, Elisabeth）でしょう．彼女は，死に直面した人の反応を否認（孤立），怒り，取り引き，抑うつ，受容の五段階に分けて整理しました．これは死にゆく人の心理を読むときに役立つ知識です．

　そして，死から目を背ける――「否認」する――のではなく，死を真正面から見据え，受け入れる――「受容」する――ことが，恐怖や後悔などといったマイナスの感情から患者を救うのだと示唆しました．したがって，死を前にした人のさまざまな感情の揺れは「死の受容」によって解消される，という対処法に関する知識が得られます．

　また，死にゆく人をケアする人は，死をタブー視せず，むしろ積極的に死について語り合い，患者の話に耳を傾け，それを無条件の愛で受容することが大切だと説かれます（以下，「患者」という言葉を使いますが，これは病院にいる人だけでなく，「思い苦しむ人」の総称であるとご理解ください）．ケアする人が患者を受容することによって，患者が自らを受容することが可能になり，その人生と死を受容することができるようになる

と言います．したがって，ケアする人の心構えとは，患者その人とその死を受容することなのだ，という結論が得られます[1]．

このようなキューブラー＝ロスの説は有名なので，ケアの実践にかかわる人たちのなかには聞いたことがある人も多いでしょう．教科書的な本にもよく書かれていることです．

今，私はキューブラー＝ロスの学説をあたかも「マニュアル的知識」のように短くまとめました．でも，あの世にいるキューブラー＝ロスがこれを読んだら，きっと怒り出すと思います．みんなが形式的に「死の受容」を万能薬のように処方し出したら，どうでしょう．それは，「否認」を抑えつけ，「受容」を強制することにならないでしょうか．

例えば，心の底では死の恐怖に打ち震えているのに，表面的には「私は死を受容する」と宣言し，平静さを装う．なぜなら末期患者は，死を真正面から見据えて，死の賢い先達であるかのように振る舞わなければならないからです．

あるいは，ケアする人が，目の前にいる患者にどんなに意地悪い言葉を投げかけられようと，「これは怒りの段階なんだ」と冷静にとらえる．そして，無意識的には「くそじじい／くそばばあ」と思いながらも，その人を無条件の愛で受容しようと，自らの心を管理し，コントロールする．

これは，ごまかしであり，自分に嘘をついていることにほかならないでしょう．キューブラー＝ロスが一番嫌がっていたのは，そのようにして自分に嘘をつくことです．本当は死ぬことが怖いのに怖くないと言い張ること，悲しいのに悲しくないと言い張ること，それは死から目を背けること，つまり死の否認にほかならないのです．

「死の受容」は，ターミナルケアの現場では，従うべきマニュアルとして機能する可能性があります．しかし，それは隠された「死の否認」であるかもしれません．

II．キューブラー＝ロスは死を受容できなかったのか

キューブラー＝ロスは一筋縄では理解できない人です．

彼女が活躍したアメリカは，当時も今もキリスト教信仰が根強いことで有名な国です．キューブラー＝ロスは当初，宗教は死から目を背けさせる

と考えました．宗教は死後の生命——身体が死んだあとも続く生命——を説いて，死は恐れるべきことではない，悲しむべきことではないと信者に教えこみます．信仰によって，死への恐怖や悲しみを押さえこもうとするのです．それによって，死そのものから目を背けさせます．死んだあとも魂は残ると宗教が主張するのは，死の否認だというわけです．

ところが，彼女自身いくつかの体験を経て，そして臨死体験の研究を経て，死後の生命を信じるようになります．そして，死後の生命があることを熱心に説いて回るようになります．死は，さなぎから蝶になるのと同じように自然なことであり，終わりではなく，別の存在へ移行することだと説いたのです[2]．キューブラー＝ロスのこのような主張は，医学や心理学の世界ではまったく相手にされませんでした．死後の生命を主張し出したキューブラー＝ロスはもはや，心理学的なマニュアル的知識の範疇を超えてしまったのです．

そのキューブラー＝ロスが，脳卒中の発作から身体の自由がきかないまま何年も病床に伏すようになります．そして死ぬ直前のインタビューで，次のように言って神を呪います．

> 私は神に「あなたはヒトラーだ」と呼びかけた．まるでヒトラーだ，と言ったのに，神はただ笑っていた．40年間，神に仕えてきて，引退したら脳卒中の発作が起きた．何もできなくなり，歩くことさえできなくなった．だから私は烈火のごとく怒って，神をヒトラーと呼んだ．[3]

私はこのインタビューがテレビで放送されるのを視聴していました（NHK BS2, 2004年12月25日）．そして，その紹介が終わったあと，ターミナルケアで有名な日本のある医者がコメントを求められ，"死の受容を説いたキューブラー＝ロスも，最後は死を受容できなかった"という趣旨のコメントを述べていたと記憶しています．

このドキュメンタリー番組はキューブラー＝ロスに関心のある人が多数視聴していたようです．というのも，その後，合計で3人もの人から，学会や研究会の折にこのことを話題として振られたからです．

彼らは皆，口をそろえて，「キューブラー＝ロスは死を受容できなかった」

と皮肉っぽく言いました．なかには，「生前えらそうなことを言っていても，そんな奴なんだぞ」と言いたそうに，この話を持ち出す人もいました．

　彼らにとって死を受容するとは，先ほど例として出したように，死を平静に迎え入れ，後に続くこれから死にゆく人たちへの「模範」として振る舞うことなのでしょう．

　キューブラー＝ロスはターミナルケアにとって重要な心理学的知識を残したものの，急に臨死体験などに興味をもち，死後の世界を信じるようになってしまった．ところが，自分の死を前にして，死の苦しみに耐えきれず，神を呪うような言葉を残している．結局，死後の生命を信じきれず，死を前向きに受容できなかったのだ．こう理解されているようです．

　しかし，このようなキューブラー＝ロス理解は，まったく誤っています．私は，キューブラー＝ロスを理解する鍵は，「起きている事柄に正直であること」だと思っています．このことをキーワードとして，キューブラー＝ロスが死にゆく人の心理の研究者となった経緯，死後の生命を信じるようになった経緯を見ていき，神を呪うような言葉を吐くのも不思議ではない理由について推測し，それを通して彼女にとって「死の受容」が何であったかを考えていきたいと思います．

Ⅲ．死のセミナー ——ハゲタカと呼ばれて

　キューブラー＝ロスは，1926年にスイス人として生まれました．少女時代，第二次世界大戦後の国際的な人道的活動に携わるなかで，ナチスの被害者と出会い，「だれの心のなかにもいるヒトラーを愛と慈悲に生きる人に変えること」を人生の目的とします．その後，医者になり，アメリカ人男性と結婚して渡米し，コロラド大学に勤務します．そこでキューブラー＝ロスは，旅行中の教授の代講を任され，死をテーマとして選びます．理由は，医者と患者にとって一大テーマでありながら，それについて語るのが最大のタブーとなっていたから，というものでした．その講義の直前に，16歳の不治の病におかされた少女と出会います．そして，面談のなかで，少女が死についてあまりにも率直に語ったことから，少女を講義に呼ぼうと考えます．

16歳で死ぬということがどんなことなのか，将来医者になる学生たちに教えてやるのよ．怒りたかったら，怒ってもいい．どんな言葉でしゃべってもいいわ．今の本当の気持ちをぶちまけてちょうだい．[4]

少女は家族に対して，自分がどんな気持ちでいるのか考えてほしい，とつねづね言いたかったのです．ところが，家族も医者も若い彼女の死に向き合おうとせず，彼女の気を紛らわせようとしたり，元気づけようとしたりしました．

少女は学生の前で，自分の状況を赤裸々にありのままに語ります．それを聞いた学生たちは命のはかなさに心を打たれ，呆然としました．キューブラー＝ロスは，次のように医学生たちに呼びかけました．

「いま，皆さんは科学者としてではなく，ひとりの人間として反応しています」と，私は言った．
沈黙
「皆さんは死の床にある患者がどんな気持ちでいるのかが分かるようになるでしょう．でも，それだけではありません．皆さんは慈悲の心をもって患者に接することができるようになるでしょう．自分がその立場だったらそう接してもらいたいような，慈悲の心です．」[5]

その後，キューブラー＝ロスはシカゴ大学付属病院に移り，先ほどの講義の記録を読んだ神学生の求めに応じて，死についてのセミナーを開きます．セミナーは型破りのものでした．末期患者がキューブラー＝ロスらによってインタビューされるのを，学生がマジックミラー越しに観察し，インタビュー後，それについてディスカッションするというものだったのです．

医者の反発は相当なものだったようです．当時は，患者への告知さえはばかられる状況でした．患者に死を匂わせるようなことを言うのはタブーだったのです．自分が死ぬのではないかという悲観的な考えをもつことによって，患者は生きようとする力をそがれ，病気への抵抗力をなくしてしまうというのが，当時の医師たちの見解でした．

彼らはキューブラー＝ロスのことをハゲタカと呼びました．ハゲタカは

弱って死にそうな動物の回りにたかって，その動物が死ぬのを待ち，まだ生きているうちからその肉をついばみます．キューブラー＝ロスのセミナーはたちまち人気が出て，多くの学生が聴講をしたそうです．患者を受け持っている医者は，まるで自分の患者を見世物のように扱われる心地がしたでしょう．そして，インタビュー対象者を探すキューブラー＝ロスは，まさしく弱って死にそうな動物を嗅ぎ回るハゲタカのように見えたことでしょう．

　しかし，患者が嫌がっているのであれば，そして死について語ることが患者にとって明らかに害をもたらすのであれば，キューブラー＝ロスはこのようなセミナーを続けなかったと思われます．彼女がそれを続けたのは，先に紹介した少女のように，患者がむしろ死について語りたがっていたからでした．

　結局，死を恐れていたのは医者だったのです．医者が死について語るのを恐れ，家族もそれに触れるのを恐れ，患者だけが自分の死を悟っている．そして，死を前提とした率直な話をしたいのに，だれも聞いてくれない．

　キューブラー＝ロスは，そのような状況に正直であろうとしたのです．つまり，患者の言葉に耳を傾け，それぞれの仕方で死に応答しているのを伝えようとしたのです．

Ⅳ．死の受容は幸福な段階ではない

　死に直面した患者の心理を探究したキューブラー＝ロスは，それを五つの段階に分けて記述します．すでに述べた死の過程の五段階説です．「段階」などというと，死にゆく人の応答をランク付けしているように見えます．しかし，実際にキューブラー＝ロスの主著『死ぬ瞬間——死とその過程について』のインタビュー記録を読むと，不思議とそういう感じがしません．否認・孤立，怒り，取り引き，抑うつ，受容にあたる要素を顕著に示してくれる部分を，患者の全体の物語の中から，説明のために抜き出しているような書き方をしています．全体の物語は，それら各々の「段階」を多かれ少なかれ含んでいます．そして，その物語は，どれもその人なりの死への応答であり，その人なりの「受容」であるような気がします．

　もちろんそこには，心の葛藤のごまかしなどが，つねに含まれているよ

うに感じます．その意味では，ストレートにとらえきれない自分の死を，どの人もそれぞれの仕方で「否認」している，とも読めます．

　厳密には五段階ではなく，その人なりの「受容」とその人なりの「否認」とのミックスではないか．その配合の仕方によって，孤立，怒り，取り引き，抑うつなども生じているのではないか．これは，私なりにキューブラー＝ロスの文章を何度も読み直した結果得られた結論です[6]．

　ここまでくると，「死の受容」は決して，死に直面した人が目指すべき模範，モデルなどではないということが理解できるかと思います．キューブラー＝ロスは決して，患者に「死の受容」をモデルとして教えてはいません．むしろ，患者から教えられています．そして，それを周囲のケアする人に教えています．

　読者の多くは教えられる側なので，それを「モデル」として理解しがちです．しかし，それは決して，死にゆく人に教えるべきものではありません．死の「モデル」などないのです．

　そこにはただ，死にゆく人の数だけ，それぞれのさまざまな死に様があるだけです．私たちは，それに対して，科学者としてではなく，ひとりの人間として反応するだけです．キューブラー＝ロスが，最初の講義のあと学生に投げかけた言葉を思い起こしてみましょう．「科学者としてではなく，ひとりの人間として反応」するということ，そして「自分がその立場だったらそう接してもらいたいような，慈悲の心」で接するということです．

　もし，死の床にいる患者の事例を寄せ集め，反応を類型化するならば，それは「科学者」の態度です．キューブラー＝ロスの「心理学者」としての仕事は，それに当たります．しかし，彼女が死にゆく人の語りに耳を傾けるなかで本来的に目指していたのは，同じくいつか死にゆく「人間」として反応することでした．

　私の理解はこうです．患者は受容と否認とを織り交ぜた，その患者なりの死に対する応答をしています．そして，やがては死を迎えるわけですから，死を受容せざるをえません．死をもっとも切実に受け止めるのは他のだれでもない，その患者だけです．ケアする人はそれを不完全ながら自分の身に置き換え，自分がそうしてほしいと願うように接します．できるのはそれだけです．

キューブラー＝ロスが何としてでも押しとどめたかったのは，死を受容せざるをえない患者を前にして，あたかも死など起こらないかのように振る舞うことです．それは死を受容せざるをえない患者にとってもっとも残酷なことでした．

　それにしても，過去の患者の「死の受容」をモデル化して，それをいま目の前にいる患者に押しつけることを，キューブラー＝ロスは想像すらしなかったに違いありません．そう信じたいものです．しかし，複数の患者の事例を扱い，それを死の五段階説として理論化することによって，「死の受容」を理想化する道を，キューブラー＝ロス自身が意図せずして切り開いてしまったかもしれません．

　ここで確認しておきたいのは，死の受容が理想的な状態などではないことを，キューブラー＝ロス自身がはっきりと述べているということです．

　　受容を幸福な段階だと誤認してはならない．[7]

　キューブラー＝ロスによれば，受容はたしかに抑うつのようなあきらめの状態ではなく，死を受け入れようとするものではあるのですが，感情豊かとは言えず，むしろ感覚が欠如しているといったほうがよい状態なのです．たしかに，恐怖や死への闘争心はなく，平安と尊厳に満たされているものの，患者の関心の範囲は著しく狭くなっていて，眠る時間は長くなっている．このようにも述べています．もはや死ぬことを受け入れるしかないと悟った，死ぬ間際の状態です．「平安と尊厳」に満たされているというのも，あくまで観察者の視点から見たときの様子であり，それを「幸福な段階」として理想化することはやはり「誤認」でしょう．

　このように，受容とは死にゆく人が目指すべきモデルではなく，死にゆく人に不可避の結果として起こることです．

　死が不可避であるということを，健康な人は意識しようとしません．しかし，死を間近にした人は，そのことを切実に受け止めざるをえません．それに対して，健康な人は，死から目を背けさせようとします．キューブラー＝ロスは，それに抵抗しました．死を受容する人の邪魔をするな，と．それが，目の前にある現実に「正直であるということ」なのです．

V．死は成長の最終段階，しかし死の過程は苦しい

　一方，キューブラー＝ロスは，「死は成長の最終段階」という言葉も残しています．人間が死に直面して，驚くべき成長を見せること，死が人生のなかでも素晴らしい段階となることを強調しています[8]．

　このことと，先ほど紹介した，受容は幸福な段階ではないという言葉との関係を，どのように理解するべきでしょうか．いろいろな説明が考えられます．

　まず，それは観察者の言葉でしかない，という説明です．本人は通常の意識状態にはなく，十分な感情表現をすることができないからです．そのなかで示す反応を，その人の人生についてのそれまでの語りから見て「成長」だと，心理学者の視点から評価しているのにすぎないということです．

　また，仮にそのような著しい成長を見せる人がいて，本人も充実感に満たされているとしても，だれもがそのような状態に至ると想定することはできない，ということも考えられます．キューブラー＝ロスは，とりわけ死を前にして人間的成長を遂げた人の事例に心を奪われ，それを強調しすぎたのではないか，という見方です．実際，初期の『死ぬ瞬間』の事例の扱いは非常にクールでした．「素晴らしい死」のドラマを読みたいと期待した読者は肩透かしを食らうでしょう．しかし，中期以降の著作では，例えば幼くして病気で亡くなる子どもが，周囲の大人以上に生と死について悟っている様子をドラマチックに描いています．世間の反応も，そうした事例に集中しがちです．しかし，それを一般化することができるでしょうか．

　もう一つの説明は，結局キューブラー＝ロスは矛盾していたのではないか，分裂していたのではないか，というものです．しかし，もしそのような矛盾や分裂があったとしても，それはキューブラー＝ロス自身の知的な混乱というよりは，患者の側の混乱に由来するものではないか，と私は思っています．なぜなら，先ほども見たように，キューブラー＝ロスによれば，死に直面した患者は実際に受容と否認とを複雑に織り交ぜた反応を示すからです．

　キューブラー＝ロスが，死を理想化しているのかどうか，それを解く最後の鍵は，中期以降の死後の生命への信念です．キューブラー＝ロスは，臨死体験を繰り返すシュワルツ夫人という患者と出会い，臨死体験の報告

を収集するようになります．そして，シュワルツ夫人の死後，夫人の霊と出会うという体験をします．その後も，キューブラー＝ロスは，チャネラー（高次の霊のメッセージを伝えるとする霊媒）を介して霊と交流し，また彼女自身も霊と接触するなど，さまざまな神秘体験をするようになります．そうして，自分の使命は死後の生命について伝えることだと確信するに至り，講演やワークショップなどを通じて，死後の生命の実在を説くようになるのです．

キューブラー＝ロスはよく，死は蝶がさなぎから出て飛び立つことだというたとえを用います．死は，魂が肉体に閉じこめられている状態から解き放たれ，自由に飛翔することだというのです．

しかし，それは，死ぬ直前の患者の苦しみとは区別されるべきです．つまり，キューブラー＝ロスの言うように「死は成長の最終段階」だとしても，その直前の死の受容の段階は，どのような患者にとっても幸福な状態だとは言えないということです．死と死の受容とは違うということです．死の後は幸福だとしても，死ぬ前はやはり苦しい（肉体的な意味で苦しいだけでなく，悲しみや恐怖がともなう点でも），ということです．

脳卒中後，身体が不自由になったキューブラー＝ロスが残している言葉は，死そのものと，死に至る過程との違いを明確に述べています．

　　死そのものは素晴らしい，肯定的な経験だが，私のようにそれが引き延ばされた場合，死に至る過程は悪夢になる．[9]（傍点は筆者）

以上，キューブラー＝ロスが「受容は幸福な段階ではない」と言っていることと，「死は成長の最終段階」と言っていることとの関係について，さまざまな説明を加えてきました．死の受容が幸福な状態であるように見えても，それは外部からの観察であり，否認が含まれているかもしれず，まただれもがそうなるとは限らず，死後の生命を信じる立場から見ても，死そのものとは区別しなければならないということでした．

VI. 死後の生命について——患者の信念を受容する

では，キューブラー＝ロスの死後の生命に関する信念をどのようにとら

えたらよいでしょうか．キューブラー＝ロスは，臨死体験に共通するパターンとして，①肉体から抜け出して空中に浮かび上がる段階，②別の次元に入り，守護天使，ガイド，先立った肉親や友人と出会う段階，③トンネルや門を通過して，まぶしい光，無条件の愛に包まれる段階，④「至上の本源」，「神」を目の前にして，走馬灯のように生涯の回顧を行い，どのような奉仕をし，愛を与えてきたかを問われる段階の四つをあげています[10]．

キューブラー＝ロスは，このような内容をもつ臨死体験が死後の生命の存在を示唆すると受け止めています．死は存在しない．それは次の段階への変化だとも述べています．これについてどう考えたらよいでしょうか．死後の生命に対する信仰は死の否認だという初期の見解と矛盾するのではないでしょうか．

死後の生命に対する態度は大きく分けて三通りあります．「死後の生命があると肯定するか」，「そのようなものはないと否定するか」，「肯定も否定もできないと判断を留保するか」の三通りです．私は，研究者や学者は最後の立場をとるしかないと考えています．なぜなら，死後の生命があると証明することも，ないと証明することも，科学的にはできないからです．

患者はどうでしょうか．死後も自分の意識が何らかのかたちで残るかどうかについてどのような態度をとるか．おそらく，死を意識していない人以上にその問いを気にかけていることでしょう．これも理屈上は先ほどの三通りの態度が考えられます．

しかし，キューブラー＝ロスの取り上げる事例では，無神論者よりも死後の生命を信じている人が多く登場します．これは，アメリカの信仰者の割合を考えれば当然でしょう．ただ日本でも，死を意識する高齢者は統計的に信仰の割合が高いといわれます．死に直面した患者は，死後の生命を肯定する立場に傾きやすいと言ってよさそうです．

それに対して，当初死後の生命を信じていなかったキューブラー＝ロスは，信じている患者に，本当に死が怖くないのか，悲しくないのか，怒りの感情をおぼえないのか，とたたみかけています．そして，患者が態度を変えないと，キューブラー＝ロスは沈黙します．彼女は病院付きの牧師（チャプレン）とともにインタビューをすることが多かったのですが，チャプレンのほうが，信仰を前提としつつ患者の心理をさぐるという役割をう

まく引き受けています．

　キューブラー＝ロスにとって重要なのは，患者が自分の感情に正直であるかどうかでした．押さえつけている感情がないかどうかです．しかし，神や死後の生命を信じられないキューブラー＝ロスは，自分の感情に対しても正直であるため，信仰が死の恐怖や感情を否認するために用いられているのではないかという疑いをかくしきれませんでした．そのために，信仰によって死を受容しようとする患者を受容することに失敗したのではないでしょうか．ところが，『死ぬ瞬間』の事例を再検討すると，信仰による否認の証拠はつかめません．むしろ，信仰による受容のケースのほうが多いのです．

　患者を受容するという原則にもとづくならば，ケアする人は自分の信念に正直であることを貫きつつも，ケアされる側の信念をとりあえずは受容するべきでしょう．そして，もし自分がそのような立場だったとしたら，どのように考えるか想像して，患者の言いたいことを確認したり，補ったりして，応答するべきでしょう．

　キューブラー＝ロスが，自分の立場を 180 度変えて，死後の生命を信じる側に転じたのは，直接的には臨死体験の研究や彼女自身の神秘体験によると言えます．しかし，信仰による否認の証拠がつかめなかったということに加えて，死後の生命を信じる患者を受容するという実践をし続けていたということも背景にあったのではないでしょうか．つまり，患者の信念を受容するということです．

Ⅶ．内発的な気づきとしてのスピリチュアリティ

　もちろん，ケアする人ならだれもが死後の生命を信じるようになるとか，信じるべきだということではありません．また，キューブラー＝ロス自身も言っているように，決して自分の信念を患者に押し付けるようなことがあってはならないでしょう．それは従来の宗教的信仰の焼き直しでしかありません．初期の見解と照らし合わせれば，むしろそのような強制的信仰は，死の否認をもたらすでしょう．

　キューブラー＝ロスは，死後の生命を実体としてとらえる信仰やそれにもとづく宗教のように，自らの信念をとらえていたのではなかったようで

す．彼女は，自分の信念のあり方をスピリチュアリティという言葉で表現しています．

> 多分ここ百年くらいのことだと思いますが，肉体が死んだあとにも生はあると心底から信じる人がどんどん減ってきました．……しかし，私たちはいま新しい時代（ニューエイジ）に生きています．おそらくもう，科学と技術と物質文明の時代から本当のスピリチュアリティへと移行したのではないでしょうか．ここで言うスピリチュアリティとは，宗教性のことではありません．私たちよりも大きな何か，すなわち宇宙をつくり生命を創造した何かが存在する，そして私たちはその重要で不可欠な一部であり，その発展に貢献できる——そういう気づき（awareness）のことです．[11]（傍点は筆者）

この引用にはニューエイジ（新しい時代）という言葉もあれば，スピリチュアリティという言葉もあります．この言葉から，宗教の外部で霊的なことを信じる思想やグループが想起させられます．それなら，教団をつくらないというだけで，一種の宗教であるのではないかと反論することも可能です．重要なのは，スピリチュアリティを，より大きな何かへの「気づき」として表現していることでしょう．これは外側から押し付けるものではなく，個人個人がおのずから気づくということを意味します．

また，この「より大きな何か」は，私たちがそこから生まれ（「生命を創造した何か」，「私たちはその…一部」），そこに帰ってゆき，何らかの経験を与えるものです（「その発展に貢献できる」）．この与えるということこそ，人間の生であり，死です．

人は生きて，その存在によって愛を与えてゆきます．言い換えれば，死は与えること，何かを残すことです．残されるということはそれを受け取ること，受容することです．人間の世界とは，死者が残したものによって成り立っています．それを，悲しみを通して痛切に，かけがえのない大事なものとして受け止めるという営みが人間の文化です．

宗教はそのような営みの上に成り立ってきました．「私たちが生まれ帰ってゆく何か」に形を与えることで，それに人々の心を引きつけ，それを尊

重することを可能としてきました．しかし，個人の存在を超えた「より大きな何か」を神として実体化し，その教えや命令を押し付けるようなやり方を，現代人は受け入れがたくなっています．

　ここで言う「新しい時代」とは，死の現実を通過してもなお残る「より大きな何か」を実体的なものとして押し付けるのでもなく，否定しさるのでもなく，また否認するのでもなく，個人的なリアリティとして感じとろうとするような時代のことを指すのでしょう．人が生きて死んでゆく，与え残して行く，それをケアし受容する．そのやりとりを土台として，それにかかわっている人たちが，私たちが生まれ帰ってゆくより大きな何かに，個人的確信という形で内発的に気づく．それが，キューブラー＝ロスの言うスピリチュアリティです．

　すると，彼女が信じていた，死後の生命のヴィジョンや守護天使のような存在も，彼女自身のケアの経験にもとづいて個人的体験を通して気づかされた何かであり，一般的な信仰として人々に押し付けられるものではないということになります．もし，そうなったとしたら，それを表面的には信じながら，信じきれず，死を怖がる人たちが出てくるでしょう．そして，その恐怖の感情を押さえつけるために，ますます死後生信仰に固執する人が出てくるでしょう．それは初期キューブラー＝ロスの言う，信仰による死の否認です．気づきとは押し付けられるものではなく，おのずから内発的に気づくことなのですから，いま自分の身に起こっていることに正直でなければなりません．その上で，自分の身を超えた何かより大きなものに気づくということが起こるのでしょう．

Ⅷ．正直さを貫いて──露悪的な態度の謎

　すでに紹介したように，脳卒中に倒れ，半身不随となったキューブラー＝ロスは，テレビで放送されたインタビューのなかで，神に「あなたはヒトラーだ」と呼びかけたと述べています．そのインタビューの一部を再現してみましょう（以下，Ｉはインタビュアー，ＫＲはキューブラー＝ロスです）．

　　Ｉ「苦しむ患者を助けてきたのに，なぜ自分を救えないのですか．」（字

幕．英語では「なぜ自分を救おうとしないのか Why are you not trying to help yourself？」と聞こえる．）

KR「はは，いい質問ね．私はおかしくなっているわけじゃなくて，ただ現実を直視しているだけよ．むしろ頭はさえてるわ．だって今の自分に満足なんて，そんなふりはできないわ．自分でお茶入れることさえできないのよ．最低の毎日だわ．この状態を薔薇色だなんて言えるわけがない．」（KRの言葉は吹き替えのため，原文は聞こえない．）

I「あなたは自分を愛するべきと本に書かれてますね．」（「それなのにあなたは自分を愛していない you do not love yourself」という言葉も聞こえるが，字幕では訳されていない．）

KR「いや，それには触れないで．愛の話なんてしたくないわ．」

I「なぜですか．」

KR「気分が悪くなる．自分自身を愛せって？　よく言ったもんだ．だいっ嫌い．私の趣味じゃない．誰がそう言ったの？　殺してやる．ははは．」

I「でも，あなたが書いたことでは？」

KR「そう，私が学ぶべきことよ．でも，だからといって，好きにならなきゃいけないことじゃないでしょ．私に言わせれば自己愛なんて，部屋の隅でマスターベーションしているみたいなものよ．とにかく好みじゃないわ．」[12]

　インタビュアーは明らかに挑発的です．今までやってきたこと，本に書いてきたことと違うじゃないか，と問いかけています．それに対して，キューブラー＝ロスも負けじとインタビュアーを挑発するかのように，露悪的と言ってもよい態度で毒づいています．

　しかし，この激しいやり取りのなかでも，キューブラー＝ロスの「起きている事柄に正直であろうとする態度」は貫かれています．「現実を直視しているだけよ」という言葉です．自分を愛するということは，たしかに自分が書いたことだし，いまの自分が学ぶべきことでもある．しかし，だからといって好きになれるとは限らない．このような悲惨な状況にある自

分を無理して愛しているふりをすることは，嘘をつくことである．自分の身に起きている事柄に正直であれという，自分の原則から外れることだ．このような意味で，彼女の言葉を解釈するべきです．

このやり取りを見て，「キューブラー＝ロスは死を受容できなかった」と結論することは，「受容」という言葉を，表面的な行動の次元でとらえており，死にゆく人の「模範」的態度であるかのようにとらえていることになるでしょう．しかし，そのような「受容」を身に付けることは自己欺瞞にほかなりません．

キューブラー＝ロスの「怒り」が自覚的なものであったことを示す文章を引用しましょう．

> 私自身がその怒りの段階に入ったとき，知人の多くが目の前から姿を消した．友人の，少なくとも75％は去ってしまった．マスコミ関係者でさえ，怒りのせいで「良い」死の準備をしていないといって，私を非難した．……
> 私は，患者に怒りを表出させるべきであること，患者自身も怒りの表出にためらってはならないことを教えてきた．[13]
> その正直さにおいて，死の床にある人たちは，しばしば乳幼児だった頃のその人に似てくる．彼らはストレートに「怖い」「いやだ」と口にすることを思い出す．怒りをためこまず，やり過ごす生き方を身に付けなければならない．それは可能である．[14]

結局，キューブラー＝ロスの「悪態」は，赤子にも似た正直さの現れなのです．そして，キューブラー＝ロスは，自分のなかにふつふつとわき起こる怒りを，「怒りの段階」として客観視する冷静さも持ち合わせていました．

このような態度は，死の受容を悟りきった状態であるかのように理想化する傾向に冷や水をかけるようなものです．同時に，死の受容がモデル化して独り歩きし，すべての死にゆく患者にプレッシャーをかけるような状況を緩和するかもしれません．

私には，あたかも露悪的に神への呪いの言葉を表明し，テレビカメラの

回っている前でインタビュアーを怒らせてみせるキューブラー＝ロスが，何とかして死にゆく患者へのプレッシャーを緩和しようと死に物狂いになっているように見えます．「怒ってもいいんだ」と，ちょっと，考えすぎでしょうか．

　結局，彼女は，自らの目の前で起きている事柄に正直であること，という原則を貫いたにすぎないのでしょう．そう考えることが，初期から「終末期」にまで至るキューブラー＝ロスのさまざまな「変化」を，もっともうまく説明してくれそうです．

　また，「死の受容」とは何だったのかも，それを通してよりよく理解できるように思われます．それは，平安と尊厳に満ちた幸福な最終段階などではなく，死にゆく人が真似するべきモデルでもありません．否認や怒り，取り引き，無気力なども多かれ少なかれ織り交ぜられた，死にゆく人ならだれにでも結果として訪れる，死を受け入れざるをえなくなる段階です．私たちは，先人の死の受容から何ごとかを学びますが，それを模倣するべきものととらえてはなりません．なぜなら，そのようなことをすれば，それは自己欺瞞につながるからです．私たちにできることといえば，一回限りのその人の死に「人間」として応答すること，自分だったらそう接してほしいと思うような慈悲の心で接すること，そうして「私たちが生まれ帰ってゆく大きな何か」に，それぞれのやり方で，ともに気づくことだけなのでしょう．

[引用文献]

1) エリザベス・キューブラー・ロス著，鈴木晶訳（2001，原著1969）死ぬ瞬間――死とその過程について，中公文庫．
2) エリザベス・キューブラー・ロス著，上野圭一訳（1998，原著1997）人生は廻る輪のように，角川書店．
3) http://www.youtube.com/watch?v=Vwtr3cVajOo より書き起こしたもの（2009年6月5日アクセス）．
4) 前掲書2），p. 163．
5) 前掲書2），p. 165．
6) 堀江宗正（2009）歴史のなかの宗教心理学――その思想形成と布置，第5章，

岩波書店.
7) 前掲書1),p. 193.
8) エリザベス・キューブラー＝ロス著,鈴木晶訳（2001,原著1975）死,それは成長の最終段階——続 死ぬ瞬間,中公文庫.
9) 前掲書2),p. 369.
10) 前掲書2),第27章.
11) エリザベス・キューブラー・ロス著,鈴木晶訳（2001,原著1999）「死ぬ瞬間」と死後の生,中公文庫,pp. 145-146. エリザベス・キューブラー＝ロス著,伊藤ちぐさ訳（1995,原著1991）死後の真実,日本教文社,p. 79. この二つは,「生,死,死後の生」という同じタイトルの論文の異なるバージョンで,引用箇所は同一の文章. 訳文は原文に合わせて部分的に修正している. Elisabeth Kübler-Ross (1991) *On Life After Death*, Celestial Arts, p. 42.
12) http://www.youtube.com/watch?v=Zn4L1Qhabfs より書き起こしたもの（2009年6月5日アクセス）.
13) エリザベス・キューブラー・ロス著,上野圭一訳（2001,原著2001）ライフ・レッスン,角川書店,p. 187.
14) 前掲書13),p. 188. ただしこの部分はデーヴィッド・ケスラーとの共著.

4　互いにケアし合う「悲嘆」という仕事

井上 ウィマラ

Ⅰ．悲哀研究におけるフロイトの功績

　フロイトは『悲哀とメランコリー』(1917) の中で，愛する人を失ったり，祖国，自由，理想など愛する者のかわりになる抽象物を喪失したときの正常な反応としての悲哀と病的なメランコリーとを比較考察しています．ここでメランコリーという言葉は，躁うつ病（双極性障害）を含めた広範囲における病的うつ状態の力動を取り扱う言葉として使われています．フロイトはメランコリーの精神症状として，次の四つをあげています[1]．
　①深刻な苦痛に満ちた不機嫌
　②外界に対する興味の放棄
　③愛する能力の喪失
　④あらゆる行動の制止と自責や自嘲の形をとる自我感情の低下（妄想的に処罰を期待するほどになる）

　これらのうちで，①から③は健全な悲哀にも共通しています．愛する者を失ったときの深い悲しみは私たちの心に苦痛に満ちた不機嫌な状態を引き起こします．その人の思い出につながらない外界への興味は失われて引きこもりがちになります．目の前に新たに愛することのできる対象が現れたとしても，それを選び取る力がありません．悲哀が病的だと見なされないのは，時が経過するにつれて自然に克服されるものだと信じられており，悲哀の起こらないことはかえって不健全なことではないかと思われているからです．

　フロイトは悲哀のもたらす心理的プロセスを次のように述べています．

　　現実検討によって愛する対象がもはや存在しないことが分かり，すべてのリビドーはその対象との結びつきから離れることを余儀なくされるが，これに対して当然の反抗が生ずる…よく見られることだが，人間はリビドーの向きを変えたがらず，かわりのものが，もう誘ってい

るというのにそれでも変えないものである．この反抗は強いため，現実から顔を背けることになり，幻覚的な願望精神病になって対象を固執することになる．正常であることは，現実尊重の勝利をまもりぬくことであるが，その使命はすぐには果たされない．それは時間と充当エネルギーをたくさん消費しながら，ひとつひとつ遂行してゆくものであって，そのあいだ，失われた対象は心の中に存在し続ける．リビドーが結ばれている個々の対象の追憶と期待に心をうばわれ，過度に充当され，リビドーの解放もそこに実現されるのである．現実の命令を実行にうつすのに必要な妥協の仕事がなぜそれほど苦痛なのかは，経済的見地から説明したのでは分からない．この苦痛の不快さがわれわれにあたりまえのことに見えるのは，奇妙なことではあるが，事実，悲哀の作業が完了したあとでは，自我はふたたび自由になって，制止も取れるのである．[2]

　ここでは，悲哀が長い時間をかけて紆余曲折を経ながらゆっくりとすすむ過程であることが述べられています．愛する人が死んだという事実が嘘のように思えて，明日にでもひょっこりとかえって来てくれるのではないかという期待を捨てきれない様子は，周りの人からは亡くなった人の亡霊にとりつかれているかのように見えるかもしれません．こうしてたくさんの涙を流し，自我の枠が緩んだり閉じたりを繰り返しながら固執が手放され，目の前の現実に関心を向けることができるようになっていきます．こうした悲哀の過程を守るために社会的に慣習化された儀礼制度を喪と呼びます．伝統的な喪の慣習は，社会的なつながりから一時的に身を引いて悲哀の作業に専心する時期を与えるための生きる智恵なのです．

　「悲哀の仕事の完了」，「自我が自由になって制止が取れる」という言葉をどのように解釈するかには議論の余地があります．最近日本にも紹介され始めたロバート・A・ニーマイアーをはじめとする構成主義の立場に立った新しい悲嘆理論では，フロイトのこうした言葉遣いを批判的にとらえ，共感的な対話による意味の再構築と絆の継承性を主張しています[3]．彼らの主張は現代的視点から悲嘆の大切なポイントを指摘したものですが，そのフロイト批判はかならずしも当を得ているとは言えず，一面的にフロイ

トを断罪しているところがあります．本稿では，フロイトの悲哀に関する考察の経緯をできるだけていねいに追いかけながら，私たちが生きている現代日本の状況において死と悲嘆について考える材料にすることができるようフロイトの功績を理解していきたいと思います．

さて，フロイトはメランコリーについて「患者は誰を失ったかは知っているが，その人について何を失ったかを知らない…失われたものをよく意識している悲哀とはこの点で区別される」[4]と述べています．誰を失ったのかは知っていてもその人について何を失ったのかはわからないという状況は，喪失した対象が自分自身にとってどんな意味をもっていたのかを見出せないでいる状況です．それに対して悲哀では，喪失した外的対象が自分にとってどんな内的意味をもっていたのかを見出すことができるということです．

悲哀（mourning）とは，失ったものの意味を見出す（再確認する）ことによって喪失のストレスや心の傷を癒してゆくために身心全体で悲しむプロセスなのです．長い時間をかけ紆余曲折を経ながら失った対象の内的意味を見出していく悲哀のプロセスは，一緒に受けとめてくれる人々に支えられながら苦しみの受容へとつながっていきます．悲嘆（grief）は，そうした悲哀に際して体験される悲しみや絶望などの感情体験の総称です．

Ⅱ．悲嘆を支えるケアの互恵的構造

小此木啓吾は『対象喪失』（1979）において，フロイトがどのような経緯で悲哀の仕事への洞察を深めていったかについて，「転移の中の悲哀の仕事」と「投影同一視における悲哀の仕事」という二つの概念を用いて説明しています．フロイトは1896年に父ヤーコブを失うと，親友のフリースに多くの手紙を書き送り，父親への複雑な思いを知的に整理しながら洞察していきます．そのことを小此木は次のように説明しています．

　　愛する人，頼っていた対象を失ったわれわれは，ただ一人，自分の心の中だけでその思い出にふけり，心を整理しようとすればするほど，その思慕の情はつのり，対象がいま，そこにいない苦痛は耐えがたいものになる．絶望と孤独，さみしさでいっぱいになる．そしてこの苦

痛から救われる一つの道は，死者への思いを誰かよい聞き手に語ることである．悲しみをともにし，怨みつらみを訴え，死者への自責やつぐないの気持ちをわかち合ってもらいたい．こうした喪の仕事の伴侶となることこそ，古来からの宗教家の基本的な天職であった．そしてこの喪の仕事をともにする人物に，人は，幼い子どもにとっての親のような存在を見いだしたり，なき父母の生まれ変わりを発見するようになる．現代社会では，かならずしも宗教家ではない家族・友人をはじめ，誰かがこのような転移の対象となって，『転移の中の喪の仕事』をする．そして親友フリースとの自己分析は，フロイトにとってまさにこのような『転移の中の喪の仕事』の意味を持つことになった．[5]

　これは，誰かに自分の想いを聴いてもらうことで喪失の痛みが癒され，気持ちが整理され，意味が見出されてゆくプロセスです．転移とは，自分の気持ちを話しているうちに，亡くした人への感情やイメージが聞いてくれている相手に重ねられてしまう現象です．フロイトは転移に巻き込まれて，かつて父親に対して抱いていた「亡き者にしたい」という無意識的衝動に突き動かされ，約2年間にわたって父親への気持ちを聞いてもらったフリースと最終的に決別してしまいます．
　また次に，対象喪失に苦しむ他者の話を聞く役割を果たすことによって自分自身の悲哀の仕事を成し遂げてゆくことがあります．フロイトの場合には，自分と同じころに父親を亡くして強迫観念に苦しんでいた患者への治療を通して，死別した亡父そして離別したフリースへの悲哀の仕事をやり遂げてゆきました．小此木はこのプロセスについて次のように述べています．

　　そしてフロイトは，この青年患者の精神分析治療を通して，自分自身の自己分析を，より客観的なものへと，仕上げてゆく．この患者の亡父への『喪の仕事』を助け，完成させることで，自分自身の亡父への『喪の仕事』を，より深め推敲してゆく．フロイトが患者ローレンツ氏とのあいだで営んだ，このような『喪の仕事』を，私は『投影同一視による喪の仕事』と呼びたい．これは同じような不幸や悲しみを抱

く身の上の人物に，自分と同じ苦悩を見いだし，それに同情し共感し，相手の不幸や悲しみの解決を助ける営みを通して，自分自身の同じ苦悩を昇華してゆく心理過程である．[6]

　ここでは死別者との悲哀の仕事が「喪の仕事」と呼ばれています．小此木は，悲哀の仕事を支える器を転移と投影同一視という心理学的用語によって分類しましたが，これを一般的な日本的文脈にあてはめて言うならば，「持ちつ持たれつ」，「お互い様」の人間関係にあたるのではないかと思います．誰かに頼っているときには，その人に自分の親や理想のイメージを重ねてしまうものです．誰かを支えているときには，相手の中に苦しんでいたときの自分のイメージを重ねているものです．フロイトが自らの体験を分析して見出したのは，こうした互恵的な関係性の中で喪失の悲しみをケア（気づかい，心を配り，世話）し合ういのちの智恵なのではないかと思います．

　私たちは自分ひとりで悲哀の仕事を成し遂げることはできません．自分の悲しみを共感的に受けとめてくれる人，鏡のように映し出してくれる他者がいてはじめて，私たちは自分が悲しんでいるということに気づくことができます．それまでは，何をしているのかわからないまま悲しみの渦に巻き込まれているものです．そうした気づきから癒しが始まります．喪失の現実が受容され，死者は死者として思い出の中に落ち着いてゆきます．

　ケアされて大切にされる経験をすると，似たような境遇に苦しむ他者に出会ったとき，今度は自分が何かをしてあげたくなります．自分がしてもらったのと同じように相手の話に耳を傾けたり，一緒に涙を流したりしながら，その人の気持ちが安らぐ手助けをしたくなるのです．私たちは他者をケアすることによって自分がしてもらったことへの恩返しをします．そうして自分の体験を整理し，人生の意味を味わい，新たな人生に一歩を進めることができるようになるのです．他者に支えてもらってわかること，他者を支えてわかることがあります．悲哀の仕事は，こうした人と人との間での循環的な支え合い，ケアの互恵性という視点から理解されるべきものなのではないかと思います．

Ⅲ. 未解決な悲哀のゆくえ

　フロイトは悲哀への洞察を深めることにつながった通称ラットマンの事例報告「強迫神経症の一症例に関する考察」(1909) の中で, 未解決の悲哀について次のように述べています.

　　さらに彼は話を続けて, 父の死後病気が急激に進んだと述べた. これに対して私は, 父の死の悲しみが病気の急速な悪化の主な原因と考えることは私も同感であると答えた. 換言すれば, 喪の悲しみが病気の中に, いわば病理学的に表現されていたのである. 普通の喪の悲哀が一, 二年で癒えるのに対し, 彼の場合のような病的な悲哀は際限なく続くのである. [7]

　愛する者を死別で失ったとき, 私たちはその心理的ストレスから急性の情緒危機を体験します. 身体的な虚脱感, 咽頭部の緊張, 呼吸促進や心悸亢進, 深いため息, 感情的興奮, パニック, ショックによる無感覚, あるいは悲惨な自分から解離して状況を冷静に観察している自分がいるような体験をすることもあります. 一般的には, こうした急性の情緒的な危機がおさまってから悲嘆のプロセスが始まります.
　リンデマンは, 1942年にボストンで発生した火災の犠牲者493人の遺族たちの反応について調査研究して,「急性悲嘆の症候とその管理」という論文にまとめました [8]. そこでは, 急性の悲嘆反応が, ①上記のような身体的苦痛（急性の情緒危機）, ②死への願望, ③罪悪感, ④敵対的反応, ⑤通常の行動様式の喪失という五つの特徴的なプロセスをたどることが報告されています. 亡くなった人の性癖が, 残されて悲しむ人に現れるというケースもありました. 悲嘆の仕事が適切になされないと病的な反応に陥ることがあります. 悲嘆の仕事を支援する心理療法の大切なポイントは, 悲しんでいる人に寄り添うときには過剰反応することなく, 過小評価することなく注意を向けながら, 社会との実りある関係を見出せるように支援することが重要だとされています.
　増井光子によると, 動物園のゴリラやチンパンジーにも喪失体験による反応が見られるといいます [9]. 長年の伴侶を失った母ゴリラは, 嘔吐癖が

出て，体毛をむしって全身の脱毛が目立つようになりました．動物園で生まれたチンパンジーの子どもは，1歳半くらいで母親から引き離され売られてゆくのだそうですが，彼らには胃腸炎が多いそうです．赤毛ザルやニホンザルの子どもにも，母親から引き離されると指しゃぶりや身体をゆする癖が現れます．こうした喪失反応は無理やり子どもを奪われた母親チンパンジーにも起こります．三度も子どもを奪い取られた17歳の母親チンパンジーは下痢や嘔吐を繰り返し，腸閉塞を起こしたそうです．心身症と診断された彼女の根本的治療は，「いま一度彼女が子どもを授かることしかない」のだそうです．

IV. 隠れた悲嘆の事例

下記にあげる事例は，現代の緩和ケア病棟での事例ですが，未解決の悲哀，悲嘆の現れ方の一つの典型的な例ではないかと思われます．

Yさんは，30代後半の男性です．同じ年の妻と8歳になる息子さんとの3人暮らしです．末期がんの告知を受け，緩和ケア病棟に入院してきたのですが，どうしてもそのことが受けとめられませんでした．「息子のために自分は死ねない．父親として頑張らなくてはならない」と繰り返すばかりでした．

ある日，担当の看護師が，Yさんの子ども時代に話題を向けてみると，思春期のころに父親を亡くしていることがわかりました．看護師はカンファレンスでこの話題を取り上げ，スピリチュアルケアワーカーに入ってもらって，Yさんが父親を亡くしたときの気持ちについてじっくりと話のできる環境を提供してみてはどうだろうかと提案しました．チームは，Yさんの了解を取り，ケアワーカーに入ってもらうことにしました．

Yさんは，ケアワーカーとの対話の中で，頼りにしていた父親が死んだことでやりたかったことができなくなり，父親の代わりに家を支える重圧を背負って生きてきたことを語りました．そして，「親父，なんで死んじまったんだよ〜」と怨みたい気持ちを抑えて精一杯頑張って生きてきたことに気づきました．ケアワーカーが，「怨みたい気持ちを我慢して家族のために頑張ってきたのですね．お父さんは，きっとYさんのそんな気持ちを

受けとめてくださっているのではないかと思いますよ」と声をかけると，Yさんは「そうですかねぇ…」と言いながら，ハラハラと涙を流して泣きました．

この面接以降，Yさんの様子が次第に変化して，自らの命に限りのあることを認め，奥さんとも，息子さんとも，心の底から本音で話ができるようになってゆきました．

この事例では，自分を残して死んでいってしまった父親に対する恨みの気持ちが未解決のままになっていました．父親と同じように自分が息子を残して死んでゆく立場に立ったとき，抑圧されていた恨みと罪悪感と悲しみが息子に投影され，自分自身の死が許せない気持ちになってしまったのです．ケアワーカーの支援の中で押し込めていた恨みの気持ちを吐き出すことができたとき，お父さんを大好きだった気持ちがありありと蘇ってきました．そのときはじめて，自分の死が息子に恨みを残すのではないかという不安が薄らいでゆきました．「俺が頑張って支えなければ」という気持ちを手放せたとき，Yさんは，奥さんや息子さんを愛する本当の自分と出会い直し，素直なコミュニケーションをすることができるようになったのです．

V．悲嘆と感情のアンビバレンス

親子や夫婦など，誰かと親密な人間関係をもったとき，私たちは愛情だけではなく怒りや嫉妬や憎悪の気持ちを避けるわけにはいきません．愛憎の入り混じった悲喜交々(こもごも)の体験をするわけです．こうした両極端なものが絡まりあいながら並存している状態をアンビバレンス（両立性・両価性・反対感情並存性）と呼びます．

愛する人を失う喪失体験は，愛憎というアンビバレント（両面的）な感情を向けていた外的対象を失う体験です．亡くした人への愛情の念はよい想い出として悼むことができます．しかし，愛する人に対して抱いていた憎しみや怨み，その人を亡き者にしてしまいたいという無意識的な敵意はなかなか出てきにくいものですし，本人にもほとんど自覚できません．

フロイトは「トーテムとタブー」（1913）の第二論文である「タブーと

感情のアンビバレンツ」の中で，愛する人を看取った遺族に残りがちな心の痛みを次のように述べています．

> 妻が夫に，娘が母に死別した場合，あとに残された者は，自分の不注意か怠慢のために愛する人を死なせたのではないかという痛ましい疑惑，これをわれわれは『強迫自責』と呼ぶのであるが，こうした疑惑に襲われることがよくある．自分がどんなに心こまやかに病人の看護をしたことかと思い返してみても，また言われるごとき死者にたいする責任はないと事実に即してはねつけてみても，この悩みを片づけることはできない．この悩みは言ってみれば哀悼の念の病理学的表現であって，時とともに消えてゆくものである．…やはり喪に服する人の心に何ものかがあったのである．つまりその人にも意識されない願望である．この願望は死を不満とせず，もし力さえあれば死を招きよせたかもしれない．この無意識的願望の反動として，愛する者の死後に自責の念が現れるのである．優しい愛情のかげに無意識的に隠されているこのような敵意は，ある特定の人物にたいする感情の強度な結びつきが示される場合には，かならずといっていいほど存在する．これは人間の感情活動のアンビバレンツの古典的事例，すなわち典型なのである．[10]

原始人の精神世界では死者の霊魂は悪魔になるとされ，死者に触れてはならないというタブーの掟によって霊魂の祟りを防ごうとします．フロイトは，原始人のこうしたタブーを精神分析的に解明しようとしました．死者に対して抱いていた愛情と敵意という両極端の感情は，死別によって哀悼の念と満足感として体験されます．これらのあいだに葛藤が起こり，無意識的満足感として体験された敵意は，敵意が向けられていた死者に投影されることによって悪魔を生み出します．原始人はこのようにして自分を罪の意識から守っていたのです．私たちが生きる現代社会でも，遺族が亡き人に対する敵意を否定しながらも死者の霊に祟られるのではないかという恐れを抱くことがあるのはそのためなのです．

VI. 悲哀とメランコリーを分けるもの

　こうした洞察を経てフロイトは，悲哀とメランコリーを分けるものとして自我感情のいちじるしい低下について考察を進めます．

> だがメランコリーの患者は，悲哀では欠けているもの，すなわち自我感情のいちじるしい低下，はなはだしい自我の貧困をしめしている．悲哀では外の世界が貧しく空しくなるのだが，メランコリーでは自我それ自体が貧しく空しくなる．患者は彼の自我はつまらぬもので，無能で，道徳的に非難されて当然のものと見なし，そしてみずから責め，みずから罵り，そのうえ追放され処罰されることを期している…こういうおもに道徳的な卑小妄想の病像は，不眠や拒食に彩られ，心理的に奇妙なことだが，あらゆる生物を生命に執着させている衝動さえ克服するにいたって完成する．[11]

　最終的に人を自殺にまで追いやるもの，悲哀に似ていながら自我をすり減らすもの，それは自己非難に似ていながら実は患者が愛しているか，かつて愛したか，あるいは愛さねばならなかった人に対する非難や敵意であることをフロイトは突き止めてゆきます．すなわち，メランコリーでは失われた対象が自我と同一視され，死者の亡霊が自我に移り，その自我が自分自身の敵意の対象となってしまうのです．こうした対象と自我の同一視は原初的自己愛への退行の中で起こります．そして，死別だけではなく，愛憎並存性が強められる侮辱，失望，無視などといった状況がメランコリーを誘発する機縁となります．

　フロイトのこうした洞察から，私たちは自分自身を大切にすること，すなわち自尊心を育むことの重要性を学び取ることができます．本当に自分を大切にする習慣が身についていれば，私たちは悲嘆の体験を通して人生の意味を見出し，喪失という人生の試練を乗り越えてゆくことができます．見方を変えれば，何かを喪失して悲嘆という複雑な体験をしている人を大切に支えてゆくことは，その人の痛みを癒すだけではなく，健全な自尊心を育むことにつながるのです．

Ⅶ. 乳幼児の悲嘆

ボウルビィは，乳幼児が大切な母親を失ったときに，①抵抗，②絶望，③脱愛着という一連の反応過程を体験することに注目して，そこに人間の悲しみの原形を見出しました．そして，大人を含めた一般的な悲哀の過程を，①ショックによる無感覚，②喪失対象を探し求める抵抗，③混乱と絶望，④さまざまな再建という四段階にまとめています[12]．

母子関係における愛着形成の重要性を理論化したボウルビィは，「ある人間のパーソナリティがどのように構造化されているかということは，後の逆境的な状態，とりわけ，拒絶，離別，喪失の状態におけるその人間の反応の仕方を規定するうえにおいて，もっとも重要なものとなるのである」[13]と述べています．また，情緒的障害と乳幼児期の状態との関連性を分析して，「成長後に発生する不安抑うつ状態や精神病的状態は，BurlinghamとFreudやその他の研究者によって記述された不安，絶望，脱愛着の状態と組織的に結びつくものであって，これらの状態は，子どもが長期間母親的人物から分離されるときや，母親的人物との離別を予期するときや，母親的人物を完全に喪失するときに発生しやすい」[14]と洞察しています．

ボウルビィのこうした洞察は，フロイトが悲哀とメランコリーの相違点としてあげた自我感情の低下が，おそらくは乳幼児期における心の傷によって引き起こされるものであろうという推測を支持するものだと思われます．これらの悲嘆に関する諸考察は，現代のさまざまな発達心理学の見えない礎となっています．

Ⅷ. 自分を失うことへの予期悲嘆

フロイトは，喪失の対象となるものは人や具体的なものばかりではなく，抽象的な概念や理想なども悲嘆を引き起こす喪失の対象となることを指摘しました．そうした抽象的概念の最たるものが，「私」が生きていると思う自己観念であり，自分はこうであるべきだと思い込む自我理想です．私たちは，死を直接体験することはできません．死は，さまざまに象徴化し想像することができます．しかし，私たちが直接体験できるのは死に向かって生きてゆく人生のプロセスです．キューブラー＝ロスが，末期患者への直接的なインタビューを通して見出した死の受容への五段階は，死に直面

して自己観念を手放すための予期悲嘆のプロセスだったのです．
　①否認，②怒り，③取り引き，④抑うつ，⑤受容という五段階が見出された背景には，インタビューを終えたあとのスタッフミーティングの中で起こったさまざまな情緒的反応を精神分析的にしっかりと見つめていったという作業がありました[15]．そこでわかってきたことは，私たちは自分自身の死に自覚的に向かい合うことができるところまでしか，他者がその人自身の死に向かい合うプロセスを支援することはできないということです．
　キューブラー＝ロスは，遺稿となった共著『永遠の別れ──悲しみを癒す智恵の書』の中で，次のように語っています．

> 否認・怒り・取り引き・抑うつ・受容という喪失の五段階はそのまま悲嘆の五段階にもなるものだが，それはある枠組みの一部であり，その枠組みは，わたしたちキューブラー＝ロスとケスラーが喪失の体験者とともに生きることによって学んだ知識から組み立てられたものである．それはわれわれが感じ取っていることを言語化し，同定するときに役立つ道具である．しかし，それは悲嘆における直線的な時間経過の特定部位に打たれた句読点ではない．すべての人がその五段階をすべて通過するわけでもなければ，予定通りの順番で通過するわけでもないのだ．悲嘆という心理領域の全体をみわたし，生と喪失によりよく対処するための知識として以下の「五段階」を活用していただければ幸いである．[16]

IX．悲嘆と移行対象

　ウィニコットは，子どもが持ち歩くのを好むテディベアや毛布などを移行対象と呼びました．移行対象は，乳幼児に安心を与えてくれる母親の乳房の延長であり，子どものさまざまな不安を癒してくれるモノです．乳幼児にとっては，眠りに入ることも，大人にとっての死を連想させるような不安を伴うものです．眠れずにぐずる子どもを抱っこして子守唄を歌ってあげたり人形を持たせたりするのはそのためです．覚醒から睡眠へ，外的世界から内的世界へ，生から死へ，さまざまな移行に伴う不安を慰めてく

れるモノが移行対象なのです.

　移行対象は,子どもの激しい愛情表現や敵意や攻撃性を受容して,破壊されずに生き残ってくれるものでなければなりません.そうした対象の恒常性が,生身の親からは得られない安心と安らぎを与えてくれます.それは,子どもが原始的な自己愛の中での万能感を失って,外界の現実性に目覚めてゆくときの悲しみを癒してくれるモノでもあるのです.こうした移行現象の起こる領域をウィニコットは中間領域と呼びました.ウィニコットは,中間領域や移行対象について次のように述べています.

　　内的現実と外的（共有）現実のどちらに属するかを問い質されない,この体験の中間領域は,幼児の体験の大きな部分を占め,その後,生涯を通じて,芸術,宗教,想像力にとんだ生活,創造的科学研究等に付随する集中的体験の中に保持されてゆく[17]

　私たちが誰かと死別したときの形見,位牌,遺影写真なども一種の移行対象です.それは,その人のことを繰り返し思い出し,外界と内界を往復しながら,自分の心の中にあるさまざまなアンビバレントな思いを癒し,その人が自分の人生に与えてくれた意味を見出し,新たな人生を歩み抜いてゆくための拠り所です.

　そのようにして,私たちは他者の死と向かい合い,みずからの悲嘆を経験し,そして自分という観念への執着を手放してゆくプロセスを幾重にも重ねながら,お互いにケアし合って生き抜いてゆく智恵を育んできたのではないかと思います.

[引用文献]
1) S.フロイト著,井村恒郎訳（1970）悲哀とメランコリー,フロイト著作集6,p.138,人文書院.
2) 前掲書1), pp.138 - 139.
3) R.A.ニーマイアー編著,富田拓郎・菊池安希子訳（2007）喪失と悲嘆の心理療法——構成主義からみた意味の探求,金剛出版.

4) 前掲書1), p.139.
5) 小此木啓吾（1979）対象喪失—悲しむということ, pp.101-102, 中公新書.
6) 前掲書5), pp.128-129.
7) S.フロイト著, 小此木啓吾訳（1983）強迫神経症の一症例に関する考察, フロイト著作集9, p.236, 人文書院.
8) Lindemann, E.（1994）*Symptomatology and Management of Acute Grief*, pp.141-149, American Journal of Psychiatry Cl.
9) 増井光子（1978）精神病動物診察日誌, 中央公論3月号.
10) S.フロイト著, 高橋義孝訳（1969）トーテムとタブー, フロイト著作集3, pp.199-200, 人文書院.
11) 前掲書1), p.139.
12) J.ボウルビィ著, 黒田実郎ほか訳(1981)母子関係の理論—III 象喪失, p.91, 岩崎学術出版社.
13) J.ボウルビィ著, 黒田実郎ほか訳(1991)母子関係の理論—I 愛着行動, p.446, 岩崎学術出版社.
14) J.ボウルビィ著, 黒田実郎ほか訳（1995）母子関係の理論—II 分離不安, p.5, 岩崎学術出版社.
15) エリザベス・キューブラー・ロス著, 鈴木晶訳（2001）死ぬ瞬間—死とその過程について, pp.48-51, 中公文庫.
16) エリザベス・キューブラー・ロス, デーヴィッド・ケスラー著, 上野圭一訳（2007）永遠の別れ—悲しみを癒す智恵の書, pp.28-29, 日本教文社.
17) D.W.ウィニコット著, 橋本雅雄訳（1979）遊ぶことと現実, p.19, 岩崎学術出版社.

Ⅶ章　死生をめぐる文化と社会

社会変動や文化の差異を強く自覚せざるをえない現代人は，死生に向き合うケア，そして死者との心的交流とどのように取り組んできたのか．そして，現在，どのような課題に直面しているのだろうか．

1　スピリチュアルケアと宗教的ケアの相違

谷山　洋三

Ⅰ．スピリチュアルケアの「定義」

　スピリチュアルケアが注目されるようになったのは，後で述べるようにターミナルケアすなわち死の臨床からで，死にゆく人が抱える解決困難な苦悩（スピリチュアルペイン）への対応としてスピリチュアルケアが理解され，必要性が認められるようになっていきました．がん末期患者が抱える四つのペインとして，身体的，精神的，社会的，そしてスピリチュアルなペインがあり，これらのペインに対するケアが必要だといわれます．このうち，スピリチュアルペインへの対応がスピリチュアルケアだとするのが，もっとも単純な理解です．しかし，実際にはペインとケアの関係はそれほど単純なものではありません．また，今ではがん末期患者だけではなく，さまざまな患者，家族，そしてスタッフなどに対してもスピリチュアルケアは提供されています．

　スピリチュアルケアにはさまざまな定義があり，統一した見解を提示するのは容易ではありません．ここでは，筆者自身のチャプレン（ビハーラ[*1]僧）としての臨床経験に基づいて説明します．

　端的には，スピリチュアルケアとは"スピリチュアリティによるケア"だと理解しています．ここでのスピリチュアリティは，人間のもつ機能であり，①見えないつながりが感じられ，②超合理的な体験を意味づける機能です．筆者は，スピリチュアルケアを「苦悩を抱えた人が自分自身の内面を見つめながら，『見えないつながり』によって自分自身を支えているものを（再）確認し，生きる意味を（再）発見し，苦悩を抱えながらでも生きていけるように支えること」と定義します．

　スピリチュアルケアは，決して万能な問題解決方法ではありません．む

＊1　「ビハーラ」とはインドのサンスクリット語で「仏教徒の僧院，または休養の場所」を意味する．1992年に長岡西病院が，日本初の仏教を背景とした緩和ケア病棟として「ビハーラ病棟」を開設した．

しろ問題解決が困難であることを前提に，ケア対象者と一緒に悩み苦しむことを通して，その人の中に潜在する何かを見つけることを助けます．その何かが，その人の支えとなり，生きる意味となることで，その人は苦悩を抱えながらでも生きていけるようになります．その何かを見つけるための前提となるものは，人間のもつ可能性です．仏教では仏性といい，キリスト教では人間の内面における神の働き，神の隣在，聖霊の働きなどと表現されます．宗教的な表現を用いるかどうかはさておき，人間のもつ可能性，「生きる力の源泉」（島薗[1]），もしくはスピリチュアリティという機能を信じることは，ケア提供者にとってとても大切なことだと思います．

本稿では，まずスピリチュアルケアの展開を確認します．次に，スピリチュアルケアを制度的な宗教の枠組みの外にあるものとしてスピリチュアルケアをとらえます．そのうえで，日本の基層文化の一側面として死生観に焦点を当てて，スピリチュアルケアと宗教的ケアの相違をより明確にします．また，自然観にも焦点を当てて，スピリチュアルケアや宗教的ケアとの関係についても考察します．最後に，「無宗教」的でありながら「宗教心」にあふれる日本文化が，スピリチュアルケアにおいて世界に貢献する可能性について述べてみたいと思います．

II．スピリチュアルケアの展開

スピリチュアルケアの展開について述べるには，まずは宗教，特にキリスト教から始めなくてはなりません．教会では古くから，羊飼い（pastor）がか弱い羊を守るように，聖職者が苦悩の中にある信徒をお世話してきました．これを pastoral care といいます．中世以降，病院や福祉施設でも聖職者が「チャプレン（chaplain：chapel の管理者）」として雇われるようになり，20世紀前半からはチャプレンは専門職とみなされるようになりました．その結果欧米諸国では，公立私立を問わず医療・福祉施設，刑務所，軍隊等で pastoral care が提供されることが常態となっています．世俗化・多民族化・多宗教化の影響によるものと思われますが，近年になって，キリスト教的色彩を伴う pastoral care という言葉から，spiritual care にシフトしています．

国内で spiritual care が注目を浴びるようになったきっかけは，1970年

代に始まる,がん末期患者の全人的ケアを目指した「ホスピス運動」です.1990年代半ばまでは,"spiritual"は「宗教的」「霊的」と訳されていましたが,現在では「スピリチュアル」とカタカナ表記されるようになっています(国内におけるスピリチュアルケアの概念の変化については神谷が詳しくまとめています).

この経緯から,スピリチュアルケアは「死の臨床」においてのみ必要なものとして理解されてきましたが,近年,徐々にその適応領域が拡大されつつあります.医療においては,ホスピス・緩和ケアのみならず,がん治療,精神医学,心身医学,救急医学においても注目されています.2008年に初めての学術大会を開いた日本スピリチュアルケア学会では,ホスピス・緩和ケアだけでなく,チーム医療,心身医学,社会福祉,子育て,音楽療法,宗教,瞑想といった多様なテーマにおいて研究発表がなされました.

また,ケアの担い手も拡大しています.国内に紹介された当初は,牧師や神父などキリスト教の聖職者が中心でしたが,仏教僧侶もホスピス運動に関心を示し,仏教的・日本的ケアのあり方を模索して,1980年代中半から「ビハーラ運動」が開始されました.さらに,スピリチュアルケアの概念が変化する中で,現在では宗教者だけでなく,看護師を中心とした医療・福祉従事者がケアの担い手となっています.また,心理療法家(サイコセラピスト)の中には,スピリチュアルケアという言葉こそ用いませんが,スピリチュアリティを意識した心理療法を提供する人たちも増えつつあるようです.

さて,このようなヘルスケア領域における展開に対して,広い意味での宗教的な領域においても,いわゆるスピリチュアル・ブームに便乗して「スピリチュアル・カウンセリング」なるものが広がっています.占い師,霊能者,ヒーラーなどを生業としている人たちが,自身の特殊な「能力」を用いて助言等を行うのですが,このような方法は近代合理主義に基づくヘルスケア領域にはなじみません.ところが言葉としては「スピリチュアルケア」に類似するため,両者の混同・誤解が生じているようです.本論の主題はヘルスケア領域におけるスピリチュアルケアですので,これら両者の違いを明確にしておかねばなりません.

Ⅲ. 宗教的ケアとの相違

　ヘルスケア領域（特にホスピス・緩和ケア）においては，スピリチュアルケアとは似て非なるものとして「宗教的ケア」が提供されています．spiritual care が国内に紹介された当初は，これら二つのケアはほぼ同一視されていましたが，スピリチュアルケアの概念の変化に伴って相違点が明確になってきました．

　スピリチュアルケアと宗教的ケアの相違について，窪寺[2]は「両ケアとも心理的レベルよりも深い魂のレベルの苦痛へのケアであり，目に見えない超越的なものとの関わりを問題にしている点で共通している．一方，両者の相違点はケアを受ける病人のニーズに対して，どのようなアプローチでケアを行うかである」と述べています．両ケアの共通点は「目に見えない」「魂のレベル」の問題を扱うことです．さて，宗教は，「目に見えない超越的なものとの関わり」すなわちスピリチュアリティを表現して，それを固定化させた体系です．表現が固定しているか否かということは，宗教的かスピリチュアルかの分かれ目になります．

　両ケアにはアプローチ方法，言い換えるならば，ケア対象者とケア援助者の関係性が異なります（図Ⅶ-1）．つまり，宗教的ケアの場合は，対象者が援助者（通常は宗教者）の「世界」に入ること，つまり援助者の信仰世界を対象者が是認することが前提となります．そして，宗教的文脈において援助者は対象者の問題点を理解し，助言することができます．逆に，

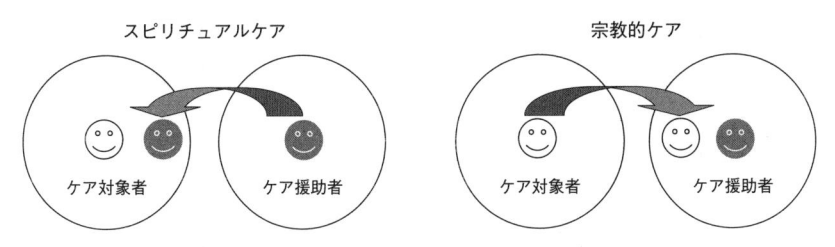

※円はケア対象者・援助者それぞれの世界観の範囲を表す．
※宗教的ケアでは対象者が援助者の「世界」に入り，逆に
　スピリチュアルケアでは援助者が対象者の「世界」に入る．

**図Ⅶ 1　スピリチュアルケアと宗教的ケアにおける
ケア対象者と援助者の関係の相違**

スピリチュアルケアの場合は，援助者（宗教者に限定されない）が対象者の「世界」に入ることが前提となります．対象者の世界観は宗教的ではないかもしれませんが，援助者は，対象者が自由にスピリチュアリティを表現できるように援助します．

宗教的ケアの場合，例えば，仏教徒が僧侶に相談をもちかけるのは，その信徒が仏教という世界観（＝僧侶の世界観）を是認しているからです．必ずしも熱心に信仰しているとは限りませんが，僧侶を相談相手に選ぶということは仏教を是認していることが前提となります．さらにその仏教を信じる相談者は僧侶からの"答え"を求めるでしょう．この期待感も宗教的ケアの特徴です．巷の「スピリチュアル・カウンセラー」たちへの期待感も同様のものです．「スピリチュアル」という言葉が用いられていますが，そこでの相談関係は宗教的ケアのそれと同じものです．

他方，ヘルスケア領域におけるスピリチュアルケアでは，ケア対象者と援助者の世界観が異なることが前提なので，援助者が何らかの"答え"を提示したからといって対象者がそれを受け取るとは限りません．援助者から"答え"を提示することが極めて困難であるため，"答え"の代わりになるもの（より深い自己への気づき）を対象者とともに探求することになります．援助者が提供するのは，その気づきを探求するための"場"，すなわち環境を含む雰囲気および関係性です．

スピリチュアルペインは，両ケアの介入のきっかけになるものですが，対応方法が異なります．宗教的ケアは直接的にペインに対する"答え"を提供できるのに対して，スピリチュアルケアは"答え"を提供するものではありません．ケア対象者自身を支えるものを確認することによって，たとえペインは除去されなくても生きていけるように援助するのがスピリチュアルケアなのです．

スピリチュアルケアも宗教的ケアも，どちらも私たちが生きるために必要なことです．注意しなければならないのは，ケア従事者が，ケアを提供する際にその区別をつけておく，ということです．両ケアを混同していると，ケア対象者に迷惑をかけたり，信頼関係を損なう恐れがあるからです．特に，信仰をもつケア従事者は気をつけてほしいと思います．

Ⅳ．日本人のさまざまな死生観

　スピリチュアルケアと宗教的ケアの相違をより明確にするために，死生観に焦点を当てて考えてみることにしましょう．現代日本人の死生観について，例えば，以下のように分類できます（詳しくは参考文献2を参照）．
　①特定のイメージを伴った別の世界に行く（例：天国，浄土，極楽，地獄，黄泉，三途の川など）
　②超越的存在と合一する（例：神仏・宇宙と一体化する，永遠のいのちに溶け込む，祖霊になる）
　③魂が肉体から分離する（さらに他の肉体に入る）（例：輪廻転生，生まれ変わる，中有など）
　④（普段の様態はさておき）特定の時期・機会にこの世に現れる（例：お盆，お迎えなど）
　⑤この世に何らかの形で留まる（例：草葉の陰で見守る，星になる）
　⑥生きている人の記憶の中に留まる（例：作品を残す，歴史に名を残す）
　⑦無になる（例：自己の消滅，遺体だけが残る）
　これらの分類項目には，特定の教義に関連する死生観と，民間信仰として基層文化に根づいている死生観が含まれます．前者は①～③においてほぼ網羅されてしまいますが，後者は①～⑦のどこにでも含まれます．
　例えば①では，「天国」はキリスト教，「西方極楽浄土」は仏教，「黄泉の国」は神道に基づく死生観ですが，「三途の川」は民間信仰から仏教に混入した「俗説」で，日本の基層文化に根づいている死生観の代表的な例です．
　②に含まれるもののうち，例えば真言宗の開祖である空海の死生観は，「宇宙と一体化する」というものです．他方，亡くなってから数十年が経過して，弔い上げをして「先祖代々」として奉られるという一連の年忌法要は，仏教の形式で行われていますが，「先祖代々」になるという考え方は民間信仰を基礎としています．
　③の「生まれ変わり」という考え方は，仏教やヒンドゥー教に特徴的です．日本でも子どもが生まれると，その子が祖父母の生まれ変わりだと言われることがありますが，これは必ずしも仏教から直接影響を受けたものではなく，「家族内輪廻」とでも言うべき民間信仰です．

④のうち，お盆やお彼岸は仏教の形式をとっているものの，「先祖が帰ってくる」という思想としては民間信仰です．「お迎え」というのは，死の前後に神仏や亡くなった家族が迎えにくるという民間信仰です．精神医学ではせん妄の一種とされてしまいますが，「お迎え」を信じたい人にとっては，病気にされてしまうのは不愉快なことではないかと思います．スピリチュアルケアの視点からも，大切にしたい信仰です．

⑤に含まれるものとして，最近流行したのが「千の風になって」という歌です．死後に墓に入るのではなく風（光，雪，鳥，星）になるという内容は，新しい死生観をもたらしたものではなく，基層文化を共有する私たちの死生観に訴えかけるものが強かったために，大ヒットしたのではないでしょうか．

⑥は，だれにでも信じることができます．私たちは本能的に何かをこの世に残そうとします．それがDNAでなくても，作品や，組織や，そして自分が存在したという記録だけでも残すことはできます．

⑦を信じることで救われる人もいるかもしれません．しかし，多くの人は消滅することを怖れます．すっきりとこの世からおさらばして，きれいさっぱり消滅する，と信じることができればいいのですが，決して容易ではないと思います．

日本人の信仰の特徴である祖先崇拝は，①～⑥のどれとも関連します．宗教的ケア，スピリチュアルケアの両ケアに関連し，特に後者においてもしばしば重要なテーマになります．グリーフケアにおいても重要です．人格形成において両親との関係を看過できないように，死生観の形成において近親の故人との関係を看過することはできません．近親者を看取ることは，死生観を大きく揺るがす体験であり，死生観の基礎にもなります．遺された人はその故人のことを忘れることはないので，故人との関係は継続し，死生観にも強い影響を与えます．

死生観を確認することによって，スピリチュアルケアでも宗教的ケアでも，「見えないつながり」や「生きる意味」を支えることができます．「見えないつながり」や「生きる意味」を支えに生きるということは，健康に暮らしている人にもあり得ることですし，大切にしたいことです．

死生観と宗教的ケア

　宗教的ケアには，ある程度民俗や文化の影響を帯びますが，特定の宗教・教義・信仰に基づく死生観が役に立ちます．死生観というものは一朝一夕に「確立」されるものではありません．長年の研鑽が必要で，長い修行の旅路を支えてくれる指導者が必要です．宗教的ケアは，本来そのような宗教指導者が弟子たちを導く際に必要なものなのです．

　ところが，そのような研鑽を積んでいても，入院中，入所中に危機的状況を経験して，信仰が揺さぶられることがあります．このようなときには，宗教家や信仰仲間の介入が必要になります．「私は死後に極楽浄土に往生できるのか？」という不安をもつ人のために，だれかがその不安に耳を傾け，一緒に念仏を唱えて，「心配しなくていい．阿弥陀様は必ずお救いくださる」と断言してくれる人がいるならば，その不安は解消されるでしょう．

　また生活状況の変化に伴って，それまで学んできた教義について疑問がわくこともあるかもしれません．そのような疑問について，知的に整理したり，適切な解釈を加えることも宗教的ケアです．

　ケア提供者は，自身が所属する教団の聖職者が理想的ですが，信仰仲間でも，他の教団の聖職者でも，信仰を共有できる人であれば，宗教的ケアは成立します．人間を超えた超越者（神や仏や大宇宙など）が傍らにいてくれる，見守ってくれるという感覚をとりもどすことによって，超越的存在との見えないつながりを強化することができます．

　死生観には，地獄などのようにネガティブなものもあります．何かの理由で「私は地獄に堕ちる」と苦悩する人もいます．この場合には，ケア対象者自身の罪責感や後悔の念が関連していることがあるので，その苦悩の原因を解きほぐしていきます．対象者が自分の中で折り合いをつけられない場合には，宗教的な「赦(ゆる)し」を与えることになります．ただの許しではなく，宗教者・聖職者として権威性を十分に活かして，神仏などの超越的存在の代理として「赦す」ということです．

　また，特定の宗教についての信仰をもっているからといって，その宗教の正統的な死生観も信じているとは限らない，ということも知っておくべきでしょう．さまざまな死生観が混合していることもあります．

死生観とスピリチュアルケア

　スピリチュアルケアには，宗教的ケアの固定性への対応として生じた側面があります．個々多様な要素を含む死生観については，スピリチュアルケアのアプローチで対応することが望ましいのです．

　スピリチュアルケアの臨床においては，しばしば，ケア対象者の死生観が確立されているかどうか，確認されているかどうかもわからないまま，語りが始まります．そもそも，ケア対象者の苦悩の内容すらわからず，時間をかけて語ってもらう中でようやく死の不安があることが判明するということがあります．死の不安に対して，宗教的ケアのように"答え"を提示することは，必ずしも有効ではありません．かえって信頼関係を損なうことさえあります．対象者の世界のどこかにある"答え"の代わりになるもの（より深い自己への気づき）を，語りの中で一緒に見つけることが求められます．その"気づき"は，語りの端々や文脈の中にあらわれることもあれば，突然浮かび上がることもあります．そこにあらわれたケア対象者の死生観を確認し，それが肯定的なものであれば強化することでスピリチュアルケアになります．

　例えば，「死ぬことが怖いのではなくて，死んでから大嫌いな姑に再会することが怖かったんだ」ということに気づくことがあります．「死んでから無になると思うと怖かったけど，しばらく休むことだと思えば怖くない」という意味づけをすることもあります．いずれにせよ，特定の宗教の教義にとらわれず，ケア対象者自身がもっている生活体験や，かつて触れたことがある思想（宗教を含む）を踏まえて，ときには不都合な思想を相対化して，自分自身のためになる気づきを見つける，もしくは意味づけをすることで，安心できることがあります．

　ネガティブな死生観をもっている場合には，宗教的ケアでの対応と同様に，その苦悩の原因を解きほぐしていきます．例えば，亡き夫との間に確執があった場合には，その課題に取り組んで亡き夫と和解するか，和解できなければ亡き夫の住む「あの世」とは別の「あの世」を設定することもあります（墓を別々にすることに似ています）．

V. 二つの自然観

　日本人の信仰の特徴の一つは祖先崇拝であり，もう一つの特徴は自然崇拝だといわれています．自然崇拝は神道と結びつきやすいのですが，かといって同一視することもできません．仏教には「山川草木悉皆成仏」(自然はそのままで仏である) という思想がありますが，中国や日本の自然観から影響を受けているようです．

　宮家は，民俗宗教における自然観を大きく二つに分けています．一つは外的自然（大宇宙）で，動植物，自然物，自然現象がこれにあたり，さらに自然を"聖なるもの"として神格化するという特徴があります．これが自然崇拝というもので，素朴な自然崇拝が自然宗教に発展することがあります．その代表的な例が神道です．

　もう一つは内的自然（小宇宙）で，人間の心身やその動きがこれにあたります．外的自然と人間が霊性・仏性を共有するという特徴があります．こちらは思想として教義となることがあります．例としては，老荘思想の「無為自然」や，親鸞の「自然法爾」があります．道元の思想や，良寛の生き様にも自然観が現れています．自己の作為を否定して，大いなる自然の力や流れに従うという考え方です．

自然観と宗教的ケア

　自然観が宗教的ケアの根幹になることがあり得るのかどうか，外的自然と内的自然に分けて考えてみましょう．

　外的自然に関することで，実際にはあり得ないかもしれませんが，例えば自然崇拝者を自認する人が，ビルの谷間にある病院に入院して，窓の外からは隣のビルの壁しか見えず，病状の特殊性によって病室に花を持ち込むことも禁止されたとしたら，相当苦しいことだと思います．彼に自然環境を写したビデオを見せてあげることができたら，宗教的ケアになるでしょう．

　例えば，親鸞の思想を深く理解し，自然法爾の生き方が体現できているか悩む信仰者がいて，そのことに適切に答えられる人がいれば，宗教的ケアが成立するのでしょう．

　どちらにしても，極めてまれなケースだと思います．

自然観とスピリチュアルケア

窪寺[3]は,「自然の静けさや生命力,包容力は,死の危機に動揺し,自己を見失ってしまった人の人生の根源を見つけ出すきっかけを与えてくれる」と,自然によるスピリチュアルケアについて言及しています.西脇[4]は,若者を対象にした宗教的自然観についての調査において,「"人間の問題の解決"の場として自然体験が捉えられている」という特徴を見出しています.具体的には,「神や先祖の守護を感じて安心したり,"悩みの軽減"を体験したり,心が浄化される体験であったり,"ゆるされた"と感じたり,生きていくことを十全に喜ぶのできる体験をしたり,という仕方で解決されていく」という記述があります.

このように,自然と触れ合うことによってスピリチュアリティが働き,「見えないつながり」を意識したり,「生きる意味」を見出すということがあるのです.自然によるスピリチュアルケアということです.この場合には,必ずしもケア援助者は必要なく,セルフケアになっている点も注目されます.

カウンセリング的な対話だけでなく,自問自答し,自省を続ける中で「宇宙の法則性という意味での自然に生かされている自分に気づく」ことによって,生きる意味を再発見するということもあるでしょう.

また,宇宙的な作用と,ちっぽけな一人の人間の力を対比するという考え方もあります.この場合には,「我執を手放して大いなる力に任せる」という文脈が生じてきて,親鸞のような宗教的な思想に近づきます.しかし通常は,自然についてのスピリチュアルな表現は,伝統的な宗教的表現に限定されずに,かなり自由で多義的です.

VI. 日本的スピリチュアルケアの可能性

私事で恐縮ですが,欧米,アジア,アフリカなどから200人ほどのチャプレンたちが集まる,パストラルケアの世界大会があって,そこで祖先崇拝と自然崇拝に基づく,日本的なスピリチュアルケア理解を発表したことがあります.参加者の大半はプロテスタントの牧師でした.筆者の発表は,神との関係を重視するキリスト教的文脈にはそぐわない考え方でしたので,どのような反応がかえってくるか心配していました.ところが,参加

者たちは興味津々で，筆者を質問攻めにしてくれました．欧米のチャプレンたちの反応には，「神との関係は大切だけど，最近は世俗化してきて，祖先との関係や，自然との関係を大切だと思う人が増えている．どう対応すればいいのか教えてほしい」というものもありました．

日本人の宗教観について，ある調査では宗教を信仰している人は3割ほどしかないのに，別の調査では7割以上の人がお盆やお彼岸に墓参りに行き，5割ほどの人が仏壇や神棚に手を合わせるという結果が出ています．「無宗教」でありながら，「宗教心」をもつということを意味していて，別の言い方をすれば，「宗教的ではないがスピリチュアルだ」という表現があてはまるのではないでしょうか．

このような社会的・文化的背景をもつ日本で，スピリチュアルケアが徐々に発展し，普及しつつあります．必ずしも宗教家に頼るのではなく，世俗的関係の中でもスピリチュアルケアが提供されているということは，世界的に見て，ある意味で先端を行く社会なのではないかと思えます．宗教的ケアから少し距離を置いたスピリチュアルケアが，将来の世界の主流になる可能性はあります．その潮流を，日本的スピリチュアルケアが先導していけるのではないかと期待しています．

[引用文献]
1) 島薗進（2007）スピリチュアリティの興隆―新霊性文化とその周辺, p. 93, 岩波書店．
2) 窪寺俊之（2008）スピリチュアルケア学概説, p. 6, 三輪書店．
3) 窪寺俊之（2004）スピリチュアルケア学序説, p. 82, 三輪書店．
4) 西脇良（2004）日本人の宗教的自然観―意識調査による実証的研究, pp. 305-306, ミネルヴァ書房．

[参考文献]
1. カール・ベッカー編著，神谷綾子（2000）第10章 スピリチュアルケアということ，生と死のケアを考える，法藏館．
2. 谷山洋三（2006）死の不安に対する宗教者のアプローチ―スピリチュアルケアと宗教的ケアの事例，宗教研究, 349.
3. 谷山洋三（2008）スピリチュアルケアにおける祖先崇拝的側面―近親の故

人への追慕,臨床死生学,13.
4. 谷山洋三(2009)スピリチュアルケアと宗教的ケア,緩和ケア,19(1).
5. 保坂幸博(2006)日本の自然崇拝,西洋のアニミズム,新評社.
6. 宮家準(1995)日本の民俗宗教における自然観,宗教研究,69(1).

2　葬儀とお墓の現代的変容

中筋　由紀子

I．現代は何が変容したのか

　現代日本では，葬儀やお墓が多様化しているといわれています．葬儀やお墓は，形あるものとしては存在しない死者を表象する，社会的な装置です．ですから，葬儀やお墓は，その社会が共有する，通念としての死や死者のあり方を表現しているのであり，個人の自由な空想や選択の表現ではないはずです．では，それが多様化しているとはどういった事態なのでしょうか．私たちはそのことを考え，理解するために，二つの事例を指標として用います．その二つとは，葬儀やお墓に表象されていると考えられる，人々の深層にある死や死者をめぐる心情や考えを表していると考えられる事例です．二つの間の隔たりを指標とすることで私たちは現代日本において，私たちがどのようなところからどこまできたのか，その変容の大きさと位相を見ることができるでしょう．

　　　かづは闇に浮かぶ石段を見上げたまま，死後のことに思い及んだ．過去はひとつひとつ足許から崩れて，身を寄せるべきところはどこにもない．もしこのまま死んでいったら，弔ってくれる人は一人もあるまい．死後を思ったら，頼るべき人を見つけ，家族を持ち，まっとうな暮らしをしなければならない．[1]

　　　私のお墓の前で　泣かないでください
　　　そこに私はいません　眠ってなんかいません
　　　千の風に，千の風になって　あの大きな空を吹き渡っています

　一つめの引用は，プライバシー裁判でも当時有名になった三島由紀夫の『宴のあと』という作品からのもので，1960年の作品です．二つめは作者不詳とされる英語の詩を日本語に訳し，曲をつけたもので，その歌詞の冒

頭です．この曲は，2001年に新井満が訳詞をつくり曲をつけ，2003年に発表，その後2006年に秋川雅史の歌でCDが売り出されヒットし紅白歌合戦でも歌われました．私たちはこれから，この40年を隔てた，死後をめぐる二つの心情と考え方の違いについて考えてみたいと思います．

　一つめの引用は，死後自分が無縁仏となることを恐れる主人公の気持ちを表しています．従来日本では，自己の死後のことは，自分でどうにかできるものではなく，家の跡継ぎに任せるものとされていました．そのためには，「家族を持ち，まっとうな暮らし」をする，すなわち結婚し，男子の跡継ぎをもうけることで，その子に先祖として祭ってもらわなければならないとされていました．したがって，主人公である福沢かづは，成功した料亭の女主人の地位にありましたが，50歳代で独身の彼女は，死後を祭ってくれる人のない，無縁仏となる運命でした．彼女はそれに「底知れぬ暗い怖ろしさ」を感じ，自らの情熱の対象であった仕事を捨て，政治家の男性と結婚します．死後無縁仏となることを恐れる心情は，彼女が半生かけて獲得した仕事と地位をなげうつに足る理由として描かれているのです．当時においてはそれは十分に説得的なものであったと考えられます．

　例えば1946年（昭和21年）に民俗学者の柳田国男は『先祖の話』を公刊しましたが，戦時下の「連日の警報の下」で急いでこれを執筆した理由を，人々が出郷することと戦死の増加によって，「家の子なくして死」ぬ人々が増加し，これらが皆無縁仏となってしまうことを，非常な問題だと感じたからであると述べています．「ともかくも歎き悲しむ人がまた逝き去ってしまうと，程なく家なしになって，よその外棚を覗きまわるような状態にしておくことは，人を安らかにあの世に赴かしめる途ではなく，しかも戦後の人心の動揺を，慰撫するの趣旨に反するかと思う」[2]

　柳田がここで想像力豊かに述べているように，死後無縁仏となることは，当人にとってばかりでなく，祭り手のなくなった家の先祖のすべてにとっての問題であり，さらにそうした家々が増加することは，社会不安を引き起こしさえする問題とされているのです．

　ところが「千の風になって」が描き出す死後の姿は，ここで柳田がこのうえなく悲惨な姿として述べている「外棚を覗きまわる」状態にほかなりません．それが新聞の書評では，「死者が残された人に語りかけ，悲しみ

を癒してくれる詩は共感を呼び，中高年にとっての『我らのヒット曲』となっている」(朝日新聞 2007 年 6 月 20 日朝刊) とされているのです．なぜ死後をめぐる考え方や心情がこれほど大きな転換を遂げたのでしょうか．そのことを考えるためにまず私たちは，無縁仏となることを恐れなくてはならなかったかつての日本社会における，葬儀やお墓のあり方について見ていきたいと思います．

II．葬儀とお墓をとらえる視点

ところで，具体的な葬儀やお墓のあり方をみていく前に，まずこの二つが，分析的には異なる社会的事象としてとらえられることを考察しておきたいと思います．その違いを明らかにすることは，単なる学問的な問題であるばかりでなく，二つの事象が別の集団に担われており，別の変容過程をたどる様子を理解するために必要な作業なのです．

まず葬儀ですが，これは集団の一員が死亡したときに集団が行う儀礼です．文化人類学者ファン・ヘネップは，このような儀礼を「通過儀礼」と呼びました．通過儀礼とは，個人がその生涯において段階的に迎える，出生・成人・結婚・出産・死亡などの出来事のそれぞれにおいて，区切りとして行われる儀礼です．個人は，その一生でこれらの出来事を順次「通過」するものであり，かつこれらの出来事の結果，前とは違う集団の中の地位に帰属することになります．また社会学者デュルケームは，葬儀とは，メンバーの死という出来事によって動揺した集団を，安定化させる機能をもつと述べました．「個人が死ぬと，所属していた家族集団は微弱にされたのを感じ，この損失に対応するため集合する」[3]

従来，日本では葬儀の担い手はそれぞれの地域にありました．それぞれの村は集落ごとに葬式組などと呼ばれる地縁的な葬儀の互助組織をもち，それが葬儀のやり方や具体的な執行についても主導し，また米・紙等必要な物品を持ち寄り葬具を製作する等の形でその負担を共同したのです．したがって葬儀の変容とはこの地域の変容によるものであると考えられます．

一方，お墓とは，こうした特定の個人に対する非日常のイベントとしての儀礼ではなく，死者の日常的な居場所とされます．たとえお墓に一人ひ

とり別々の碑が建てられている場合でも，お墓とは集団が過去のメンバーと結ぶ集合的な関係を象徴する場所です．言い換えれば，お墓があることで，ある集団は，現メンバーを超えて存続するものであることを，メンバーに感じさせるのです．

　従来日本では，死者は家の先祖となるとされていました．死者は，お墓だけでなく，各家の仏壇の位牌にも祭られており，例えばお盆にはそこへ帰ってくるのだとされていました．柳田国男は次のようにこれを表現します．「(私たちの先祖は) たとえ肉体は朽ちて跡なくなってしまおうとも，なおこの国土との縁は断たず，毎年日を定めて子孫の家と行き通い，幼い者のだんだんに世に出て働く様子を見たいと思っていた」[4]．したがって，先祖として祭られるためには，家の子孫が必ず跡継ぎとして家を永続させてくれなくてはなりません．それが家の現メンバーの義務であり価値でした．柳田は『明治大正史世相篇』(1931年) の中で「家永続の願い」の切実さと，明治期以降の移動の増大がこれを困難にしている様子を，一章をもうけて描き出し問題として指摘しました．すなわち，お墓の変容は，家の変容によるものであると考えられます．

　そこで，次には葬儀とお墓についてそれぞれ，従来のあり方とその変容の過程を詳しく見ていきたいと思います．

Ⅲ．都市化と葬儀の商品化

　前述したように，かつての葬儀は村という地縁共同体によって担われていました．村八分という言葉がありますが，これはある家との協力や交際を村が一致して絶つという制裁が行われる場合でも，葬儀と火事は除外されるという意味だとされてきました．それは死という悲しい出来事に同情して，というよりは，デュルケームが述べたように，メンバーの死がすべてのメンバーにかかわる事態であると感じられていたからではないでしょうか．そのことは例えば「死穢」をめぐるさまざまなタブーに見出せるでしょう．喪家での煮炊きを避けるなどの，さまざまな死の忌は，喪家を日常や集団生活から隔離することによって，死や死霊の災いからムラを守るためとされてきました．メンバーの死は，村の全体に影響を及ぼすものととらえられていたのです．

葬儀は，葬式組などと呼ばれる地縁組織が協力して行いました．組内の各家からそれぞれ一人，二人，手伝いの人手を出しました．死を告げに行く使者や，葬具を整えること，墓穴掘り等を主に男性が行い，炊事等は女性が行いました．こうした役の手配も村が行うため，日ごろの付き合いを大切にしなければならないとされていました．またかつての葬送儀礼の中心は，野辺送りといって，埋葬地まで葬列を組んで棺を運ぶことでしたが，村はこれを遺族とともに行いました．遺族からは，精進落としと呼ばれる，忌み明けの共同の飲食の折に，さまざまなねぎらいが返されました．

　また村は人手でばかりでなく金品の協力も行いました．例えば有賀貴左衛門は「不幸音信帳から見た村の生活」という1948年の論文で，昭和9年ごろの信州上伊那郡朝日村の葬儀を詳細に分析していますが，それによれば，香典とはかつては，米や麦粉など自家生産の日用品が主で，金銭は村の外からの弔問者によるものが主だったことがわかります．香典のやりとりは「不幸音信帳」に記録され，してもらっただけ返すということが，大切な付き合いの倫理であるとされていました．

　以上のような葬儀のあり方の，現代におけるもっとも大きな変化は，死がもはや地域において生起する事態ではない，ということによります．現代の私たちのほとんどは，自宅ではなく病院で亡くなります．アメリカの精神科医キューブラー＝ロスは，『死ぬ瞬間』の中で，家族や地域の人々が集まり，見守る中で死を迎えた，かつての「臨終の集い」の様子を描いています．しかし現代では死の床は病院に移され，医療スタッフの管理下で迎えられます．それは日常から隔離され専門家に管理された特殊な場です．

　そしてまた地域は，葬儀の協力という点においても，もはや主役ではありません．それは現代においては多く葬儀社などの商業サービスによって遂行されます．それは次の二点において，地縁共同体がメンバーの葬儀を担うことが困難になったからであると考えられます．

　第一は，現代における私たちの生活が，村のような限られた範囲内において充足される状態から，仕事にせよ買い物にせよ広い範囲に及ばなければ充たされなくなってきたことによるものです．互いに日常の協力が必要なくなったために，よく知らない人と身近に暮らし干渉し合わないことが一般的な生活となり，地縁組織が葬儀のようなプライバシーにかかわる事

柄に協力したり干渉したりすることが困難になってきたのです.

　第二の点は，私たちの生活が次第に大きな社会の流れに巻き込まれるようになった結果，一人の人が死んだということで簡単に，仕事などの日常生活を停止して儀礼に参加することが困難になってきたことによります．歴史学者アリエスは，フランスで起きている同じような現象について次のように述べています．「都市では，誰ももはや死なないかのようにいっさいが推移する」[5]．アリエスの母親は，第二次世界大戦で死亡した息子のために，黒いヴェールと喪章を付けて 20 年にわたる余生を過ごしました．しかしこのような公共の場での悲歎と追悼の振る舞いは，次第に許容されなくなります．1961 年に弟を亡くした，イギリスの学者ゴーラーは，喪中です，と人に言うたびに「ひどくわいせつなことを口にしたかのように」当惑される体験をしたといいます．現代社会ではもはや，死者を悼む時間や振る舞いは人々に共有され得ません．悲歎はプライベートな空間に隠蔽されるべきであり，死は日常生活の中には見えないものとされているのです．

Ⅳ．「家」の分解とお墓の無縁化

　私たちがお墓というと一般的に思い浮かべるのは，お寺の付属の敷地にあって「○○家先祖代々の墓」等と刻まれた角柱型の石碑が林立する風景でしょう．しかし，このようなお墓のあり方は，だれもが姓をもつようになった明治期以降に成立し，一般化したものです．それ以前の墓は，地域によって多様なあり方をしていました．江戸期には，寺請制度によって，仏教が葬送儀礼や墓地祭祀に関与することが広まり，現在のような石碑を建てる寺院墓地のあり方が成立してきましたが，一方で寺院の管理下にはない，家の裏山や畦際，また庭先に置かれた墓地も多くありました．また近畿地方を中心に両墓制と呼ばれる，埋葬地とお参りのための石塔を別に建立する墓地のあり方も見られました．石碑は，個人あるいは夫婦で一つのものが多く，石碑の代わりに自然の石や樹木を用いる墓も見られました．

　お墓の祭りを担ってきたのは「家」です．先祖を祭る「家」は，私たちが現在普通と考えるいわゆる核家族とは異なり，長い世代的な連鎖の中に位置づけられ，農家や商家などの家業を営むための労働力として，多世代

にわたる家族員を収容する大家族でした．個々の家の先祖の祭りは，同じ先祖を系譜の祖とする同族団の中に位置づけられ，その中の本家分家関係において互助共同されていました．

　明治期以降，お墓のあり方は，墓地を行政の管理下に置こうとする諸種の政府の施策によって，形態は現在のような形へ一般的に収まってきましたが，一方で先祖祭りの担い手である「家」が，分解し小さくなっていくことによって，従来のような子孫による祭りが困難な家々が生じてきたとされます．まず形態の変化から見ていきましょう．

　明治政府は，西洋医学を修めた医師によって死を確認することを義務づけましたが，それをはじめとして，死や埋葬を，治安維持や公衆衛生の観点から管理することを始めました．火葬を奨励し，また墓地を法律で定義して許可制にしたのです[*1]．さらに東京の青山墓地をはじめとした公営墓地をもうけることで，宗教から墓地を独立させることを試みました[*2]．これ以降墓地の新設は公営のものだけとなります．火葬は，一家で一つの石碑に収まるお墓の形を可能にし，整備された区画に石碑が林立する現在の墓地風景が成立してきたのです．

　死や埋葬などの行政的な掌握の一方で，その祭りの担い手についても明治政府は法的な規定をもうけることで明確化しました．明治民法は，「家」の主人を「戸主」として，長男が代々これを継ぐものとしましたが，このとき家の財産や家名，お墓などの所有権も相続するものとしたのです．一つの家に少なくとも一つのお墓があることや，それが家のだれかの所有物ではなくて家のものであること，長男が代々それを継ぐことは，この法律が施行される中で次第に一般的なこととなってきたのです．戦後，民法が改正され，「戸主」制度や「家督相続」という規定はなくなりましたが，現在の民法でも，「系譜，祭具および墳墓」だけは「慣習に従って祖先の

[*1] 実際には火葬はいったんは禁止され，その後許可され奨励されるようになった．明治政府の宗教政策と火葬をめぐる法令や行政のあり方との関連については，比較家族史学会監修，森謙二（1993）明治初年の墓地及び埋葬に関する法制の展開，シリーズ比較家族2 家族と墓，早稲田大学出版会を参照のこと．また墓地の多様なあり方を一定の形へ規制していった法令は，1884年太政官布告「墓地及埋葬取締規則」である．これについては，森謙二（2000）墓と葬送の現在　祖先祭祀から葬送の自由へ，東京堂出版を参照．

[*2] 青山墓地は当初は明治政府が公式に認めた神葬祭専用とされたが後に共葬墓地とされ，公営墓地の最初となった．

祭祀を主宰すべきもの」が継ぐとされています(民法第897条). つまり「死んで自分の血を分けた者から祭られねば, 死後の幸福は得られない」[6]というお墓の祭りのとらえ方は, その点では現在も変わっていないのです.

　ところが現実には先祖の祭祀を代々長男が継いで行くというあり方は, 次第に困難となってきました. 柳田国男は, 先祖祭祀の担い手を血縁の子孫に頼るあり方は, 家の永続のために多くの家族員を家にとどめて下積みの生活を送らせるような, 多大な犠牲が必要であったと述べています. 明治期以降, 交通が開放され, 職業移動が自由となり, こうした家族員が家を出て新しい家をつくることが可能になったことで, かつての多くの家族を収容していた家は, 次第に現在のような小家族に分解したのです. 柳田はこれを「先祖になる」という欲望の解放として描いています. 大きな家の下積みの成員として生涯を送るのではなく, 仕事と婚姻の自由を得て, 新しい家の先祖になることを, 多くの人々が夢見, 都市へと移動したのです.

　それは一方で個人の解放でしたが, 一方では家庭の孤立であったと柳田は述べています. かつての「家」は, 現在の家族にはない包括性がありました. 捨て子が必ずいずれかの家に拾われたことや, だれもが老後いずれかの家で養われていたことなど, 「家」は生者の生活を包括的に担うと同時に, 収容していた多様な家族員の死後の祭りを担うという点でも包括的な存在でした. しかし家の分解は, 跡継ぎの困難な家族を多く生み出しました. 跡継ぎの男子が産まれない, いても遠方にいる等の事情は, スペアとなる家族員のいない小さい家においては, 解決しがたい問題となります. ことに少子化の進んだ高度成長期以降に, それは顕在化します. 柳田は「家永続の願い」の冒頭で, 45枚の位牌だけを荷に負った95歳の老人が漂泊して警察に保護されたという新聞記事を取り上げています. しかし「位牌の漂泊」は, 今やだれも他人事とは言い切れないのではないでしょうか. 高度成長期をピークとして, 都市に出て先祖となろうとした家族は都市に自分の墓地を求めました. 都市での墓地不足に対応するために公営墓地の基準は緩和され, 民間墓地も許可されるようになりました. しかしそうして増加した墓地のみならず, 多くの次三男を過剰人口として都市へ送り出した地方の家々の墓地も, 今では跡継ぎの問題を抱えています. 冒頭で引用した三島の女主人公のように, 特殊な生活をしていたから死後無縁仏に

なることを恐れなくてはならないのではなく，現代社会では「まっとうな生活」をしていたとしても無縁仏になるかもしれないのです．

V．私の死後をつくる

以上，私たちは，従来葬儀やお墓の担い手であった地域や「家」が，次第に担い手として困難を抱えるようになってきた様子を見てきました．しかし，それは従来の葬儀やお墓のあり方の直面する危機であると同時に，新しい可能性の解放であったと考えられるのです．それは，私の死後の不確かさゆえに得られた，私が私の死後に関与する可能性です．私たちはもはやかつてのように，「家永続」のために下積みの犠牲を強いられたり，あるいは子孫にそれを強いることはありませんが，一方で私という一個の生を超えて存続する集団に回収されて，先祖として死後祭られ続けることを，確かに期待することはできなくなっています．それは一方では，だれもが無縁仏となるかもしれないという不安や恐れを抱くということではありますが，一方では，これまで子孫に任せるものとされてきた私の死後について，私が考えつくり出すという可能性を開くものであったと考えられます．

では現代社会において，私たちはどのような葬儀やお墓をつくり出そうとしているのでしょうか．新しい葬儀やお墓は，ことに21世紀に入ってから人々の自発的な活動の中でさまざまにつくり出されてきましたが，ここでは担い手の社会的な位置づけという視点に着目することで，大きく次の二つに整理してみます．①親密圏の中に「私らしい」葬儀やお墓を位置づける，②個人を単位とした新しい共同性や公共性の中に死を位置づける──です．

(1) 親密圏の中の「私らしい死」

現代の葬儀やお墓の傾向の一つは，形式や宗教にこだわらず「私らしく」，そしてもう一つは「家族だけ」「親しい人たちだけ」で「簡素な」葬儀・お墓を望む，というものです．こうした新しい傾向は，従来の葬儀やお墓のあり方を，子孫にかかる負担を減らすなどの仕方で維持しようとする諸種のサービス，例えば冠婚葬祭互助会や，あるいは一家の姓ではなく「心」

などの文字を刻むことで，同じ姓でないと承継できない仕組みを緩和するなどの工夫がなされる一方で，例えば葬儀の生前予約など，私の死後について私自身が直接関与する仕方の中に見出されるものです．

かつては，だれと個別には定かでない集合的な象徴としての「先祖」の一部となって祭られていましたが，現代では私たちは，私の個性を記憶にとどめておいてほしいと願い，またそれを記憶している親しい人々に送られ，祭られたいと思うのではないでしょうか．例えば，小説家・天童荒太は自らの『悼む人』という作品について，新聞で次のように述べています．「人間にとって一番大切なことは，だれに愛され，だれを愛したのか，何をしたのか――それをだれかに憶えていてほしいということではないでしょうか.」(朝日新聞 2008 年 12 月 20 日朝刊).他のだれとも違うかけがえない一つの個性ある人間として生きた証を，私たちは私たちの死後の儀礼や記念としてとどめたい，あるいは身近な人のそれをとどめたいと思うのではないでしょうか．生前葬や，しのぶ会など形式や宗教にこだわらない葬儀，あるいは樹木葬や手元供養，散骨など従来と異なる形のお墓のように，多様な葬儀やお墓が求められるのは，まさにこうした願いの表れと考えられます．これらの葬儀やお墓は，私という個人の記憶をめぐって営まれるのであり，それはもはや私の属する社会の広域的なつながりとも，またご先祖の祭りが「家永続の願い」を求めたような，子々孫々までの時間の広がりとも重なりません．現代の葬儀やお墓は，私がかけがえない個性をもって記憶される親密圏の中に，そしてまたそうした人々がやはりいなくなってしまうまでの時間だけが意識されて，営まれているのです．

こうした変化は，一つには葬儀が地域の共同作業ではなくなり商業化されることで，日常生活の諸種の義理から解放されて，本人や遺族の意見が，消費者の意向として葬儀に強く反映されるようになったことによると考えられます．もう一つは，私たちの家族が，かつての「家」のために人々が犠牲を払うようなあり方から，個々のメンバーの心情やあり方をより反映させた関係のあり方へと変化してきたためと考えられます．例えば A. ギデンズはこれを，政治の民主化に対応した，家族という親密圏内の関係の民主化であると述べています．家族の関係は，血縁・系譜などの形より，互いの個性に基づく情緒的な結びつきというより内面的なものへと変化し

てきたのであり，新しい葬儀やお墓はそれを反映したものになることを願われているのです．

(2) 新しい共同性，公共性の中の「私の死」

上記で私たちは，商業的なサービスによって，現代の私たちのあり方にそった葬儀やお墓が実現されつつある様子を見ました．しかしながら現代における変容にはこれにとどまらず，より新しい社会関係の中に葬儀やお墓を位置づけようとする，人々の自発的な動きが見られるのです．主なものとしてここでは「もやいの会」と，「葬送の自由をすすめる会」の二つを取り上げます．前者を新しい共同性を目指すもの，後者を新しい公共性を目指すものとしてここでは考えています．

「もやいの会」は，1990年に発足したNPO法人です．東京都豊島区の「もやいの碑」という合祀墓を会組織が永代供養します．パンフレットには「『もやい』は単に死後眠るところを提供する場ではなく，生前からのコミュニティづくりをめざし，『仲間づくり』『縁づくり』を具体化してゆきたい」と述べられているように，会員は，死後を共同するという意識を共有し，毎月の会報や年2回の合同慰霊祭等の交流を生前から行います．これは地域や親族などの地縁，血縁共同体と異なり，個人の自発的な参加によって実現される共同体です．もともとは死後無縁仏となるのを避けたい，という願いをもって始められたといいますが，次第にそればかりではなく，自ら選んで参加する多くの人々を迎えたといいます．家の先祖として祭られないことに，積極的な意味を見出す人々が参加し始めたのです．またこの会は，93年に，葬儀から納骨，死後の処理まで一切を生前に手配して請け負うNPO「りすシステム」を整えました．個人が自己の死後に関与する仕組みをNPO法人として整えたのです．「もやいの会」に始まるこの一連の会組織は，個人の自発的な選択と参加に基づいた共同体を，かつての地域や「家」のもっていたような包括性をもったものとして実現しようとする活動であると言えるでしょう．

「葬送の自由をすすめる会」は，1991年に発足した団体で2002年にNPO法人として認可されました．遺骨を砕いて海や山などに撒き，墓地のような長く残る建造物を造らない葬法を「自然葬」として推奨し，実施

する団体です．基本的人権に基づき，地球環境の保全と調和する自然葬を故人の自己決定として行っています．会報や講演会などの活動はありますが，個々の自然葬は各々別々に行われ，その点での交流はありません．この会は地球環境などの広い公共的な文脈の中に，会員個々人の葬送の問題を位置づけることによって，個人の死を，公共的な問題への関与のあり方として見出したのです．

　こうした活動はなぜ生まれてきたのでしょうか．私達は(1)で，過去に，地域や「家」によって包括的に担われてきた葬儀とお墓が，現在ではいずれも親密圏という狭い領域に囲い込まれ，これらに対する援助は主に商業的なサービスとなっている様子を見てきました．次の世代を，先の世代の死者の担い手としての伝統的なあり方から解放した現代では，確かに永続すると信じられる死者の居場所はなくなり，親密なだれかの記憶だけが，確かな生の証です．しかし一方で，「だれに愛され，だれを愛したのか，何をしたのか」を確かなものと感じられない生を送ることもあるのではないでしょうか．齋藤純一は，親密圏はだれにでも平等に分配されているものではないこと，私たちの「生の歓びや生の意味にかかわる」「自らに配慮や関心を寄せてくれる他者」を奪われた境遇に置かれることもありうることを指摘しています．さらには，たとえそのような他者が確かにいるとしても，私たちは私たちの生の証を，親密なだれかに憶えていてもらうだけで十分に確かなものとできるのでしょうか．例えばA.クラインマンは，がんで死に瀕している30代の作家の次のような言葉を引いています．

　　不公平ですよ．どうしてこのぼくが死ななくてはいけないんですか？どうして今なんですか？（中略）われわれがもがいたり悩んだりすることには，みな何か目的があるはずです．ぼくの人生，ぼくの病，ぼくの死は，どんな目的だったのでしょう？[7]

　私らしい死，私の死後の自由を得ることは，これまでは宗教や慣習的な世界観が覆い隠してきた，このような問いに出会ってしまう事態を生み出したと考えられます．私たちはこのように自らに問いかけたとき，何かを成し遂げたことやあるいは愛されたこと愛したことによって，だれかの記

憶にとどまりまたは心の中に生き続けるだろうと感じて，その答えを得ることができたように感じるかもしれません．言い換えればそれは，かけがえないこの私やあなたが，死後も何らかの形であり続けているということを，心のどこかで信じることでもあるでしょう．しかし一方で，死はこのようなかけがえのない個人の解体，解放でもあると，人々は感じているのではないでしょうか．

「千の風になって」という歌のヒットは，現在の一般的な葬儀やお墓のあり方の中には十分に表現されていないけれども，死が親密圏の中にとどまらない何かであること，そのことの中には決してネガティブな意味ばかりが見出されるのではないことを，人々が感じ取っていることを象徴しているのではないでしょうか．本稿は，現代の私たちが，この表現されつつある新しい感性に見合う葬儀やお墓の形を，まだ獲得していないと考えるものです．

[引用文献]
1) 三島由紀夫（1960）宴のあと，p.60，新潮社．
2) 柳田国男（1990）先祖の話，柳田国男全集 13，p.209，筑摩書房．
3) Durkheim, É. (1912) *Les formes élémentaires de la vie religieuse. Le système totémique en Australie*, Felix Alcan.（古野清人訳（1941）宗教生活の原初形態 下，p.293，岩波書店．）
4) 前掲書 2），p.209．
5) Ariès, P. (1977) *L'homme devant la mort*, Seuil.（成瀬駒男訳（1990）死を前にした人間，p.502，みすず書房．）
6) 柳田国男（1993）明治大正史世相篇，p.277，講談社．
7) Kleinman, A. (1988) *The Illness Narratives : Suffering, Healing and the Human Condition*, Basic Books.（江口重幸ほか訳（1996）病の語り—慢性の病をめぐる臨床人類学，pp.196-197，誠信書房．）

[参考文献]
1. 新井満（2003）千の風になって，講談社．
2. Gennep, A.V. (1909) *Les rites de passage*, Emile Nourry.（綾部恒雄ほか訳（1995）通過儀礼，弘文堂．）

3. Gorer, G. (1965) *Death, Grief and Mourning in Contemporary Britain*, Cresset Press.（宇都宮輝夫訳（1986）死と悲しみの社会学，ヨルダン社.）
4. Kübler-Ross, E.(1969) *On Death and Dying*, Macmillan.（川口正吉訳(1971)死ぬ瞬間―死にゆく人々との対話，読売新聞社.）
5. 斎藤純一編（2003）親密圏のポリティクス，ナカニシヤ出版.
6. 天童荒太（2008）悼む人，文藝春秋.

Ⅷ章　死生をめぐる倫理と法

医療やケアの現場では，死生をめぐり判断の難しい問題に向き合わざるをえない．どのような価値観，どのような共同規範のもとで適切な判断をしていけばよいのか．ケアの実践と倫理や法の接点について考えたい．

1　生命倫理学のアプローチとその問題点

香川　知晶

Ⅰ．生命倫理学の方法論と基本的な立場

　本稿では現在の生命倫理学で主流となっている原則アプローチという方法論を見ることから始めて，死生をめぐる生命倫理学の基本的な考え方とそこに含まれている問題点を考えてみようと思います．そのため，例として，アメリカでの治療停止をめぐる事例と日本での脳死臓器移植について，簡単にとりあげることにします．

原則アプローチ

　生命倫理学や看護倫理学の解説書を見ると，多くの場合，基本的な倫理原則の説明から議論が始められています．看護倫理学の分野で比較的早い時期に翻訳された教科書に，マーチン・ベンジャミン（Benjamin, Martin）とジョイ・カーティス（Curtis, Joy）の『臨床看護のディレンマ（*Ethics in Nursing*）』があります．そこでは，道徳的なディレンマが簡単に説明された後に，基本的な倫理原則が提示されています．そうした一般的原則が，看護をめぐるさまざまな倫理問題を考える出発点とされるのです．

　このように，倫理的な問題を考えるときに，まず自律や公正といった一般的な倫理的義務を規定する原則を確認し，それをもとに具体的な個々の問題を検討していくやり方は，原則主義とか原則（に基づく）アプローチと呼ばれます．これが，生命倫理学では，倫理問題を考えるアプローチとして主流となってきました．

　例えば，WHO（世界保健機関）が1998年に発表した『遺伝医学と遺伝サービスにおける倫理的問題についての国際ガイドラインの提案』という文書を見てみましょう．この『提案』は遺伝医学の急速な発展を受けて，主に遺伝子検査の実施のあり方について国際的な倫理基準を明示しようとしたものです．そこでは，インフォームドコンセント，発症前診断，開示と守秘義務，出生前診断といった項目別に，それぞれガイドラインが設定

されています.そうしたガイドラインを設定するにあたって,WHO の委員会は原則アプローチを自明の方法論として採用しています.そのことは,『提案』の本論が「医学における倫理原則」という章から始まることにも,よく表れています.

原則アプローチを生命倫理学の方法論として最初に自覚的に採用したのは,アメリカの生命倫理学を代表するトム・ビーチャム(Beauchamp, Tom L.)とジェイムズ・チルドレス(Childress, James F.)が書いた『生物医学倫理学の諸原則(*Principles of Biomedical Ethics*)』でした.1979 年に初版が刊行されたこの『諸原則』は,その後,2009 年の第 6 版に至るまで幾度か大きな改訂を経て,現在では生命倫理学の最も代表的な教科書と目されています.1989 年の第 3 版と 2001 年の第 5 版には,各々,日本語の翻訳(『生命医学倫理』)もあります.

ビーチャムとチルドレスが打ち出した方法論は,四原則主義とも呼ばれます.出発点となる倫理原則が,自律の尊重,恩恵,無加害,正義の四つとされるからです.

倫理的義務を規定する四つの原則を,それぞれ,簡単に説明しておきましょう.自律の尊重は患者個人の自律を尊重するように要求する原則です.つまり,自分で意思決定できる人についてはその意思をできる限り尊重し,自律的な決定のできない人についてはその人を保護しようというのがこの原則です.これは,自己決定の原則とも呼ばれます.第二の恩恵原則は,他人のためになるように行為することを要求し,第三の無加害原則は他人に危害を及ぼさないように努めることを要求します.最後の正義原則は特定の人たちだけに負担がかかるといった不平等がないように,社会的公正さを守ることを求めるものです.

ビーチャムは,日本で行った講演のなかで,この四原則を無加害,恩恵,自律尊重,正義の順にまとめて,その要点を述べています.それによると,四原則の骨子は,「あなたは他人に危害を加えるべきでないし,他人を援助すべきだ.また,あなたは人の権利や選択を尊重すべきだし,共有資源は公正に配分すべきだ」[1] ということになります.

こうした四つの原則は,現在では,よく知られるものとなっています.上の WHO の『提案』でも,四原則は医療倫理の伝統的源泉としてそのま

ま採用されています．原則アプローチが採用される場合には，ビーチャムとチルドレス以外の生命倫理学関係の著作でも，この四つの原則をもとにして原則が説明されることが多いと言えます．

　ビーチャムとチルドレスによれば，この四原則は社会一般で成り立っている道徳原則として理解できるものです．そこで考えられているのは，個人主義的自由主義の社会です．生命倫理学は，そうした社会一般の倫理原則を医療という特定の領域に応用したものにほかなりません．こうして，生命倫理学におけるさまざまな個別的問題は，一般的な倫理原則との関係で考察されることになります．

　医療の現場で道徳的ディレンマに出会ったとき，例えばAとBという対立する選択肢があって，そのどちらをとるのが道徳的なのか，悩むような場合を考えてみましょう．その場合，まずAとBそれぞれの選択肢の根拠となる倫理原則を明らかにしなければなりません．そして，どちらの倫理原則を優先すべきかをじっくりと考えて，結論をだせばよいのです．

　ビーチャムとチルドレスは，輸血拒否の問題を例に説明しています．宗教的理由から輸血拒否を主張する成人患者の場合，その主張の根拠は自律尊重原則に求められます．これに対して，救命のために輸血をすべきだとする医療者の主張は，「患者のために」という恩恵原則に帰着するものです．二人によれば，この場合，たとえ輸血拒否をしたために生命を落としても，本人以外に重大な危害は生じないので，対立する原則のうち，自律原則が優先されるべきです．つまり，患者の輸血拒否の意思を尊重しなければなりません．しかし，同じように宗教的理由から親が自分の幼児に対する輸血拒否を主張する場合には，輸血拒否は認められるべきではありません．拒否を求めているのは親であって，自律していない幼児本人は保護されるべきだからです．

自律中心主義

　ビーチャムとチルドレスの原則アプローチでは，個々の事例に即して四原則のうちから関連する原則を取り出して，それらを比較考量することで，道徳的問題に対する解答が示されることになります．二人によれば，四つの原則の重みはいずれも同じであり，特定の原則が優先されるわけではあ

りません．しかし，実際には，輸血拒否の例にもその一端が示されているように，ビーチャムとチルドレスの原則アプローチでは，なんといっても，自律原則が重視されます．一般的に，原則主義という方法論的な生命倫理学の特徴は，自律中心，自己決定中心という生命倫理学の立場そのものの特徴に重なるのです．

　生命倫理学が自律中心，自己決定中心という内容的な特徴をもつようになったのは，その登場の過程を思い出してみれば，ごく自然な成り行きだったと考えられます．

　例えば，アメリカの場合，1960年代から70年代にかけて生命倫理学が登場した時点での最大の問題は，医学研究における人体実験の問題にありました．当時，アメリカでは，被験者の人権が無視された医学実験がつぎつぎに表ざたとなり，社会の批判を呼び起こしていました．生命倫理学は，この問題に応える形で形成されてきたものです．焦点は，医学実験に参加する人の権利を保護し，それを保障するためにどのような制度や手順を整えてやるべきなのかという点にありました．それは，従来無視されてきた患者の権利の承認を求める社会的な意識が高まりをみせていた時期にちょうど重なります．

　当時，「人格としての患者」，つまり，患者も権利をもつひとりの人間なのだという主張が医療改革運動のスローガンとなりつつありました．生命倫理学は，そうした社会運動に個人主義的自由主義の立場を医療の問題に適用することで応えようとしたものだったとも言えます．自律，自己決定が生命倫理学の特徴となった理由の一つは，そうした歴史的背景に求めることができます．

　こうして，現在の生命倫理学では，自律，自己決定を中心として，さまざまな問題が考えられてきました．

　例えば，インフォームドコンセントという考え方です．インフォームドコンセントは，現在では医療を行う際の基本前提とされています．それは，自律あるいは自己決定の原則を中心とする考え方からすれば，当然ということになります．自律原則は，患者や実験研究への参加者を医療・医学の中心に置くことを要求します．患者の自律を擁護するためには，患者が自分の身に起こる出来事である医療について決定できるようにすることが必

要です．医療者は単に専門家の視点に立って患者のためを考えて医療行為を行えばよいのではありません．医療行為を患者自らが選択できるように努めなければならないのです．そのためには，医療者は選択されるべき医療行為について十分に説明し，患者の同意を得ることが不可欠となります．その際の同意とは自律的な患者の選択の結果であるべきです．患者自身が選択し，決定することが，医療行為の前提なのです．それが現在の医療においてインフォームドコンセントが基本前提であるということの意味だと言えるでしょう．

Ⅱ．アメリカにおける治療停止問題
カレン・クインラン事件

　自律中心の医療とは，患者中心の医療ということにほかなりません．医療の場面においても，各個人が自分のことは自分で決める主体であるべきだというのが，自律原則が求めている内容です．その意味では，自律中心という生命倫理学の主張は医療において患者が主役であろうとする決意を述べたもので，ある種の気高さをもっているということもできます．生命倫理学では，その主張が生死をめぐる問題にも徹底されることになります．

　アメリカの生命倫理学は，医学実験の問題に続いて，患者個人の生死をめぐる問題に関心を向けていくことになります．それを象徴するのが，1975年から76年にかけてニュージャージー州で裁判となったカレン・クインラン事件でした．これは，カレン事件，カレン裁判として日本でも大きく報道され，「尊厳死」という言葉が広まるきっかけとなった事件です．

　クインラン裁判は，患者の両親が患者に装着されていた人工呼吸器の停止を求めたものでした．患者は遷延性の意識障害，いわゆる植物状態にありましたが，裁判が行われている間は，多くの人たちは人工呼吸器を装着していなければ，生命活動を維持できないものと考えていました．つまり，人工呼吸器を停止することは患者を死なせることになるという前提で，裁判は推移します．そのこともあって，アメリカでは，この事件は患者の「死ぬ権利」を求めた裁判として知られることになります．

　「死ぬ権利」というのは奇妙な言い方ですが，ここではとりあえずは自殺する権利といった意味ではありません．もともと，この言葉は，末期患

者には毒薬などを使って死ぬ権利がある，積極的安楽死を認めよという議論のなかで使われ始めたものです．それが，クインラン事件では意味が限定されて，末期患者が治療停止によって死ぬことができるという主張として使われています．そこで言われた「死ぬ権利」とは，末期患者の治療停止の権利を意味する言葉であったのです．

　クインラン事件は，アメリカで末期患者の治療停止をめぐる初めての裁判でした．患者の死亡が予想される訴えを起こした原告側は，訴えの正当性を主張するために，自己決定（プライバシー）の権利を根拠としようとしました．この事件の場合，患者は21歳のときに突然，昏睡状態となってしまい，その後は，本人の意思を確かめようもない状態が続いていました．自己決定というのは，自分のことを自分で決めるということなので，自分のことを自分で決められない状態にある人について，自己決定権を主張することには無理があります．しかし，原告側は自己決定権を根拠に死ぬ権利を一般的に主張することから始めて，何とか人工呼吸器の停止という訴えを正当化しようとしたのです．

　そうした主張には，原告側の弁護士が助言を仰いだ生命倫理学の専門家たちの影響もあったはずです．ニュージャージー州での裁判では，最終的に，この原告側の主張が受け入れられることになります．それは，死が予想される場合も含めて治療停止の権利を患者に認めた初の判決でした．

自己決定（プライバシー）の権利

　アメリカで，自己決定（プライバシー）の権利が明確な形で主張されるようになるのは，19世紀末になってからです．それ以降，この主張は自己決定できる範囲をしだいに拡張しながら，時間をかけて成長してきました．さまざまな問題をめぐって裁判が起こることによって，自己決定できる事柄が具体的に特定されたのです．

　そうした裁判のうち，医療との関係では，1914年のシュレンドルフ事件が重要です．事件の発端は，医師が患者の同意をとって腹部検査をしたところ，子宮筋腫が発見されたので，患者に無断で手術したことにありました．検査を受ける際に，患者は手術はいっさいしないように要望していたといいます．しかし，その希望が無視されたのです．そこで，患者側が，

同意なしに手術されたのは，不当だとして，損害賠償を求めて裁判を起こしました．裁判では，患者側の訴えが認められました．

シュレンドルフ判決は「成人に達し，健全な精神をもつすべての人間は，自分の身体に何がなされるべきかを決定する権利がある．したがって患者の同意なしに手術をする主治医は暴行をおかすことになり，その損害への責任を負う」と述べています．侵襲をともなう医療行為は，たとえ患者の利益につながるものであっても，同意に基づかないかぎり，暴行となるのです．その根拠を，この裁判は，個人が自己の身体に対してもつ決定権に求めました．ここに示されている考え方は，後のインフォームドコンセントという概念の出発点となりました．シュレンドルフ判決は，専門家からすれば正当と思われる医療行為も含め，身体にかかわる行為はすべて当人の自己決定の範囲内にあることを明示したものでした．

さらに，自己決定権にとって大きな意味をもつ判決が，クインラン事件の直前の1973年に連邦最高裁によって下されています．それは，中絶の問題をめぐるロー対ウェイド判決です．裁判は，ロー（仮名）という女性が，テキサス州の中絶禁止法は憲法の認める自己決定（プライバシー）の権利を侵害しており，違憲だとして起こしたものでした．その判決で連邦最高裁は，女性のもつ自己決定権が自由な社会の基礎として非常に重要であることを認めています．そして，女性の自己決定権は「きわめて包括的で，女性が妊娠期間を終了させるか否かの決定をも含む」と判断したのです．こうして，中絶をいっさい認めないテキサス州法は憲法違反であるとされました．

このロー判決は，アメリカでは現在にいたるまで激しい論争の的となってきたものです．とくに争点となってきたのは，自己決定権が中絶できる権利を含むとした点でした．この連邦最高裁の判断は，たんに中絶問題に限られない意味をもっています．それは，直接的ではないものの，生命を終わらせることも自己決定の範囲に入るものだと認めるものだと言えるからです．

1976年にニュージャージー州の州最高裁が下したクインラン事件の判決は，「おそらく，この自己決定の権利はきわめて包括的で，特定の状況下での医療を断る患者の決定をも含む」と述べています．州最高裁は，ロー

判決をなぞる形で，治療停止を自己決定権の対象として認めたのです．ただし，意思を表示できない状態にあるクインランに自己決定権を直接に適応することは不可能です．そこで，州最高裁は，同じような状況なら大多数の人は治療を断るというのが「疑問の余地のない」仮定だと述べ，家族が自己決定権を代行することを認めたのです．自分のことを自分で決めるという権利を他の人が代わりに行使するというのは，理屈としてはかなり苦しいものです．この事件で人工呼吸器の撤去が認められたのは，そうした無理を押して出された結論だったとも言えるのです．

　ともかく，こうして，アメリカでは，クインラン事件がきっかけとなって，治療停止を求める権利が患者の自己決定の権利として一般的に認められていくこととなりました．それは，生死をめぐる倫理問題にも自律中心の立場を貫いていこうとする生命倫理学の立場を象徴する出来事でした．

自己決定と治療停止
　アメリカの生命倫理学では，クインラン事件以降，生死をめぐる倫理的問題について自律，自己決定を中心にして議論が展開されてきました．
　例えば，治療停止の問題に関しては，何よりもまず患者本人の意思の確認が優先されることになります．本人に治療停止を求める明示的な意思表示が認められる場合には，何よりもその意思に従うことが求められるのです．本人の意思が確認できるときには，その意思に従って治療や治療停止が行われるのが原則です．生死の決定は自己決定に委ねられるのです．
　もちろん，クインラン事件がそうであったように，本人の意思が確認できない場合や患者に自律性を認めるのが難しい場合には，自己決定で答を出すことには無理があります．しかし，そうした場合でも，かりに自己決定できるとすれば，どのような回答が予想されるのかを考えて，生命倫理学は治療停止の問題に対応しようとしてきました．つまり，患者の自律を擁護するにはどのようにすべきなのかという観点から問題は考えられるのです．
　ただし，そうして主張される自律の擁護からは，多様な選択の可能性が出てくるというよりも，生命を終わらせる方へと向かうことが多いことには注意しておく必要があります．治療停止の問題でいえば，生命倫理学で

展開されるのは停止を肯定できる場面を特定するような議論です．その際に自律や自己決定の考え方が使われてきたのです．そうした傾向は，生命倫理学で自己決定の権利が主張されてきたのが，クインラン事件に示されるように，医療の継続よりも停止を求める場面であったことからすれば，当然だと言えるでしょう．

クインラン事件の場合，患者は人工呼吸器に象徴される進歩した医療技術によって，無理矢理に不自然な形で生かされているのだというイメージが，人工呼吸器の停止を認めた州最高裁判決の背景に指摘できます．そうしたイメージの下では，自律や自己決定という原則は，不自然な医療技術から個人を解放するための最後の手段として主張されることになります．そのこともあって，自律や自己決定が，生命を維持する理由として持ち出されることはまずありません．自律中心の生命倫理学は，生命を終わらせるために登場するのです．

言うまでもなく，もうやめてくれという主張や願いが切実で，そうした思いを退けることが非人間的と言える場面はあるかもしれません．ただ，そうした場合があることを認めるにしても，自分のいのちは自分で決めるという生命倫理学のある種崇高な主張には，いのちの終わりを選択するように迫る側面もあることには十分に注意しておくべきでしょう．

III．臓器移植法施行後の日本
日本の場合の自己決定

生命倫理学では，自律や自己決定の考え方が中心となってきました．それは，なにもアメリカに限った話ではありません．日本でも，生命倫理学の問題を通して，自律や自己決定の考え方は受け入れられてきました．その点は，生命倫理学に関する問題のなかで，日本で最も激しい論争が交わされてきたいわゆる脳死臓器移植の問題に典型的に示されています．

従来，日本では，とくに脳死は人の死かという問題をめぐって，鋭い意見の対立があり，その対立は現在もなお残っていると言えるでしょう．そうした対立のなか，日本では，紆余曲折の末に，1997年には「臓器の移植に関する法律」が成立しました．

このいわゆる臓器移植法では，脳死と人の死の問題について，世界的に

見て，きわめて特異な対応がとられていました．それは死の自己決定と呼べる対応です．

臓器移植法によれば，「医師は，死亡した者が生存中に臓器を移植術に使用されるために提供する意思を書面により表示している場合であって，その旨の告知を受けた遺族が当該臓器の摘出を拒まないとき又は遺族がないときは，この法律に基づき，移植術に使用されるための臓器を，死体（脳死した者の身体を含む．以下同じ．）から摘出することができる」とされていました．臓器移植の意思を書面で表示している場合にのみ，脳死状態にある人は法的に死として認められていたのです．それ以外の場合には，脳死は法的な死とはされていませんでした．脳死が人の死であるかどうかは，本人が選択できたのです．

こうした臓器移植法の規定とともに，日本でも脳死状態からの臓器移植が法的に認められることとなりました．法的に承認される脳死臓器移植は自己決定に支えられていたのです．ただし，この法律は2009年に改定され，脳死が一律に人の死とされ，自己決定がなくとも家族の同意がありさえすれば移植が可能となりました．

脳死臓器移植における自己決定の意味

ここで問題にしたいのは，こうした脳死と人の死をめぐる日本の法律がもっていた特異性ではありません．むしろ考えたいのは，脳死臓器移植が法的に認められることで，どのようなことが起こっているのか，そこで自己決定という考え方がどのように働いているのかということです．

最近，若手の医療人類学者の山崎吾郎さんが，こうした問題について，きわめて示唆的な論考を発表しています[2]．

山崎さんは，脳死状態からの臓器提供に同意した家族への聞き取りを精力的に行ってきた研究者です．山崎さんも，脳死は人の死かという論点について，日本でさんざん議論されてきたように，さまざまな問題点が残っていることを認めています．しかし，実際に臓器提供に応じた家族への聞き取りから明らかとなるのは，脳死と人の死をめぐる問題が脳死からの臓器移植を決断する際に，大きな役割を果たしていないということです．「脳死について特段深い理解をもたなくても，また脳死がどのような人間の生

体プロセスから導かれる結果なのかを詳細に知らずとも，脳死が死であることを受け入れ，決断することは可能である．そのとき，脳死が死であるか否かという，科学的な理性が厳密に問うてきた問題は不問に付されてしまう」と，山崎さんは述べています．

例えば，山崎さんは娘を病気で亡くしたPさんの場合を報告しています．娘が脳死状態になったことを告げられたPさんは，娘が臓器提供の意思をもっていたことを思い出し，娘の意思を生かしたいという思いで臓器提供を申し出ます．Pさんは，移植が終わった後に，脳死状態でも体が動くことがあるので臓器摘出時には麻酔をするといったことを知り，「むごいことをしてしまったなぁ」と語っています．しかし，娘が倒れてから臓器提供に至るまでは，あまりにも忙しくて，「正直言って，何がなんだかわからなかった」というのです．

こうした事例を紹介している山崎さんが言おうとするのは，そうして行われる脳死臓器移植が不正だということではありません．たしかに，医師は麻酔について説明しておくべきであったかもしれません．しかし，この脳死臓器移植は，患者本人の意思があり，専門家が患者の状態について説明し，家族が決断して同意して行われたもので，法的にはなんら問題がない，きわめて正当なものです．Pさんがとった態度も，突然脳死となった娘の意思をなんとかして生かそうとしたもので，家族としては精一杯のものであったはずです．しかし，その後に，家族には悔いに似た感情が残ったわけですが，だからといって脳死臓器移植が不正だということにはなりません．ここには，法律が果たす社会的役割がはっきりと示されています．

いわゆる臓器移植法は，脳死状態からの臓器移植について，法的に認められる手順を定めたものです．そうした手順が定まることによって，脳死臓器移植は社会的に定着できることになります．

臓器移植法による制度的な定着は，自己決定という考え方に支えられています．それは改定前の法律では脳死状態での臓器摘出の意思を本人が元気なときに明示していることが必要だったという意味だけではありません．医師の説明を受け，同意する家族の自己決定もまた不可欠です．患者や家族の自己決定によって，手続き的な正当性は支えられているのです．

法的に正当と認められるこうした手続きには，例えば，後から出てくる

ような気持ちの変化といったものは入る余地がありません．気持ちが変化しても，その変化の結果については自己決定をした人だけが責任をもつしかないのです．

　ここには，自己決定という考え方の特徴が端的に現れています．それは，自己決定によって生じる結果はすべて自己決定の主体にのみ帰されるという特徴です．自己決定というのは，その意味では，実に便利な皮袋です．どのような問題が出てきても，すべては自己決定だからということでおしまいにできるのです．

Ⅳ．すべての責任を個人に帰す冷酷さ

　先に触れたように，自己決定というのは自分の生命については自分で選択し，決定するという，きっぱりとした気高さをもつ決意表明だと言えます．他者の自己決定を尊重しようとするのも，そうした気高さに即応するもので，望ましい態度であるはずです．しかし，そうした気高さには，同時に，すべての問題を個人に帰してしまう冷酷さもともなうのです．それは，望ましい医療にとっては，マイナスの要因として働くものでしかありません．とくに自己決定だからということで，手続き的な正当性だけを考えて動くとすると，そのマイナス要因がいっそう際立つことにならざるをえません．

　生命倫理学は，これまでのところ，方法論的にも内容的にも，患者の自律や自己決定を擁護することにもっぱら力を注いできました．それは，そうなるべき十分な理由があり，払われてしかるべき努力だったと言えます．しかし，それで問題は終わらないのです．むしろ，その終わらない問題に注意を払い，それに正面から向き合っていくことが今後の課題であるはずです．そのことを，生命倫理学のアプローチにかかわる問題は示しているように思われます．

[引用文献]
1) トム・L．ビーチャム著，立木教夫ほか訳（1999）生命医学倫理のフロンティア，p.46，行人社．
2) 山崎吾郎（2008）脳死（春日直樹編，人類学で世界をみる，pp.39-57，ミ

ネルヴァ書房).

[参考文献]
1. M・ベンジャミン,J・カーティス著,矢次正利ほか訳(1995)臨床看護のディレンマI・II,時空出版.
2. WHO (1998) Proposed International Guidelines on Ethical Issues in Medical Genetics and Genetic Services.
3. トム・L・ビーチャム,ジェイムズ・F・チルドレス著,立木教夫ほか訳(2009)生命医学倫理,麗澤大学出版会.
4. 香川知晶(2009)命は誰のものか,ディスカヴァー・トゥエンティワン.

2　法律から見た死生

稲葉　一人

Ⅰ．エピソード１：線引きを引き受ける法

　御堂筋（大阪市の中心部を北から南に走る目抜き通り）で一斉路上喫煙摘発がなされました．御堂筋とその両側の歩道が，条例によって路上喫煙を禁止する領域と指定されたのです．テレビ映像では，摘発係員が喫煙者に近づくと，その人は歩道からわき道に逃げるように去っていき，摘発から免れた様子が放映されていました．路上喫煙を禁止されている「路上」の指定範囲がわき道には及んでいないからです．報道は，これはおかしいという趣旨でした．法（地方公共団体の制定する条例もここでは含む）は，このように何を「禁止の対象とし」何を「禁止の対象としない（できない）」かの線引きをするのです．そして，その線引きの中と外で，効果が違います．しかし，禁止の対象とされる歩道の端と，わき道で歩道に近接するところを比べて，路上喫煙禁止の趣旨から見て何が違うのでしょうか．法はこの境界線の中に向かう「中心的問題」については社会的説得力をもちますが，社会の多くの法問題は，この線引きをした「境界線上」で生ずる，「周辺的問題」です．しかし，何かを禁止の対象にするなら，その範囲を示す現地復元性がある地図であれ，ある法的定義（例えば，故意，過失，因果関係）であれ，線引きはしなければならないのであり，線引きすること自体を責められるなら，法の存在は否定されます．しかし，法は，禁止に一定の効果を結びつけるために，事例とその線引きの当てはめをめぐって法の正当性が問われるのです．ここに，法解釈学という「大方の説得力」という科学とは言えない手法を用いた人文学的手法が存在し得るのです．しかし，本当に法は今の世の中で，適切に線引きができ，適切に線の内側と外側を判定できるのでしょうか．

Ⅱ．エピソード２：線を引かない終末期プロセスガイドラインへの不満

　終末期における問題が社会に影響を及ぼしました．富山県・射水市民病

院で7人に行われた延命治療の中止は，法的整備が進まないなか，厚生労働省へガイドラインをつくることへ向かわせ，平成19年4月に「終末期医療の決定プロセスに関するガイドライン」(http://www.mhlw.go.jp/shingi/2007/05/s0521-11.html) が作成され，その後も，「終末期医療のあり方に関する懇談会」(http://www.mhlw.go.jp/shingi/2008/10/s1027-12.html) が開かれて，検討を重ねています．ところで，前記ガイドラインの解説は，このガイドラインの策定の経緯と，その内容の概要を次のようにまとめています（下線は筆者）.

「終末期における治療の開始・不開始及び中止等の医療のあり方の問題は，従来から医療現場で重要な課題となってきました．厚生労働省においても，終末期医療のあり方については，昭和62年以来4回にわたって検討会を開催し，継続的に検討を重ねてきたところです．その中で行ってきた意識調査などにより，終末期医療に関する国民の意識にも変化が見られることと，誰でもが迎える終末期とはいいながらその態様や患者を取り巻く環境もさまざまなものがあることから，国が終末期医療の内容について一律の定めを示すことが望ましいか否かについては慎重な態度がとられてきました．

しかしながら，終末期医療のあり方について，患者・医療従事者ともに広くコンセンサスが得られる基本的な点について確認をし，それをガイドラインとして示すことが，よりよき終末期医療の実現に資するとして，厚生労働省において，初めてガイドラインが策定されました．

本解説編は，厚生労働省において策定されたガイドラインを，より広く国民，患者及び医療従事者に理解いただけるよう，「終末期医療の決定プロセスのあり方に関する検討会」において議論された内容をとりまとめたものです．

国に対しては，本ガイドラインの普及を図るとともに，緩和ケアの充実など終末期を迎える患者及び家族を支えるため，その体制整備に積極的に取り組むことを要望します．

基本的な考え方は次の通りです．

1) このガイドラインは，終末期を迎えた患者及び家族と医師をはじめとする医療従事者が，<u>最善の医療とケアを作り上げるプロセスを示すガイドライン</u>です．
2) そのためには担当医ばかりでなく，看護師やソーシャルワーカーなどの，医療・ケアチームで患者及び家族を支える体制を作ることが必要です．

このことはいうまでもありませんが，特に終末期医療において重要なことです．
3) 終末期医療においては，できる限り早期から肉体的な苦痛等を緩和するためのケアが行われることが重要です．緩和が十分に行われた上で，医療行為の開始・不開始，医療内容の変更，医療行為の中止等については，最も重要な患者の意思を確認する必要があります．確認にあたっては，十分な情報に基づく決定であること（インフォームド・コンセント）が大切です．その内容については，患者が拒まない限り，家族にも知らせることが望まれます．医療従事者とともに患者を支えるのは，通常，家族だからです．
4) 患者の意思が明確でない場合には，家族の役割がいっそう重要になります．この場合にも，家族が十分な情報を得たうえで，患者が何を望むか，患者にとって何が最善かを，医療・ケアチームとの間で話し合う必要があります．
5) 患者，家族，医療・ケアチームが合意に至るなら，それはその患者にとって最もよい終末期医療だと考えられます．医療・ケアチームは，合意に基づく医療を実施しつつも，合意の根拠となった事実や状態の変化に応じて，柔軟な姿勢で終末期医療を継続すべきです．
6) 患者，家族，医療・ケアチームの間で，合意に至らない場合には，複数の専門家からなる委員会を設置し，その助言によりケアのあり方を見直し，合意形成に努めることが必要です．
7) 終末期医療の決定プロセスにおいては，患者，家族，医療・ケアチームの間での合意形成の積み重ねが重要です．

しかし，これに対する，現場（主として医師）の認識は，次のような反応が多くありました．

「人工呼吸器を外したり，経管栄養，投薬の中止など，患者の生命に直結する延命治療を中止するとなると，「殺人罪」など刑事訴追のリスクがつきまとってくる．」「他方，患者や家族から呼吸器を含む延命中止を求められたことのある医師は70％以上，実際に呼吸器を外した経験のある医師は10％以上にも上り，延命中止は実際の医療現場では重大な懸案事項となっているが，今回の指針では，内容が手続面に限られ，延命中止と刑事責任の関係という医療現場にとって最も切実な部分は先送りにされた．」「どのような疾患，状態で「終末期」として延命中止に踏み切っていいのか，

終末期の定義は不明確なまま残り,いかなる要件を満たせば刑事責任を免責されるのか,明らかにされていない.」

ここでは,法のリスクを刑事司法に求めたうえで,法(ここでは,ガイドライン)に終末期の積極的な定義を求め(線引き),免責される範囲とそうでない範囲(線引き)を求めています.しかし,法やガイドラインは,このような問題に線引きができるのでしょうか.むしろ,法やガイドラインは,配慮の仕方や,配慮の手順(プロセス)を決めることができるだけではないのでしょうか.

Ⅲ．エピソード 3：診療行為に関連した死亡への対処—業務上過失致死罪への過剰な反応

医療事故が報道され問題視されて久しくなります.1999 年(平成 11 年)1 月 11 日に横浜市立大学部付属病院で起こった手術患者取り違え事故(最後まで争われた麻酔医に関する判決は,最高裁二小判決平成 19 年 3 月 26 日刑集 61 巻 2 号 131 頁)を契機に,医療事故報道が増え,行政(厚生労働省を中心に)や医療現場が医療安全に力を注ぐようになっています.医療事故では,患者・家族(遺族)に与える影響が大きくそれだけに紛争化しやすく,他方,法的な紛争解決(裁判等)が当事者の負担が大きいわりには満足を与えないため,事故の真相を知りたいという患者側と,原因を明らかにして再発防止に貢献するという医療者の共通の利益の追求のために,四学会(日本内科,外科,病理,法医学会)の共同声明を踏まえ,平成 17 年 9 月から,厚生労働省の補助事業として内科学会等が参画して,「診療行為に関連した死亡の調査分析モデル事業」(診療行為医療機関から診療行為に関連した死亡等の調査依頼を受け付け,臨床医,法医,病理医による解剖と臨床医による事案調査を実施し,それらの結果に基づき診療上の問題点と死亡との因果関係を明らかにし,再発防止策を検討する)(通常「モデル事業」と呼ぶ,http://www.med-model.jp/)が行われています.また,平成 19 年 4 月に設置した厚生労働省医政局長の私的懇談会である「診療行為に関連した死亡に係る死因究明等の在り方に関する検討会」での検討を経て,平成 20 年 4 月に公表した「医療の安全の確保に向けた医療事故による死亡の原因究明・再発防止等の在り方に関する試案」(第三

次試案）の内容を踏まえた，「医療安全調査委員会設置法案（仮称）大綱案」が公表され，パブリック・コメントが求められました（http://search.e-gov.go.jp/servlet/Public?CLASSNAME=Pcm1010&BID=495080050&OBJCD=&GROUP）．

そこでの医療関係者（主として医師や医学系団体と思われる）からの意見で特記すべきは，「医療安全調査委員会における調査結果が，結果として責任追及に使用される仕組みになっているのではないか．」「地方委員会から警察への通知を行う仕組みは削除すべきであり，通知は故意による死亡等及び医療事故死等に係る事実を隠ぺいする目的で関係物件を隠滅するなどの場合にのみ行うべきであり，『標準的な医療から著しく逸脱した』場合や『類似の医療事故を過失により繰り返し発生させた』場合については，通知は行わないこととすべきであり，通知がなければ警察は捜査に着手しない仕組みとすべき．」「地方委員会の報告書は，刑事裁判や民事裁判の証拠として利用されないこととすべき．」「医療行為については，正当な業務行為として刑法の業務上過失致死傷罪の対象外とすべき．または，遺族の告訴を必要とする『親告罪』とすべき」と，ここでも，医療安全に関する調査の仕組みをつくるにあたり，「法的責任追及」とくに「刑事責任」に対する懸念が強く出ていることです（http://www-bm.mhlw.go.jp/shingi/2008/11/dl/s1110-4j.pdf）．

ここでも，終末期ガイドラインと同じように，法的リスクは「刑事責任」と考えられ，また，「免責に規定」（線引き）を求める医療側の見方はどこからきているのでしょうか．

終末期についていえば，これまで，わが国で，筋弛緩剤を伴わない（伴うと，積極的安楽死になる），純粋の延命治療の中止で殺人罪や保護責任者遺棄致死罪等で起訴まで至った事例はありませんし，医療事故において，警察で捜査がなされても，検察庁が業務上過失致死罪等で公判請求する事件は毎年数件（平成18年度は3件）に過ぎないということを，医療者は知って議論をしているのでしょうか．

IV. 線引き問題

以上のようなエピソードは，筆者の接した経験のうちの一部に過ぎませ

ん.医療者や社会に接し,同じような反応に接し,うんざりします.しかし,その原因をざっくり分析すると,法を知らない医療者や社会の不十分な知識による誤解や過度の期待(これをあおるマスコミ報道)と,過度のリスク重視によるものと,法を操る法律家自身の不適切なかかわりからでてきたもの,そもそも法がかかわることができない,「法や法律家の限界」によるものといったものが混在し重畳しています.そのような中で,法は,ある生(命・いのち)を「生としての適格があるもの」と「ないもの」とに線引きし,ある死を招致する(医療)行為を「許されないもの」と「許されるもの(正確には許されないとはいえないもの)」との線引きをして作業を受け持っているのです.以下,まず,法律から見た死生という本テーマを,現在の法の生命に関する線引きをできるだけ客観的に示し,その後,上記の三つのエピソードについて,私なりの考え方を示すことによって,実践哲学的アプローチに代えたいと思います.

V. 生,とくに生の始まりに対する法の規定とその考え

　法は非完結・非網羅型の保護法益の体系です.法は,保護の対象に対する侵害(傷つける,ないし,その生(未来の可能性)を奪う行為に対して,「刑事的な評価」と「民事的な評価」を与えることによって,間接的に生命が保護されていることを示します.ありていに言えば,処罰されたくなければ,損害賠償を負いたくないなら,「生命を守れ」との規範命令です.
　これを例で示しましょう.
　「2009年4月29日午後6時40分ごろ,三重県鈴鹿市の市道交差点で,津市のAさんの軽乗用車と,名古屋市のBさんの乗用車が出合い頭に衝突した.Aさんの車に同乗していた妊娠中の妻(32歳)が腹部を打ち,2週間後に出産予定だった胎児(胎児C)が死亡,Aさんも頭を強く打って重体.妻と他の同乗者やBさんら双方の計6人は軽傷.現場は信号のない交差点で,Bさんの側に一時停止の標識があり,同署は自動車運転過失致死傷の疑いもあるとみて調べている」(2009年4月29日の報道から).
　この事例で,胎児Cに対する罪が成立するのか,胎児Cの受けた損害について賠償請求権を親(自分の損害とは別個に)が取得するのかを考えるのが,この事例で法が扱う問題です.ここでは,胎児という生の始まり

（生命倫理的には当然「生」ですが）に関して，どこからが胎児なのかという線引き問題が生じます．

検討すべき法条文は以下のとおりです．

> 刑法（業務上過失致死傷等）211条1項：業務上必要な注意を怠り，よって人を死傷させた者は，5年以下の懲役若しくは禁錮または100万円以下の罰金に処する．重大な過失により人を死傷させた者も，同様とする．
> 民法721条：胎児は損害賠償の請求権については既に生まれたものとみなす．

この場合，行為者Bに自動車運転上（業務上の）過失があること，そしてその行為（一時停止違反行為）とAさんの胎児Cの死亡が，あれこれ関係（因果関係）があるということを前提にします（医療行為では，この「過失」と「因果関係」が分明ではないことが問題を難しくします）．

刑法の罪（業務上過失致死罪）が成立するためには，胎児Cを死なせたことを，「人」を死傷させたと評価されなければならないですし，民法に基づく損害賠償が成立するためには，胎児Cが「胎児」と認定される必要があります．

ここにおいて，人の始期に関する学説が出ています．独立生存可能性説（母体外において独立して生命を保続できる状態になった時点），出産開始説（分娩開始説，陣痛開始説）（出産が開始した時点または開口陣痛が開始した時点），一部露出説（「胎児の身体が母体の外から見えた時点（一部が露出した時点）」），全部露出説（「胎児の身体が母体から全部露出した時点」），独立呼吸説（胎盤呼吸から肺呼吸に移行した時点），出生説（社会的評価説）（「出生」を経た時点）などがあります．それぞれに考え方にはそれなりの根拠があります．

では，判例の立場はどうでしょうか．司法試験的に答えれば，判例は「子供の一部でも母体から露出していれば，そこに直接の打撃を加えて，母体に影響を与えず子供のみを殺害することが可能である」という観点から，この場合は，一部が露出しているわけではないですから，刑事上の罪は生じないということになります．

他方，損害賠償を規定する民法では，出生によって権利能力を付与するので，本来，民法分野では，原則として「子供が母体から分離した段階で

生きていた」ならばそれは生きて生まれたものと考えるべきであるとする「全部露出説」が通説となっているので，この場合は，権利能力はないが，法によって胎児保護規定が置かれている（上記民法 721 条）ので，この場合は損害賠償の請求主体性（損害賠償に限り胎児 C に権利能力を付与する）を認め，これを相続する家族（この場合は両親）が請求できる．つまり，民法的には，損害賠償が生ずるということになります．つまり，社会的実存である「胎児 C」が，刑法的には，人ではなく，民法的には，人（と同じように扱われる）となるのです．

では，「E らが業務上の過失により有毒なメチル水銀を含む工場廃水を工場外に排出していたところ，被害者の一人とされている F は，出生に先立つ胎児段階において，母親 G が右メチル水銀によって汚染された魚介類を摂食したため，胎内で右メチル水銀の影響を受けて脳の形成に異常を来し，その後，出生はしたものの，健全な成育を妨げられた上，12 歳 9 カ月にしていわゆる水俣病に起因する栄養失調・脱水症により死亡した」場合に，F に対する関係で，業務上過失致死罪が成立するかが問われたらどう考えるでしょうか．いわゆる熊本水俣訴訟事件をめぐる，胎児論争です．

E らの弁護人は，「F に病変の発生した時期が出生前の胎児段階であった点をとらえ，出生して人となった後の同人に対する関係においては，業務上過失致死傷罪は成立しない」と主張したのに対して，最高裁第三小法廷昭和 63 年 2 月 29 日判決（刑集第 42 巻 2 号 314 頁）は，「現行刑法上，胎児は，堕胎の罪において独立の行為客体として特別に規定されている場合を除き，母体の一部を構成するものと取り扱われていると解されるから，業務上過失致死罪の成否を論ずるに当たっては，胎児に病変を発生させることは，人である母体の一部に対するものとして，人に病変を発生させることにほかならない．そして，胎児が出生し人となった後，右病変に起因して死亡するに至った場合は，結局，人に病変を発生させて人に死の結果をもたらしたことに帰するから，病変の発生時において客体が人であることを要するとの立場を採ると否とにかかわらず，同罪が成立するものと解するのが相当である．したがって，本件においても，F を被害者とする業務上過失致死罪が成立する」としました．

このような例は，次のような堕胎関連の法で，「堕胎」とは何かを問う

際にさらに問題となります.

また,「人」を保護法益とする刑法の規定で問われることになります.いずれも,法の線引き問題(法解釈)です.

> (堕胎)
> 212条:妊娠中の女子が薬物を用い,またはその他の方法により,堕胎したときは,1年以下の懲役に処する.
> (同意堕胎及び同致死傷)
> 213条:女子の嘱託を受け,またはその承諾を得て堕胎させた者は,2年以下の懲役に処する.よって女子を死傷させた者は,3月以上5年以下の懲役に処する.
> (業務上堕胎及び同致死傷)
> 214条:医師,助産師,薬剤師または医薬品販売業者が女子の嘱託を受け,またはその承諾を得て堕胎させたときは,3月以上5年以下の懲役に処する.よって女子を死傷させたときは,6月以上7年以下の懲役に処する.
> (不同意堕胎)
> 215条:女子の嘱託を受けないで,またはその承諾を得ないで堕胎させた者は,6月以上7年以下の懲役に処する.
> 2 前項の罪の未遂は,罰する.
> (不同意堕胎致死傷)
> 前条の罪を犯し,よって女子を死傷させた者は,傷害の罪と比較して,重い刑により処断する.
> (殺人)
> 199条:人を殺した者は,死刑または無期若しくは5年以上の懲役に処する.

しかし,殺人罪と堕胎罪を比較した場合,上記のように,堕胎罪は軽く殺人罪は重い刑が規定されています.そして,ある行為が堕胎罪か殺人罪かは,被害者が「胎児」なのか,「人」と言えるかにより,「いまだ人ではない胎児」と「すでに人である幼児」とを線引きする必要があります.まず,堕胎行為については,「自然の分娩期に先立って人為的に胎児を母体から分離させることによって成立し,その結果胎児が死亡したか否かは問わない」(大審院判決明治44年12月8日刑録17巻2183頁)とされています.

では,産婦人科医師Hが,妊婦の依頼を受け,自ら開業する医院で妊

娠第 26 週に入った胎児 I の堕胎を行い，堕胎により出生した未熟児 I（推定体重 1000 グラム弱）に，保育器もない自己の医院内に放置したまま，生存に必要な処置を何らとらなかった結果，胎児 I を死亡するに至らしめた場合は，どうでしょうか．

最高裁第三小法廷判決昭和 63 年 1 月 19 日（刑集第 42 巻 1 号 1 頁）は，「産婦人科医師 H として，妊婦の依頼を受け，自ら開業する医院で妊娠第 26 週に入った胎児の堕胎を行ったものであるところ，右堕胎により出生した未熟児（推定体重 1000 グラム弱）に保育器等の未熟児医療設備の整った病院の医療を受けさせれば，同児が短期間内に死亡することはなく，むしろ生育する可能性のあることを認識し，かつ，右の医療を受けさせるための措置をとることが迅速容易にできたにもかかわらず，同児を保育器もない自己の医院内に放置したまま，生存に必要な処置を何らとらなかった結果，出生の約 54 時間後に同児を死亡するに至らしめたというのであり，H に対し業務上堕胎罪に併せて保護者遺棄致死罪の成立を認めた原判断は，正当としてこれを肯認することができる．」としました．

（保護責任者遺棄等）
218 条：老年者，幼年者，身体障害者または病者を保護する責任のある者がこれらの者を遺棄し，またはその生存に必要な保護をしなかったときは，3 月以上 5 年以下の懲役に処する．

では，母体保護法ではどのような線引き基準が示されているのでしょうか．
母体保護法は，いわば刑法 35 条の違法性阻却事由として働き，母体保護法に則って行われた堕胎（人工妊娠中絶）は，刑法の堕胎罪を成立させないという構造となっています．では，許される人工妊娠中絶とはどのようなものを指すのでしょうか．

母体保護法（定義）
2 条：この法律で不妊手術とは，生殖腺を除去することなしに，生殖を不能にする手術で厚生労働省令をもって定めるものをいう．
　2　この法律で人工妊娠中絶とは，胎児が，母体外において，生命を保続す

> ることのできない時期に，人工的に，胎児及びその附属物を母体外に排出することをいう．
> （医師の認定による人工妊娠中絶）
> 14条：都道府県の区域を単位として設立された公益社団法人たる医師会の指定する医師（以下「指定医師」という．）は，次の各号の1に該当する者に対して，本人及び配偶者の同意を得て，人工妊娠中絶を行うことができる．
> 1　妊娠の継続または分娩が身体的または経済的理由により母体の健康を著しく害するおそれのあるもの
> 2　暴行若しくは脅迫によってまたは抵抗若しくは拒絶することができない間に姦淫されて妊娠したもの
> 　二　前項の同意は，配偶者が知れないとき若しくはその意思を表示することができないときまたは妊娠後に配偶者がなくなったときには本人の同意だけで足りる．

ここでは，「母体外において，生命を保続することのできない時期」を考えることにします．まず，昭和28年6月12日の厚生事務次官通達で，「母体外において，生命を保続することのできない時期」を「妊娠第8月未満」とするとされていましたが，昭和51年1月20日の厚生事務次官通達で，「母体外において，生命を保続することのできない時期」を「妊娠第7月未満」と改められ，さらに，昭和53年11月21日の厚生事務次官通達で，「母体外において，生命を保続することのできない時期」を「妊娠満23週以前」とされましたが，再度，平成2年3月20日の厚生事務次官通知では，「胎児が，母体外において生命を保続することのできない時期」の基準は，「通常妊娠満22週未満」に改められました（以上は，いずれも旧優性保護法2条2項についての，同様の文言に関するもの）．平成2年の通知は，平成元年12月18日厚生大臣あて公衆衛生審議会答申を受けてなされたものですが，ここで，「母体保護法の要件のもとで違法性が阻却される胎児」と，「違法性が阻却されない胎児」が，「妊娠満22週」を境に，線引きされるのです．

> 優生保護法により人工妊娠中絶を実施する時期の基準の変更について
> （平成2年3月20日）（健医精発第12号）（各都道府県衛生主管部（局）長あ

て厚生省保健医療局精神保健課長通知）

　標記については，平成2年3月20日厚生省発健医第55号厚生事務次官通知をもって，平成3年1月1日から優生保護法第2条第2項の「胎児が，母体外において，生命を保続することのできない時期」の基準が「通常妊娠満23週以前」から「通常妊娠満22週未満」に改められることとされたところであるが，その円滑な実施を図るため，左記の事項に十分留意されたい．なお，この改正に際しての公衆衛生審議会の答申及び関係学会の意見を別添のとおり送付するので執務の参考とされたい．

記

1　優生保護法第2条第2項の「胎児が，母体外において，生命を保続することのできない時期」の基準の変更は，最近における未熟児に対する医療水準の向上等により，妊娠満24週未満においても生育している事例がみられることにかんがみ行われたものであること．
2　事務次官通知により示している基準は，優生保護法第2条第2項の「胎児が，母体外において，生命を保続することができない時期」に関する医学的な観点からの基準であり，高度な医療施設において胎児が生育できる限界に基づいて定めたものであって，当該時期以降のすべての胎児が生育することを必ずしも意味しないものであること．
3　優生保護法により人工妊娠中絶を実施することができる時期の判定は，優生保護法第14条の規定に基づき都道府県の医師会が指定した医師が個々の事例において，医学的観点から客観的に判断するものであること．
4　前記1,2及び3の事項について，都道府県，保健所，市町村，保健関係機関，医療関係機関等を通じ十分周知徹底を図るとともに，福祉関係機関や教育関係機関の協力を得て連絡会議等を開催し，若年者等に対する妊娠等に関する適正な知識の普及や相談指導等を行うこと．

VI. 死に関する法の規定とその考え

　死を惹起した行為についての法の規定には次のようなものがあります．

刑　法	罪　名	法　文
199条	殺　人	人を殺した者は，死刑または無期もしくは5年以上の懲役に処する
202条	自殺関与及び同意殺人	人を教唆しもしくは幇助して自殺させ，または人をその嘱託を受けもしくはその承諾を得て殺した者は，6月以上7年以下の懲役または禁錮に処する

205条	傷害致死	身体を傷害し，よって人を死亡させた者は，3年以上の有期懲役に処する
218条	保護責任者遺棄	老年者，幼年者，身体障害者または病者を保護する責任がある者がこれらの者を遺棄し，またはその生存に必要な保護をしなかったときは，3月以上5年以下の懲役に処する
219条	遺棄等致死傷	前2条の罪を犯し，よって人を死傷させた者は，傷害の罪と比較して，重い罪により処断する

しかし，死についての定義規定はありません．では，具体的に，死の判定をどのように行うのでしょうか．これまで，三徴候説（生存に最も重要な心（循環），肺（呼吸），脳（中枢）機能の不可逆的停止で判断し，心停止，自発呼吸停止，瞳孔散大を三徴候とする）が採用されており，現在も，脳死判定以外では，概ねこれが使われています．ところが，医学的には，「脳死説」が有力に展開され，この脳死を人の死とすると，心臓が動いていても死であるとして，結果的には人の終期を早める（社会実践的には，臓器移植対象としてのドナーの状態を良好な場面で移植ができる）ことになります．この点，臓器移植法の制定時に国民的議論となりましたが，現在は，臓器移植との関係で，脳死を人の死としています．

臓器の移植に関する法律（臓器の摘出）
6条：医師は，死亡した者が生存中に臓器を移植術に使用されるために提供する意思を書面により表示している場合であって，その旨の告知を受けた遺族が当該臓器の摘出を拒まないときまたは遺族がないときは，この法律に基づき，移植術に使用されるための臓器を，死体（脳死した者の身体を含む．以下同じ．）から摘出することができる．
  2 前項に規定する「脳死した者の身体」とは，その身体から移植術に使用されるための臓器が摘出されることとなる者であって脳幹を含む全脳の機能が不可逆的に停止するに至ったと判定されたものの身体をいう．
  3 臓器の摘出に係る前項の判定は，当該者が第1項に規定する意思の表示に併せて前項による判定に従う意思を書面により表示している場合であって，その旨の告知を受けたその者の家族が当該判定を拒まないときまたは家族がないときに限り，行うことができる．

4 臓器の摘出に係る第2項の判定は，これを的確に行うために必要な知識及び経験を有する2人以上の医師（当該判定がなされた場合に当該脳死した者の身体から臓器を摘出し，または当該臓器を使用した移植術を行うこととなる医師を除く．）の一般に認められている医学的知見に基づき厚生労働省令で定めるところにより行う判断の一致によって，行われるものとする．

5 前項の規定により第2項の判定を行った医師は，厚生労働省令で定めるところにより，直ちに，当該判定が的確に行われたことを証する書面を作成しなければならない．

6 臓器の摘出に係る第2項の判定に基づいて脳死した者の身体から臓器を摘出しようとする医師は，あらかじめ，当該脳死した者の身体に係る前項の書面の交付を受けなければならない．

この三徴候説と脳死判定とが関係した事例に，大阪地方裁判所判決平成5年7月9日（判例時報1473号156頁）があります．事例と，弁護人の主張と判決の内容は以下のとおりです．

事例：「平成2年8月，大阪市中央区の公衆電話コーナーにおいて，電話をかけようとしていた際，左隣の男から左肩付近を押されるなどしたため，これを押し返すなどしたところ，たまたま被告人の右横で電話中のAが通話相手に「こら．」などと言ったのを耳にし，自分に対し文句を言っているものと誤解して腹を立て，Aの眉間部を右手げん骨で一回殴りつける等の暴行を加えた」というものである．この結果，被害者Aは，眉間部打撲による，びまん性脳損傷により脳死状態に陥り，9月3日に，第1回目の脳死判定がなされ，次いで9月4日に，第2回目の脳死判定がなされ，脳死が確定したこと，そして，被害者の妻であるIらは，E医師らから，被害者が脳死と判定されたこと等について説明を受けた上，9月5日に，被害者Aの人工呼吸器を取り外すことを承諾し，同日午後5時40分ころ，被害者の家族の立ち会いの下に，E医師により被害者の人工呼吸器が取り外され，同午後6時ころ，被害者の心臓停止が確認されたものである．

弁護人の主張：「被害者Aが心臓停止に至るにつき人工呼吸器の取り外し措置が介在しているところから，被告人の暴行と被害者の心臓死（「三徴候」による死，以下同じ．）との間に因果関係があるというにはなお疑問が残る」

判決の内容：「被告人の眉間部打撲行為により，被害者は，びまん性脳損傷を

惹起して脳死状態に陥り，二度にわたる脳死判定の結果脳死が確定されて，もはや脳機能を回復することは全く不可能であり，心臓死が確実に切迫してこれを回避することが全く不可能な状態に立ち至っているのであるから，人工呼吸器の取り外し措置によって被害者の心臓死の時期が多少なりとも早められたとしても，被告人の眉間部打撲と被害者の心臓死との間の因果関係を肯定することができるというべきである.」

では，終末期において，臓器移植法の要件とは別個に，死を惹起した医療者の行為をどう考えるのでしょうか. これが，典型的には，終末期の「生命維持装置の中止等」の問題です.

ここでは，二つの終末期に関する事件についての裁判所の判断（東海大学事件と川崎協同病院事件）を示しておきます.

東海大学事件
＜事件発生＞1991年4月
＜事件の概要＞すでにこん睡状態に陥っていた末期がんの男性患者に希釈しない塩化カリウムを静脈内注射し心臓マヒで死亡させたとして担当の内科医であった大学助手が殺人罪に問われた事件.
＜判　決＞横浜地方裁判所1995年（平成7年）3月28日
　　　　　懲役2年，執行猶予2年（確定）
＜治療中止の要件＞
1　患者が治癒不可能な病気に冒され，回復の見込みがなく死が避けられない末期状態にある.
2　治療行為の中止を求める患者の意思表示が存在し，それは治療行為の中止を行う時点で存在すること. 患者の事前の意思表示が何ら存在しない場合は，家族の意思表示から患者の意思を推測することが許される. …そのためには，意思表示をする家族が，患者の性格，価値観，人生観等について十分に知り，その意思を適確に推定しうる立場にあることが必要であり，さらに患者自身が意思表示する場合と同様，患者の病状，治療内容，予後等について，十分な情報と正確な知識を有していることが必要である. そして，患者の立場に立った上での真摯な考慮に基づいた意思表示でなければならない.
3　治療行為の中止の対象となる措置は，薬物投与，化学療法，人工透析，

人工呼吸器，輸血，栄養・水分補給など，疾病を治療するための治療措置及び対症療法である治療措置，さらには生命維持のための治療措置など，すべてが対象となってもよい．しかし，どのような措置を何時どの時点で中止するかは，死期の切迫の程度，当該措置の中止による死期への影響の程度等を考慮して，医学的にももはや無意味であるとの適正さを判断し，自然の死を迎えさせるという目的に沿って決定されるべきである．

川崎協同病院事件
<事件発生>1998年11月
<事件の概要>気管支ぜん息の重積発作で低酸素脳損傷となり，こん睡状態が続いていた患者に対し，気道確保のために挿入されていた気管内チューブを抜管し，筋弛緩剤を静脈注射して死亡させたとして同病院医師が殺人罪に問われた事件．

(1審)
<判　決>横浜地方裁判所2005年（平成17年）3月25日
　　　　懲役3年，執行猶予5年
<治療中止の要件>
1　患者に対し，医学的に治療や検査を尽くし他の医師の意見も聞いた確定的診断により，回復の見込みがなく死期が迫っていること．
2　（十分な情報が提供され，それについて十分な説明がされていること）それを理解し判断できる患者が任意かつ真意に基づく意思を表明すること．意思の表明，直接患者の意思確認ができない場合においても，…真意の探求を行うことが望ましい．その真意探求に当たっては，本人の事前の意思が記録化されているもの（リビング・ウィル等）や同居している家族等，患者の生き方・考え方をよく知る者による患者の意思の推測等もその確認の有力な手がかりとなる．…真意が確認できない場合は，「疑わしきは生命の利益に」医師は患者の生命保護を優先させ，医学的に最も適応した諸措置を継続すべきである．医師があるべき死の迎え方を患者に助言することはもちろん許されるが，それはあくまで参考意見に止めるべきであって，本人の死に方に関する価値判断を医師が患者に代わって行うことは，相当ではない．

(控訴審)
＜判　決＞東京高等裁判所 2007 年（平成 19 年）2 月 28 日
　　　　　懲役 1 年 6 月，執行猶予 3 年
＜治療中止の要件＞
　本件患者のように急に意識を失った者については，もともと自己決定ができないことになるから，家族による自己決定の代行（これが「前者」）か家族の意見等による患者の意思推定（これが「後者」）かのいずれかによることになる．前者については，代行は認められないと解するのが普通であるし，代行ではなく代諾にすぎないといっても，その実体にそう違いがあるとも思われない．そして，家族の意思を重視することは必要であるけれども，そこには終末期医療に伴う家族の経済的・精神的な負担等の回避という患者本人の気持ちには必ずしも沿わない思惑が入り込む危険性がつきまとう．…<u>自己決定権という権利行使により治療中止を適法とするのであれば，このような事情の介入は，患者による自己決定ではなく，家族による自己決定にほかならないことになってしまうから否定せざるを得ない</u>ということである．後者については，現実的な意思（現在の推定的意思）の確認といってもフィクションにならざるを得ない面がある．患者の片言隻句を根拠にするのはおかしいともいえる．意識を失う前の日常生活上の発言等は，そのような状況に至っていない段階での気軽なものととる余地がある．本件のように被告人である医師が患者の長い期間にわたる主治医であるような場合ですら，急に訪れた終末期状態において，果たして患者が本当に死を望んでいたかは不明というのが正直なところであろう．

(上告審)
＜決　定＞最高裁判所 2009 年（平成 21 年）12 月 7 日　上告棄却
　最高裁の決定では，「被害者が気管支ぜん息の重積発作を起こして入院した後，本件抜管時までに，同人の余命等を判断するために必要とされる脳波等の検査は実施されておらず，発症からいまだ 2 週間の時点でもあり，その回復可能性や余命について的確な判断を下せる状況にはなかったものと認められる．そして，被害者は，本件時，こん睡状態にあったものであるところ，本件気管内チューブの抜管は，被害者の回復をあきらめた家族からの要請に基づき行われたものであるが，その要請は上記の状況から認められるとおり被害者の病状等について適切な情報が伝えられた上でされたものではなく，上記抜管行為が被害者の推定的意思に基づくということもできない．以上によれば，上記抜管行為は，法律上許容される治療中止

> には当たらないというべきである.」と判断された.最高裁は抜管行為は,法律上許容される治療中止行為には当たらないとしただけで,「法律上許容される中止行為」の具体的な要件については触れていない.

VII. 法が適切な支援者になるために
法的解決には多くの抜け落ちる問題がある

　一般の人の,法律家や法律学を学んだ人への印象は,①既存の規則先例に固執し,保守的な態度をとりがち,②融通がきかず臨機応変な処置ができない,③権利義務や責任の有無という形で議論し,かえって問題の解決を困難にする——といったものであり,この多くが,実は,「法的思考」という法・法律の役割に源泉を求めることができます.法的思考独特の専門技術的な議論様式・技法(要件事実論)は,古代ギリシャ以来のレトリック(弁論術・修辞学)の伝統のなかで,法廷弁論と結びついてつくり上げられてきました.それは,通常次の準則によって支えられています.

　①裁判は,法適用を事実に当てはめて行うので,既存の一般的な法的規準に準拠してそれを具体的事実に適用するという方式によって,一定の法的決定を導き,正当化する,これが法的思考である.したがって,実定法自体の正当性は疑問にさらされることなく,権威的前提となり,実定法・先例が,指導的意味を有し,思考は演繹的です.②法的思考には,事実の正確な認定が不可欠であり,法的思考は,過去の具体的事実に拘束されます.この事実認定においては,過去の生の歴史的事実を細部にわたり再現することではなく,法的権利義務関係や有罪無罪の確定に関連ある重要な事実とそうでない事実を区別します.つまり,具体的紛争の中に含まれている,政治的・経済的・心理的・道徳的等の事情は考慮の外に置かれ,個々のnarrative(物語り)は加工しやすい部分だけ取捨選択され,多くは無視されるのです.③法的思考は,既存の実定法的規準に準拠し,過去の事実に拘束され,過去志向的で,過去に生じた具体的紛争を事後的個別的に解決することが主眼で,将来の利害の調整,第三者への影響等は,二次的な関心事となります.④法的思考は,事実認定においても,法的権利義務関係や,有罪・無罪の規範的確定においても,全か無か(all or nothing)

という二分法的思考がとられ，原則的には，調整的・妥協的・互譲的な，さまざまな ad-hoc な解決は排除されます．

しかし，死生がかかわる問題は，このような法的思考では，とらえられないのではないでしょうか．そこで，示される一つ目のルールが，「法による解決は，社会の一つの解決のオプションであるにすぎない．法には限界があること，これを社会へ説明をすることが必要である」です．

法の解釈とは何か

法をルールとすると，現実の社会では，ルールが予定しなかった事態がしばしば生じます．エピソード1などは，そのものです．ルールは，ある言葉で構成されているので，その定義の外延はつねに不明確になります．そこで，法解釈学が現れます．法の解釈とは何かというテーマは，法律学の永遠のアポリアであり，法領域によっても異なりますが，裁判官の法解釈像については，二つの極端なイメージがあります．一つは，「裁判官は法を解釈すべきではなく，文字通り機械的に法を適用すべきである」というものであり，他方は，「裁判官は現実の紛争を前にして，直観的に妥当な解決を探るものであり，法律の条文による理由づけは，後からつけた理屈に過ぎない．そして，どのような解決にせよ，法律を柔軟に解釈すれば理屈はつくものだ」というものです[1]．裁判官や法解釈学を生業としてきた私の経験からは，前者は，法の中心的な事例についての考えで，法の周辺的な問題については，後者の感覚です．

しかし，生命についての問題は，法が希薄ないし不存在で，ほとんどの問題は周辺的問題です．法がでしゃばることは，その背景にある，道徳的・倫理的検討をかえっておろそかにします．

そこで，二つ目のルールが，「生命に関連する問題の多くは，法的示唆は，「道徳的・倫理的」分析に劣位することの自覚をもつ」です．

権利義務の主張

がん患者の権利と説明（インフォームドコンセント）について以前原稿を書いたことがあります．そこでは，「患者の権利の主張は，医療者側の絶対的な権威や裁量権ないし医療における伝統的なパターナリスティック

への抵抗として位置づけられ，欧米では，さまざまな市民・患者の運動に呼応し，医療者側が積極的に患者の権利を提唱することで，これまでの医療における価値観の転換を行おうとしていた．しかし，日常診療において，患者の権利を強調することは，IC・告知問題を，患者の自己決定権と医師の裁量権が対立を前提とすることになる．そうして，患者と医療者が対立関係に置かれると，自律的・合理的患者は医療者に権利を主張するとされ，医療者は，訴訟対策として，形だけの同意書をとる，あるいは，並存的に選択肢を提示し，それを患者の選択に委ね，専門家としての責任を放棄するということに，陥りがちとなる．しかし，医師・患者関係は，法が切り取って対象とする，「説明の要求」「開示・説明義務の履行」「同意」という，独立した法主体間の一方的な行為や，一時的なものではない．むしろ，医療における開示・説明・同意は，医師患者関係の継続的な営みの連携そのもので，それぞれが影響を与え合う，相互的な営み（対話）であり，それは，ケアそのものとも言える．したがって，法的な権利・義務の仕組みは，最低限のルールを示すには必要だが，このような負の部分（限界）があることをわきまえる必要がある．」としました．

　つまり三つ目のルールは，「<u>法的な権利・義務の主張は，共同行為を妨げる場合がある</u>」．しかし，「<u>共同行為を全く支持しない相手，それを妨げる相手には，法的な権利・義務の主張をすべきである</u>」です．

法と法律家の役割

　とすれば，法が明確に定義等を示されていない中で，先例も乏しい，いわば法の「欠缺」（欠けていること）ないし「周辺的問題」については，法的な「事実→法の適用」による権威化による正当化というルールが十分には発揮しにくい領域であり，その判断が生の道徳的・社会心理的な直感にさらされる領域であり，既存の法律家が，既存の法律をもって，アドバイスするということは，適切とは言えないというだけではなく，かえって有害な場合があります．また，終末期問題を問われたとき，一部の法律学者の，「これは刑法によって殺人罪に問われる」といったコメントは，現場を支えないばかりか，現場を混乱させ，結局問題の本当の所在を不明にしてしまいます．このような傾向は，警察情報に依存する体質が抜けない，

マスコミ報道にも認められます．とすれば，われわれはどうすべきでしょうか．

　以前，「高齢者の食べるということ」について原稿を書いたことがあります．そこでは，「医学的には，経口摂取では十分な栄養が採れず，誤嚥性肺炎等を考慮し，『食べさせる』手段としての経管栄養が医療行為として行われるが，これは，一定の侵襲がある以上，どのような場合に許される（違法性が阻却される）かは，法的には，本人及び家族の意思（承諾）との兼ね合いで決められる．そこでは，慎重に安楽死につながる事態を避けながら，本人らの意思を確認する作業が先行する．本人に承諾能力があるのか，承諾能力がない場合，先行する意思表明がなされていたのか，親族の意思はどうかに配慮される．しかし，実際は，本人の承諾能力（competence）は一義的ではなく，また，本人の意思自体が揺れ動き，医療者や親族とのかかわりの中で変化することも当然ある．親族といっても，親等だけでは測れない近さ遠さがある．また，患者本人の症状自体時間の経過で変わり，医療的適応も一義的ではない，また，中心静脈管理ができるかどうかという医療のサプライ体制によっても大きく影響を受ける．そのような流動的・交互的な，本人，親族，医療者の関係の中で，食べるという行為の態様，目的やその implication が決められるのである．しかし，このような多様で，流動的・関係的な場面には，これまで見た，法的思考で分析したり，迫ることはできない．特に，食べることへのこだわり（意欲）は，生きる（生死ではない）ことへの意欲を象徴（象徴性の最たるものは，最後の晩餐である）するもので，それが末期であればあるほど，その意欲は尊重される必要がある．食べることは，栄養補給という，医療的な側面に止まるのではなく，むしろ，食という行為は，人が他人と時間と場所とを共有するための手段でもあり，食べること自体固有に意味ある行為である．このように，ある人にとって，食べるという行為の意味は多様であり，この多様な思いを，法的観点から迫ることには，大きな限界があることを認めざるを得ない」．

　つまり，四つ目のルールは，「時間を共有しながら，関係者がかかわる中で決めていく際に法や法律家の役割は，法的な線引きではなく，関係者の話し合いのルールないし話し合いの場作り，つまり，プロセス管理に徹

する」です.

最後に

　医療者も，非法律家も，また，法律家も，今問われている多くの問題は，法の限界の問題であることを認め合い，非法律家は法に依存しないで，まず臨床現場でできることをすることを怠らず，法律家は，法的な（無責任な）アドバイス（これは，「業務上過失致死罪になりますよ」）だけではなく，一緒に臨床に入り，法の限界を踏まえた，医療の現実の営みを支えることが必要であり，自分への戒めとしています．そして，<u>法は，価値観が多様化する中では，実体的要件を示したり，定義を示すこと（線引き）には，限度があり，法や法律家のsubstantialな役割ではなく，プロセス，少なくとも，社会的に受け入れてもらえるための，手順・プロセスの管理にあります</u>．私は，このような観点から，Mediationや，倫理コンサルテーション，臨床倫理キャラバン隊や，対話キャラバン隊等の社会活動を行っていますが，紙面が尽きたので，この紹介は別に譲りたいと思います．

[備考]

　筆者は，10以上の国等の倫理委員会の外部委員を務めるほか，エピソード2については，東京大学大学院医学研究科等で，CBELのスタッフとして医療倫理を教育する立場とともに，日本緩和医療学会「緩和医療ガイドライン作成委員会　鎮静ガイドライン改訂作業部会及び輸液ガイドライン改訂作業部会委員」等を務めているほか，エピソード3については，厚生労働省健康局「地域保健対策検討会」委員，厚生労働省医政局・医薬食品局「医療安全対策検討ワーキンググループ」委員，日本内科学会（厚生労働省補助事業）「診療行為に関連した患者死亡の調査分析モデル事業」運営委員会委員，同大阪モデル事業常任評価委員，財団法人医療機能評価機構患者安全検討会委員としてかかわっている．

[引用文献]

1) 内田貴（1994）民法Ⅰ 総則・物権総論，p.6，東京大学出版会.

[参考文献]
1. 稲葉一人（2009）生命という価値と法（高橋隆雄・粂和彦編，生命という価値—その本質を問う，pp.192-217，九州大学出版会）．
2. 稲葉一人（2008）法的観点から見た，自己決定（高橋隆雄・八幡英幸編，自己決定論のゆくえ—哲学・法学・医学の現場から，pp.125-157，九州大学出版会）．
3. 稲葉一人（2007）終末期における法と判例（高橋隆雄・浅井篤編，日本の生命倫理—回顧と展望，pp.209-239，九州大学出版会）．
4. 稲葉一人（2006）医療・看護過誤と訴訟 第2版，メディカ出版．
5. 稲葉一人（2006）事例でなっとく 看護と法—看護共通技法，メディカ出版．
6. 稲葉一人（2008）ナースのためのトラブル法律相談所，メディカ出版．
7. 箕岡真子・稲葉一人（2008）ケースから学ぶ 高齢者ケアにおける介護倫理，医歯薬出版．

ケア従事者のための死生学

編　集	清水　哲郎 島薗　進	平成22年 9月15日　初版発行 © 平成29年 1月20日　2 刷発行
発行者	廣川　恒男	
組　版	株式会社広英社	
印刷・製本	図書印刷株式会社	

発行所　**ヌーヴェルヒロカワ**

〒102-0083 東京都千代田区麹町3丁目6番5号
電話 03(3237)0221　FAX 03(3237)0223
ホームページ http://www.nouvelle-h.co.jp
NOUVELLE HIROKAWA / 3-6-5, Kojimachi, Chiyoda-ku, Tokyo

ISBN978-4-86174-036-7
日本音楽著作権協会（出）許諾第1010788-001号